Taschenlexikon der Heilsteine

W0354985

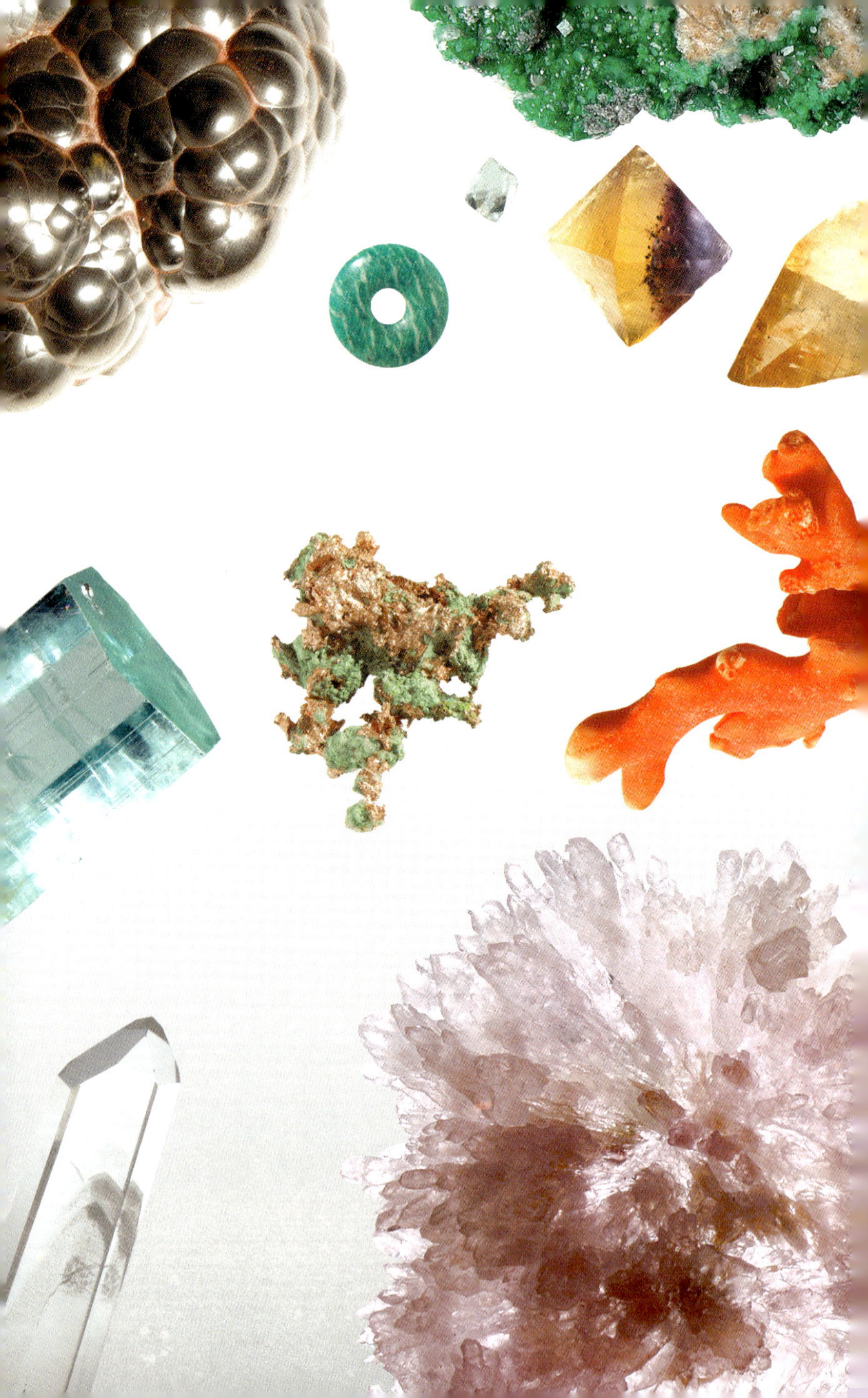

Werner Kühni
Walter von Holst

Taschenlexikon der Heilsteine

AT Verlag

Hinweis des Verlages
Die Angaben in diesem Buch sind nach bestem Wissen und Gewissen zusammengestellt, und die beschriebenen Wirkungen der Steine wurden vielfach erprobt.
Da Menschen aber unterschiedlich reagieren, können der Verlag und die Autoren im Einzelfall keine Garantie für die Wirksamkeit oder Unbedenklichkeit der Anwendungen übernehmen. Bei gesundheitlichen Beschwerden wenden Sie sich bitte an Ihren Arzt oder Heilpraktiker.

6., vollständig revidierte und erweiterte Auflage, 2010

© 2004
AT Verlag, Baden und München
Fotos, Konzeption und Layout: Nils Hoffmann, Visuelle Kommunikation, Mögglingen
Lithos: Vogt-Schild Druck, Derendingen
Druck und Bindearbeiten: Offizin Andersen Nexö, Leipzig
Printed in Germany

ISBN 978-3-03800-559-9

www.at-verlag.ch

Inhalt

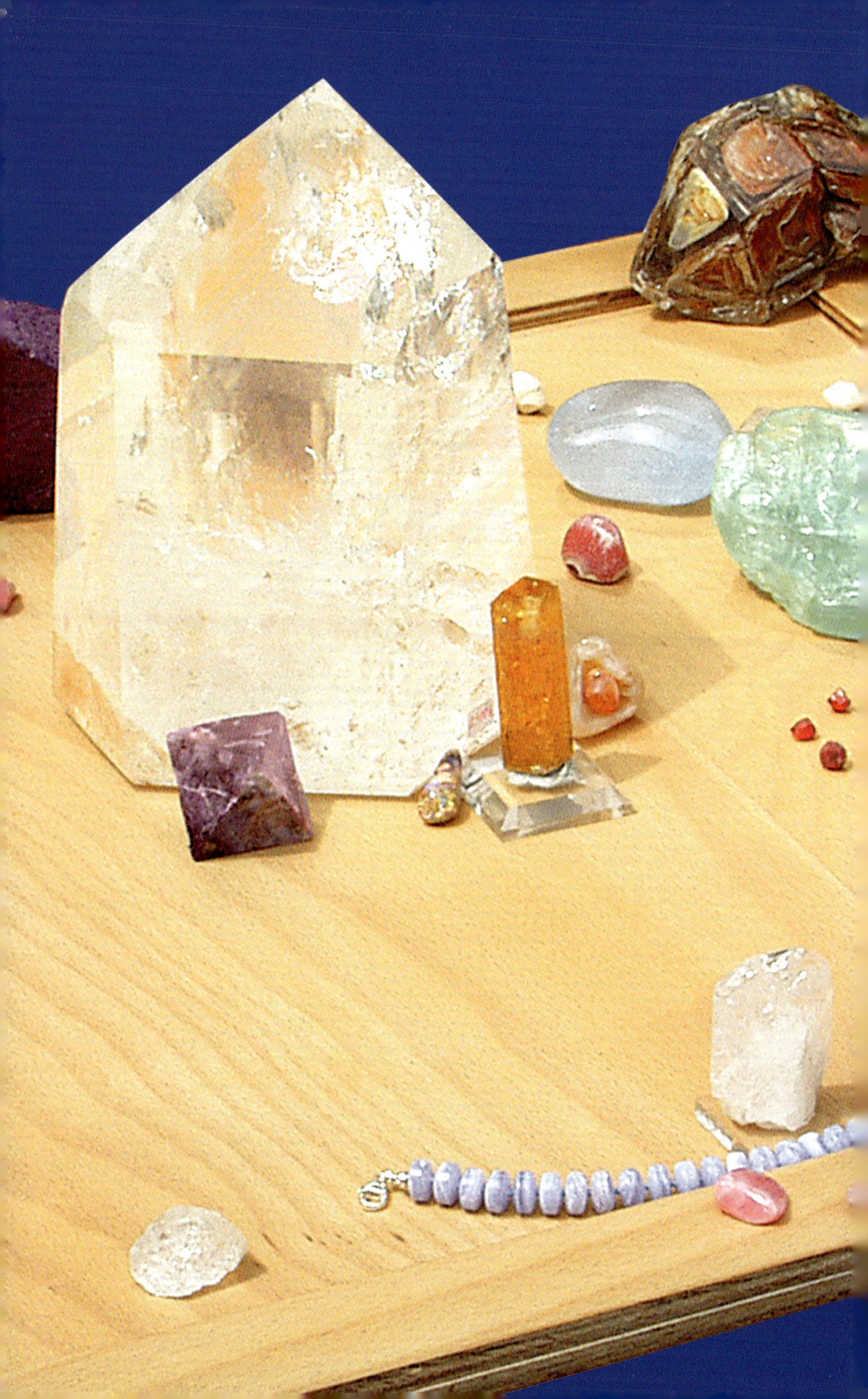

Einführung in die Steinheilkunde

Die Steinheilkunde ist ein altes Heilwissen der Menschheit. Steine sprechen durch ihre Schönheit die Seele des Menschen an. In ihrer kristallinen Gestalt spürten die Menschen stets das Wirken weiser göttlicher Kräfte. Priester und Heiler setzten Steine ein, um Körper und Seele wieder in Einklang mit der universellen Ordnung zu bringen. Auch als Amulettschmuck wird die Bedeutung der Steine deutlich. Der kulturelle Fortschritt zeigt sich auch in der Fähigkeit des Menschen, Mineralien abzubauen und zu bearbeiten.

Die moderne Steinheilkunde basiert in der Tradition von Agricola auf den Erkenntnissen der Mineralogie. Wie von Michael Gienger aufgezeigt, besteht ein analoger Zusammenhang zwischen Entstehungsweise und Zusammensetzung des Steines und seinem Einfluss auf den Menschen. Dadurch ergibt sich eine in der therapeutischen Anwendung bisher nicht gekannte Nachvollziehbarkeit der Empfehlungen.

In den letzten fünfzehn Jahren kamen unzählige Menschen mit Heilsteinen in Berührung und trugen mit ihren Erfahrungen zu dem sich rasch ansammelnden Wissen bei. So ist die Aufnahme zahlreicher seltener Steine erstmals möglich und notwendig geworden.

Zur Gesundheitserhaltung, für Ihr Wohlbefinden und Ihre Entwicklung können Sie mit Steinen hervorragende Erfahrungen machen. Wenn Sie krank sind oder sich um Ihre Gesundheit Sorgen machen, suchen Sie bitte einen Heilpraktiker oder Arzt auf. Sie können Steine unterstützend zur ärztlich verordneten Therapie hinzuziehen. Dies sollte in Absprache mit einem erfahrenen steinheilkundlichen Gesundheitsberater geschehen, da keineswegs jedes Mineral bedenkenlos eingesetzt werden kann: Es gibt auch giftig und schwach radioaktiv wirkende Steine. Es ist uns wichtig, auch auf diese Steine hinzuweisen und einen bewussten Umgang mit ihnen zu ermöglichen.

Das vorliegende »Taschenlexikon« möchte Ihnen einen Überblick über die Wirkungsweise der Heilsteine geben. Bewusst ausgeklammert wurde die Mineralogie, die Mineralogische Steinheilkunde, der Bezug zu Feng Shui, Homöopathie, Astrologie, den Chakren, Bachblütentherapie usw. Diese Themen und die Bezüge zu den Heilsteinen sind ausführlich in der »Enzyklopädie der Steinheilkunde« behandelt.

Das »Taschenlexikon« ist so strukturiert, dass Sie sofort damit arbeiten oder sich ein Bild vom Wirkungsspektrum der 555 beschriebenen Mineralien machen können. Dem Erfahrenen bietet es einen umfassenden Überblick auf dem neusten Wissensstand über das ständig wachsende Angebot an Heilsteinen. Bei der alphabetischen Einordnung der Heilsteine wurde verstärkt Wert auf intuitives Auffinden gelegt.

Die Angaben zur Wirkung sind als Anregung für eigene Beobachtungen zu verstehen. Wissen entwickelt sich ständig weiter, Aussagen werden ergänzt, präzisiert und in seltenen Fällen sogar korrigiert. Angaben zu besonders seltenen Mineralien sind im Gegensatz zu den gut erforschten und häufig verwendeten Steinen recht ungesichert. Die Autoren freuen sich über Erfahrungen und Hinweise aus der Leserschaft zu weniger bekannten und neuen Steinen.

Kristallsystem und Strukturtyp

Das Kristallsystem beschreibt die Regelmäßigkeit und Ordnung im atomaren Aufbau eines Minerals. Jeder Mensch lässt sich einem analogen menschlichen Strukturtypus zuordnen. Der charakteristische Lebensstil und die Eigenart lassen sich aus den geometrischen Besonderheiten des Kristallsystems herleiten. Die Zugehörigkeit zu einem Strukturtyp lässt sich durch Beobachtung und Erfahrung bestimmen. Da es oft sinnvoll ist, einen Stein der eigenen Struktur einzusetzen, wurden die Kristallstrukturen bei jedem Stein mit einem Symbol angegeben. Hier einige Stichworte zu den Strukturen.

Kubisch: plant sein Leben und seine Projekte konsequent durch; strebt nach Kontrolle und Sicherheit; sehr beharrlich in seinen Gepflogenheiten, unflexibel, pflegt großen Verwaltungsaufwand; verliert bei Unvorhergesehenem das Konzept.

Hexagonal: beschränkt sich auf das Wesentliche, bewirkt Effizienz; auf große Ziele ausgerichtet; strebt Ideale ausdauernd an, ist sehr sicherheitsbewusst, Gefahr der Rücksichtslosigkeit, Uneinsichtigkeit und Fixiertheit; differenziert wenig.

Trigonal: denkt und handelt praktisch, realistisch und vernünftig, ist gleichzeitig bequem; weiß viel mehr, als er umsetzen mag; baut viele soziale Kontakte auf; liebt das Vertraute; verdrängt Unliebsames und projiziert nach außen; kein Perfektionist, steht mit beiden Beinen im Leben.

Tetragonal: ist wissbegierig mit hoher Unterscheidungsfähigkeit; Organisationstalent; handelt aus dem Bauch heraus, argumentiert sehr rational; identifiziert sich mit Rollen und baut Fassaden auf; kann Gefühle und Verfassung verbergen.

Rhombisch: ist gewissenhaft, sozial und anpassungsfähig, besitzt Sinn für Ästhetik und Eleganz, ist bescheiden, will es jedem recht machen, kann oft nicht durchsetzen, was die innere Stimme fordert; kann Gefühle nicht zurückhalten, ist sehr sicherheitsbewußt.

Monoklin: ist risikobereit, geprägt durch unterschiedliche Lebensphasen, folgt seinen Interessen mit Leidenschaft; hat Entscheidungsschwierigkeiten oder steigert sich in etwas hinein, eigensinnig.

Triklin: unterliegt häufigen Gefühls- und Stimmungsschwankungen, große Reife- und Entwicklungsmöglichkeit, Empfindungstiefe; pflegt differenzierte soziale Kontakte; irrational, große Beeinflussbarkeit; kann Gefühle nicht zurückhalten, neigt zu Opferhaltung.

Amorph: lebt aus dem spontanen Impuls heraus ohne Gedanken an die Vergangenheit oder Zukunft; ist kindlich frei, ungezwungen, lässt sich nicht beeinflussen; macht sich nicht abhängig; kann Druck von außen nicht ertragen; gilt als unzuverlässig und braucht viel Freiraum.

Diese Darstellung ist stark schematisiert und überzeichnet. Die grundlegende geistige Prägung ist dauerhaft. Ob Sie in Ihrem Leben Erfüllung und Glück erfahren, hängt nicht davon ab, welchem Strukturtyp Sie angehören, sondern davon, was Sie aus Ihrem Typus machen.

Steine des eigenen Kristallsystems helfen, der eigenen Struktur gemäß zu leben und die eigene Stärke zu entfalten, Steine anderer Kristallsysteme erweitern den Horizont und helfen, bestimmte Schwachpunkte auszugleichen. Diese kurze Zusammenfassung wird kaum ausreichen, Ihren Strukturtyp zu bestimmen, hilft Ihnen aber, sich einen Überblick zu verschaffen. Mehr zu den Kristallsystemen erfahren Sie in der »Enzyklopädie der Steinheilkunde« oder in speziellen Seminaren.

Finden des passenden Steins

Denken Sie kurz an das Problem, das Sie lösen möchten, oder an die Person, der Sie etwas Gutes tun wollen. Lassen Sie den Blick über Ihre Steinsammlung oder die Ihres Händlers schweifen. Jener Stein, der aufzuleuchten scheint, Ihnen ins Auge sticht oder Ihnen einfach besonders gut gefällt, ist der richtige. Vermutlich werden Sie beim Nachschlagen feststellen, dass »es passt«. Diesen Stein sollten Sie erwerben und in Ihrer Nähe haben. Hören Sie auf Ihr Gefühl und Ihre Intuition, wie lange Sie ihn für dieses Thema anwenden sollen. Wenn der Erfolg eingetreten ist oder ein anderer Stein Sie in dieser Sache weiter begleitet, bedanken Sie sich bei dem Stein. Kein noch so vollständig ausgestattetes Fachgeschäft kann gleichzeitig alle in diesem »Taschenlexikon« aufgeführten Steine bereithalten. Daher ist es oft besser, sich an dem tatsächlichen Bestand eines Ladens zu orientieren und dort mit Hilfe des Buches den optimalen Stein zu ermitteln, als landesweit oder gar im Internet nach einer ausgefallenen Rarität zu fahnden.

Anwendung der Steine

Gehen Sie respektvoll mit den Steinen um. Sie sind oft viele tausend Jahre alt und haben im Laufe ihrer Entstehung vielfältige Erfahrungen gemacht. Versuchen Sie sich vorzustellen, der Stein wäre ein intelligentes Wesen, das auf Sie eingeht, Sie vielleicht sogar »verstehen« kann. Er verfügt in jedem Fall über Fähigkeiten, die er Ihnen gerne zur Verfügung stellt. Die Basis dieser Beziehung ist Sympathie, die Gegenleistung ist etwas Pflege (siehe Seite 11). So bleibt Ihnen der Stein lange erhalten.

Steine geben Ihrem Organismus klare Impulse. Um sich nicht zu überfordern, sollten Sie sich entscheiden, ob Sie den Stein lieber tagsüber oder lieber nachts einsetzen. In der Regel ist eine Anwendung tagsüber sinnvoller. Man kann durchaus mehrere Steine im gleichen Zeitraum einsetzen, aber nicht alle zur gleichen Zeit am gleichen Platz. Zum Beispiel wäre es möglich, einen Stein über Tag aufgeklebt, einen nachts im Bett, einen zum Schmuck, einen in Form von Heilsteinwasser wirken zu lassen. Dies ist ausführlich in »Gesund durch Heilsteine und Öle« beschrieben, wo Sie nach Krankheiten nachschlagen können und dann Ratschläge zur Wahl der Heilsteinkombination und deren Anwendung erhalten.

Grundsätzlich sollten Sie, wenn Sie mit Steinen arbeiten, ausreichend reines Wasser trinken. Die Heilwirkung der Steine ist dann wesentlich stärker. Wenn Sie tagsüber Steine tragen, sorgen Sie für ausreichenden und ungestörten Schlaf.

Hosentasche

Die meisten Steine kann man – am besten in der Hosentasche oder als Anhänger an einem Lederband – bei sich tragen; gewöhnlich geschieht dies über einen Zeitraum von vier bis sechs Wochen. Steine,

die dafür zu brüchig oder zu klein, oder solche, die giftig sind, kann man in einen Beutel einnähen. Für die seltenen radioaktive Steine ist diese ansonsten hervorragende Methode allerdings nicht zu empfehlen.
Wenn man einen Stein bei sich trägt, macht man sich zum Kanal für alle Lebensäußerungen des Steines. Der Stein wird zum Filter Ihrer Wahrnehmungen, er beeinflusst Ihre Stimmungen und Ihr Verhalten.

Meditation

Die Meditation ist mit jeder Sorte Stein möglich. Sie hilft Ihnen, sich mit den seelischen und spirituellen Eigenschaften des Steines zu verbinden und einen ganz persönlichen Kontakt aufzubauen. Stellen Sie dazu das Mineral so vor sich hin, dass Sie es bequem betrachten können. Dämpfen Sie das Licht und sorgen Sie dafür, dass Sie nicht gestört werden. Legen Sie einen zeitlichen Rahmen für Ihre Begegnung mit dem Stein fest. Tauchen Sie ein in das Mineral, erwarten Sie nichts und stellen Sie Ihre Fragen.

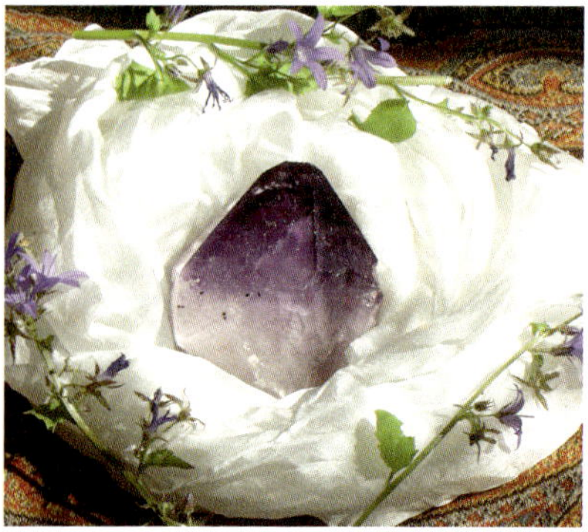

Aufkleben

Wenn Sie gezielt ein bestimmtes Organ in seiner Tätigkeit unterstützen oder die Heilung einer Verletzung beschleunigen wollen, also vorrangig organspezifische

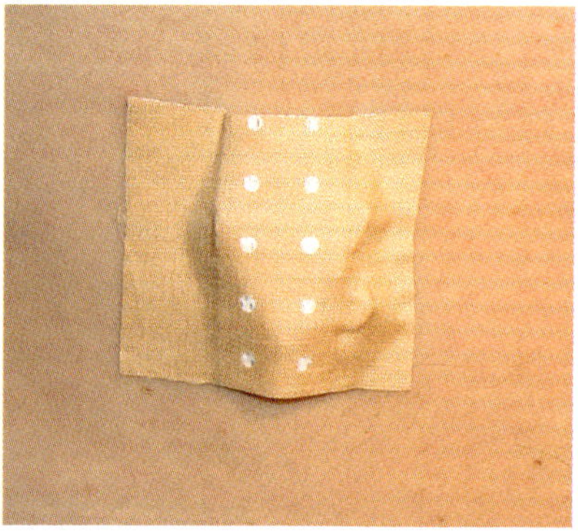

Wirkungen erzielen möchten, befestigen Sie den ermittelten Stein so nahe wie möglich an der betreffenden Stelle, sei es durch Aufkleben mit Verbandspflaster, durch Einbinden oder durch entsprechende Kleidungsstücke, die den Stein am entsprechenden Ort auf der Haut halten. Achten Sie darauf, dass die Blutzirkulation nicht behindert wird und Sie sich zumindest tagsüber in Ihren Bewegungen nicht eingeschränkt fühlen. Um die Anwendung ohne Unterbrechung durchführen zu können, besorgen Sie sich zwei Steine der gleichen Sorte, damit Sie einen täglich zum Reinigen auswechseln können.

Steinkreis

Steinkreise sind eine hervorragende Möglichkeit, die Meditation zu vertiefen. Sie helfen, sich von äußeren Einflüssen abzuschirmen, stärken das eigene Energiefeld und bauen ihre ganz spezielle Atmosphäre und Stimmung auf. Der geistige Aspekt der verwendeten Steinsorte (Talente, Einstellungen, Einsichten) überträgt sich auf Ihre Aura. Körperliche Wirkungen bleiben eher im Hintergrund.
Sie brauchen mindestens vier, besser acht möglichst ähnliche Steine einer Sorte. Legen Sie die Steine in einem Ihnen angenehmen Abstand auf den Boden, achten

Sie dabei auf Ihr Gefühl und verändern Sie den Radius so lange, bis Sie sich stark und ausgeglichen fühlen. Ist der Kreis zu groß, sinkt der Blutdruck, und man fühlt sich etwas verloren; ist der Radius zu klein, steigt der Blutdruck, man fühlt sich beengt.

Schmuck

Von Künstlerhand veredelt zeigt sich der Stein als Schmuck von seiner besten Seite und unterstreicht auf besondere Art Ihre Persönlichkeit. Der passende Steinschmuck verbessert die soziale Anerkennung, und hebt das Selbstwertgefühl. Darüber hinaus bewirken Steine das im Menschen, was sie symbolisieren (verkörpern). Steinschmuck zeigt, was Sie sich wert sind und sollte Ihnen vor allem gut stehen.

Innerliche Anwendung

Die Einnahme von Edelstein-Elixieren (die im Übrigen auch äußerlich sehr gut angewendet werden können) wirkt auf den gesamten Stoffwechsel. Vorteilhaft ist oft die Kombination mit einem lokal aufgeklebten Stein. Zur einfachen Herstellung eines Elixiers können Sie den gereinigten Stein über Nacht in ein Glas reines Wasser einlegen, das Sie dann schluckweise über den nächsten Tag verteilt trinken; der Stein kann dabei im Glas verbleiben. (Mehr dazu in der »Enzyklopädie der Steinheilkunde«.)

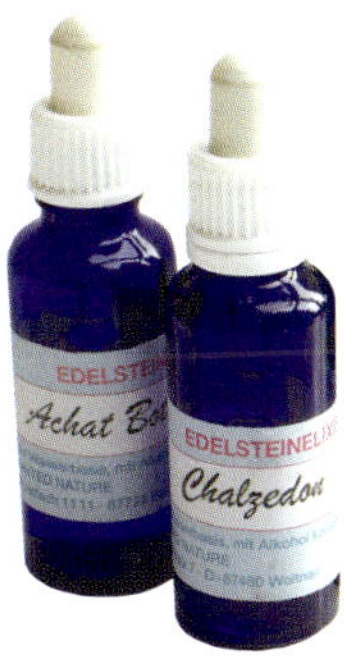

Sehr wirkungsvolle, weiter aufbereitete Elixiere gibt es auch fertig zu kaufen. Steine, aus denen Sie sich aufgrund stofflicher Löslichkeit kein Wasser selbst herstellen sollten, sind entsprechend markiert. Steinpulver fallen als pharmazeutische Produkte in die Zuständigkeit der Apotheken.

Massage

Mit den Heilstein-Massagegriffeln nach dem Reflexzonentherapeuten Ewald Kliegel, aber auch mit länglichen Trommelsteinen, kann man wunderbar auch durch die Kleidung massieren. Zum Massageeffekt kommt die energetische Wirkung der jeweiligen Steinsorte hinzu. Bereits durch sanftes Darüberstreichen lässt sich eine tiefe Entspannung erfahren.

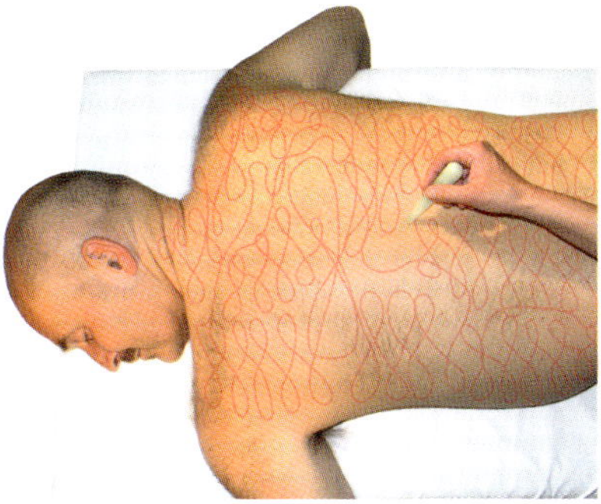

Massagetechnik »Die liegende Acht«: Der Rücken wird mit dem Massagegriffel sanft in Schleifen, Schlingen und Achten massiert.

Pflege der Heilsteine

Mineralien scheinen fest und ewig, doch sie können sich verändern: Bei Bergkristallen können sich kleine Fehler und Sprünge auswachsen, milchige Partien klar werden, bei anderen Sorten kann sich die Farbe intensivieren oder auch verlieren. Doch auch Trübungen können beobachtet werden. Dies sowie ein Schweregefühl in der

Hand oder das Gefühl von Klebrigkeit sind mögliche Folge unterlassener Pflege. Anzeichen können auch sein, dass Sie vergessen, den Stein einzustecken, eine Abneigung gegen ihn verspüren, dass er für eine Weile rätselhaft verschwindet oder gar entzweibricht, weil er von Ihnen zu viel Energie aufgenommen hat und nicht gereinigt wurde.
Heilsteine, die therapeutisch eingesetzt wurden, sollten nach jeder Anwendung zunächst durch Abwaschen von der aufgenommenen Ladung befreit, dann auf der Informationsebene gereinigt werden und erst mit frischer Energie aufgeladen werden.

Schritt 1: Entladen

Entladen mit fließendem Wasser

Durch gründliches Abrubbeln für etwa eine halbe Minute unter fließendem kaltem Wasser, wobei auch Seife verwendet werden sollte, werden die aufgenommenen »energetischen Schlacken« abgeleitet. Ausgenommen von dieser Behandlung sind wasserlösliche Mineralien, die entsprechend gekennzeichnet sind.

Schritt 2: Reinigen der Informationsebene

Beim Abbau, dem Transport und der Verarbeitung kann der Stein belastende Erfahrungen angesammelt haben. Viele Menschen haben ihn schon in der Hand gehalten. Um diese Informationen aus dem »Gedächtnis« des Steins zu löschen, muss er gereinigt werden. Dazu gibt es verschiedene Möglichkeiten.

Reinigen mit dunklem Amethyst

Je dunkler die Amethystdruse, um so tiefgreifender ist ihre reinigende Wirkung. Der Heilstein kann gut über Nacht in einer Druse liegen bleiben. Die Reinigung auf einem Drusenstück ist nicht so intensiv wie in einer Druse, da dann die Strahlung nur aus einer Richtung einwirkt. Die Amethystreinigung kann niemals schaden, wirkt jedoch nicht bei vielen stark metallischen, besonders dichten und sehr harten Steinen.

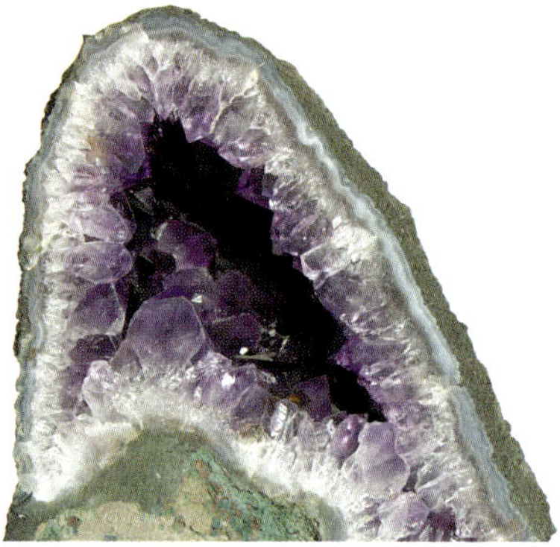

Reinigen in Hämatitsteinchen

Dazu wird der Stein oder die Kette direkt in Hämatit-Ministeinchen gelegt. Bereits nach zwanzig Minuten ist der so eingelegte Stein auf der Informationsebene gereinigt. Dies bedeutet konsequenterweise auch, dass Hämatit und Magnetit nicht mit anderen Steinen zusammengebracht werden dürfen, da die Steine dadurch ebenfalls entladen werden. Das Einlegen in Hämatit macht das Aufladen unbedingt erforderlich.

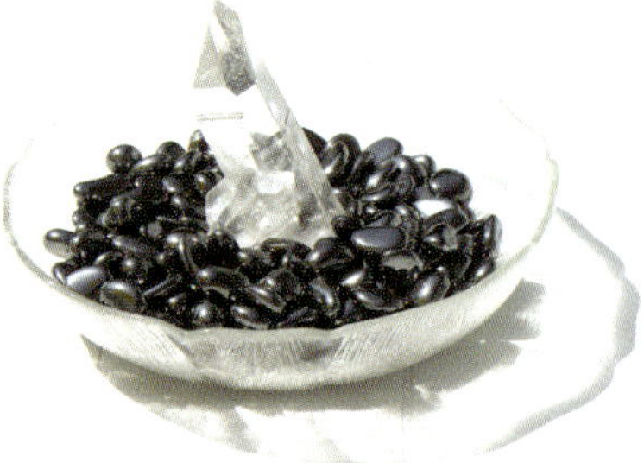

Schritt 3: Aufladen der Steine (Energieebene)
Da die Wirkungsintensität der Heilsteine in Zusammenhang mit der aufgenommenen Energie steht, sollten gereinigte und entladene Steine vor einer Steinbehandlung wieder aufgeladen werden.

Aufladen mit Sonnen- oder Mondlicht
Die klassische Form der Aufladung erfolgt mit Lichtenergie, vor allem mit Sonnenlicht oder wenn angezeigt mit Mondlicht. Dabei wirkt die Sonne am Vormittag am stärksten aufbauend. Die auslaugende Mittagssonne sollte vermieden werden. Die aufladende Wirkung kann verstärkt werden, indem der Stein in eine Bergkristallgruppe gelegt dem Sonnenlicht ausgesetzt wird.

Aufladen mit Bergkristall
Ersatzweise können Steine mit Bergkristall energetisiert werden. Zum Aufladen eines Steins verwendet man am besten eine Bergkristallgruppe mit vielen Spitzen oder Bergkristall-Minitrommelsteinchen. Die entladenen Heilsteine werden für mehrere Stunden auf den Bergkristall oder in eine Schale mit Mini-Trommelsteinchen gelegt. Bergkristall gibt die von ihm aufgenommene Sonnenenergie an andere Steine ab.

Es gibt zahlreiche weitere Methoden der energetischen Reinigung, die in bestimmten Situationen sinnvoll sind. Die hier aufgezeigten Formen sind jedoch sicher und lassen sich mit einfachen Mitteln umsetzen.

Verfügbarkeit und Preis

Steine sind eigenwillige Geschenke der Natur. Ihre Verfügbarkeit unterliegt oft großen Schwankungen, je nachdem, was in welchen Minen oder Fundstellen zur gegebenen Zeit gefunden und abgebaut wird, wobei von der Nachfrage beeinflusst wird, was in den Handel gelangt. Die entsprechende Angabe bei den einzelnen Steinen ist daher nicht als absolut anzusehen. Sie soll lediglich helfen, die Chance einzuschätzen, einen gewünschten Heilstein in absehbarer Zeit im Handel zu finden. Auch korreliert die Verfügbarkeit nicht immer mit der Seltenheit in der Natur. Seltene Steine größerer Beliebtheit sind oft besser verfügbar als häufiger vorkommende, jedoch weniger populäre Steine. Zum Beispiel ist Sugilith in der Natur selten, aber aufgrund der Nachfrage in den Läden stets verfügbar und daher hier als häufig klassifiziert. Von Bauxit werden weltweit täglich 600 000 Tonnen abgebaut, in den Läden ist er hingegen kaum anzutreffen.
Die Verfügbarkeit wurde an den Ladengeschäften gemessen und folgendermaßen definiert:

häufig: seit längerer Zeit ununterbrochen in großer Menge und verschiedenen Verarbeitungsformen verfügbar. In absehbarer Zeit sind keinerlei Lieferengpässe in den gängigen Verarbeitungsformen zu erwarten. Diese Steine sind in den meisten Steineläden in unterschiedlichen Größen erhältlich.
gering: nicht immer verfügbar. Oft treten Lieferengpässe auf, beziehungsweise nur wenige Verarbeitungsformen sind eingeschränkt verfügbar. Die Ressourcen sind unbeständig oder begrenzt. Diese Steine sind im gut sortierten Heilsteinhandel erhältlich.
selten: schlecht verfügbar. Häufige, längere Lieferengpässe. Nur in ganz wenigen Verarbeitungsformen gelegentlich ver-

fügbar. Die Ressourcen sind sehr eingeschränkt; für einige dieser Steine gibt es nur minimale Ressourcen, oder die bekannten Fundstätten sind bereits vollständig erschöpft oder geschlossen. Diese Steine sind meist nur im spezialisierten Fachhandel oder auf Sammlerbörsen erhältlich. Viele der als selten klassifizierten Mineralien sind wenig nachgefragt, sehr empfindlich, giftig, nur als Kristallisation erhältlich, klein oder kostspielig. Wenn allerdings der Preis keine Rolle spielt, ist überhaupt keine Sorte als »selten« einzustufen.

Grundsätzlich gilt, dass Qualität ihren Preis hat, wobei die therapeutische Wirkung keinen Einfluss auf die Preisbildung hat. Die Seltenheit des Materials, der Verarbeitungsaufwand und die Transportkosten bestimmen den Preis mit, der vom Händler so weit als möglich auf den allgemeinen Marktpreis abgestimmt wird. Durch den Boom der Sammlermineralien und Heilsteine in den USA sowie den nahezu unermesslichen Markt in China werden auch in Europa Steine der mittleren und gehobenen Preisklassen weiter im Preis steigen; Spitzenqualitäten gelangen schon seit Jahren nicht mehr auf den europäischen Markt.
Wenn Sie sich überlegen, was Sie mit Hilfe von Steinen für sich und Ihr Leben erreichen können und wie viel Sie sonst für Ihre Gesundheit, Ihr Wohlbefinden und Ihre Selbstverwirklichung ausgeben, erkennen Sie, dass Mineralien ein optimales Preis-Leistungs-Verhältnis aufweisen.

Symbolerklärung

kann in der Tasche getragen werden

nicht in der Tasche tragen

nicht ins Trinkwasser einlegen

zur Massage geeignet

für Steinkreise geeignet

als facettierter Schmuckstein erhältlich

aufladen in der Sonne

nicht in die Sonne legen

nicht mit Wasser reinigen, da wasserlöslich

aufladen im Mondlicht

giftig

das Mineral kann schwach radioaktiv sein

kubisch

hexagonal

trigonal

tetragonal

rhombisch

monoklin

triklin

amorph

Da fast alle Steine in Wasser eingelegt verwendet werden können, ist nur durch das Symbol angegeben, bei welchen Steinen dies nicht möglich oder sinnvoll ist. Alle Steine sind auch in Schmuckform zu bekommen, das Symbol gibt an, ob das Mineral auch im Facettenschliff erhältlich ist.

Gesteine bestehen aus mehreren Mineralien und haben kein einheitliches Kristallsystem, sodass auf eine Angabe hierzu verzichtet wurde.

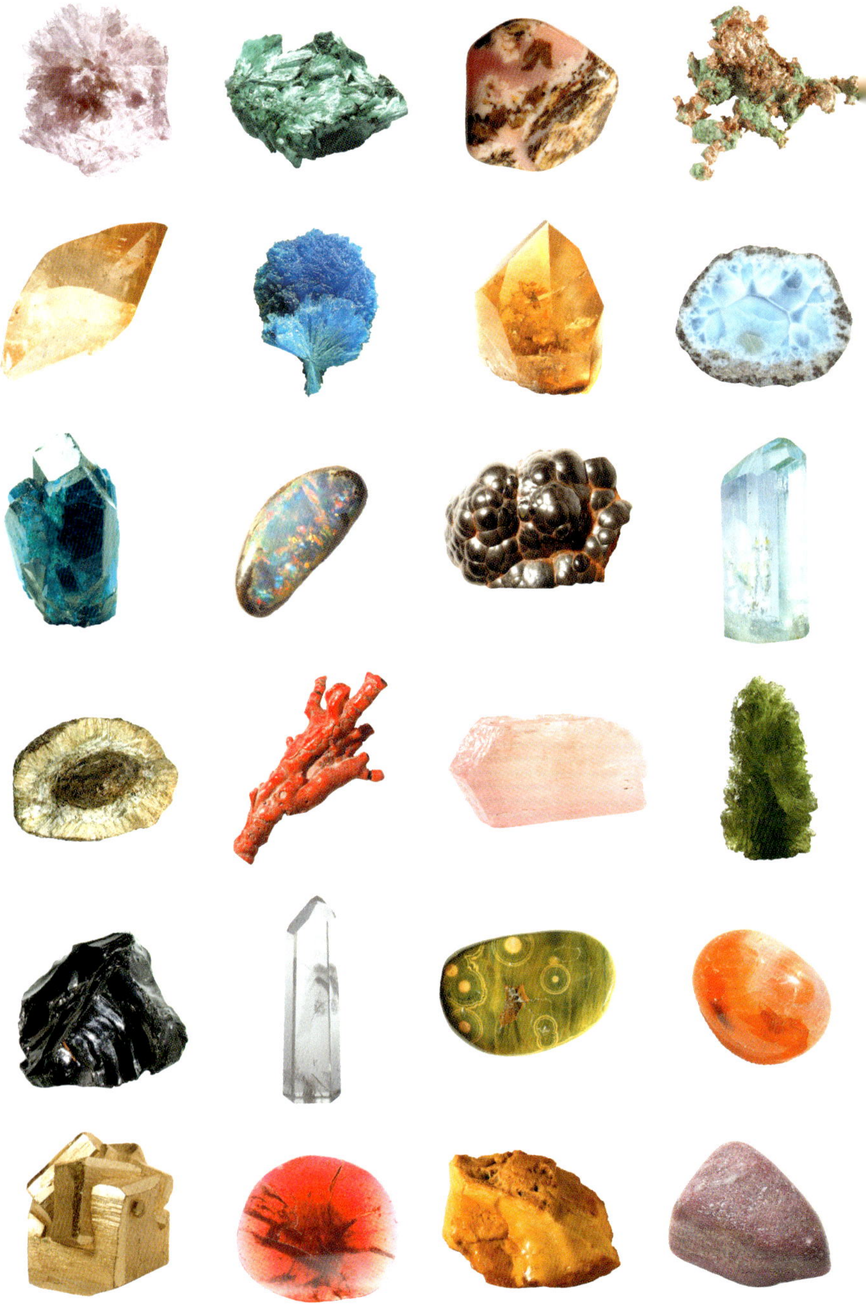

Heilstein-ABC

Abalone, Paua Muschel, Perlmutt

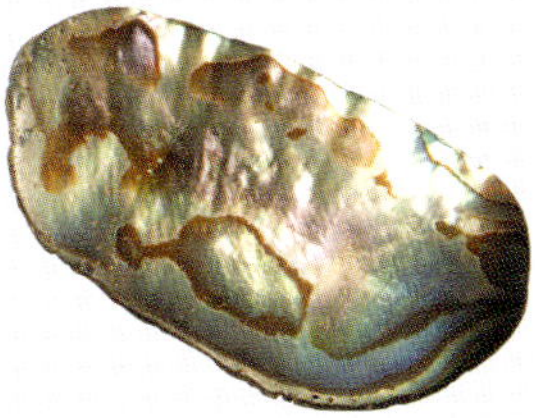

Körperlich: schützt, pflegt und wirkt reizlindernd auf empfindliche Haut und Schleimhaut, verbessert deren Rückfettung und Sonnentoleranz, entspannt die Augenmuskulatur.
Seelisch: hilft Niedergeschlagenheit, Unsicherheit und Enttäuschung zu überwinden; vermittelt Heiterkeit, Leichtigkeit und hilft sich vertrauensvoll dem Leben zu öffnen. Hilft im Umgang mit sich selbst und anderen Grenzen zu respektieren und sich besser zu schützen; hilft Kindern selbständiger zu werden.
Verfügbar: häufig.

Achat, allgemein

Körperlich: schützt die Haut bei Umweltbelastungen; wirkt auf die Körperflüssigkeiten;

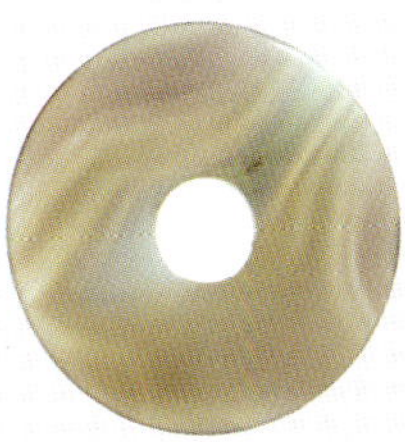

regt die Entgiftung des Gewebes an, stärkt die Verdauung und die Ausscheidung; stimuliert das Immunsystem; wirkt schmerzlindernd und entspannend; stärkt und regeneriert alle aus mehreren Gewebeschichten bestehenden Organe; wirkt auf jenes Organ und hilft gegen jene Erkrankung, an welche er durch seine Erscheinung erinnert.
Seelisch: vermittelt Schutz, Sicherheit und Geborgenheit; stärkt mittelfristig das Selbstvertrauen durch größere Unabhängigkeit von Bewertungen anderer; zerstreut Schwermut, Sorgen, Spannungen und Zweifel, fördert den Rückzug und die Verinnerlichung, regt die Bilderwelt an; macht jedoch realistisch und hilft Probleme pragmatisch und möglichst einfach zu lösen; hilft sich auf Wesentliches zu beschränken und Ablenkungen zu ignorieren; stabilisiert psychisch und richtet die Aura aus.

Achat, Augen-Achat

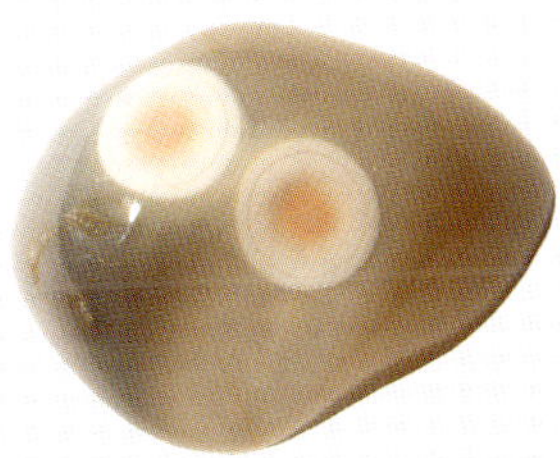

Körperlich: stärkt die Wände der Blutgefäße; hilft bei organischen Augenerkrankungen, Augenermüdung, besonders bei trockenen, brennenden Augen; ist angezeigt bei Bindehautentzündung, Netzhautreizungen, drohen-

der Netzhautablösung, Gerstenkorn sowie grünem Star; lindert Prostatabeschwerden.
Seelisch: unterstützt die Konzentration, hilft bei Wortfindungsstörungen; fördert den Gemeinschaftssinn; stärkt die Widerstandskraft und hilft Standfestigkeit zu bewahren.
Verfügbar: häufig.

Achat, Band-Achat, Schicht-Achat

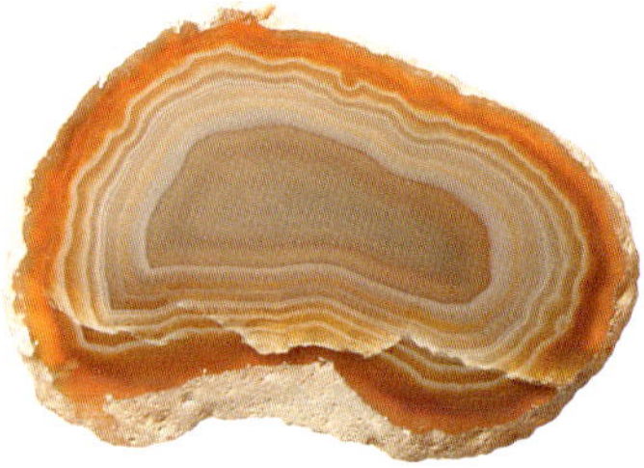

Körperlich: wirkt entzündungshemmend und hautberuhigend; schützt alle Organe, insbesondere Haut und Darm; bessert die Elastizität der Gefäßwände und beugt Krampfadern vor; mildert asthmatische Erscheinungen; bessert Gleichgewichtsstörungen.
Seelisch: hilft gegen Albträume; harmonisiert und schützt die Aura; hilft sein Revier zu sichern; gibt ein »dickes Fell« und hilft besser mit Stress umzugehen.
Verfügbar: häufig.

Achat, Botswana

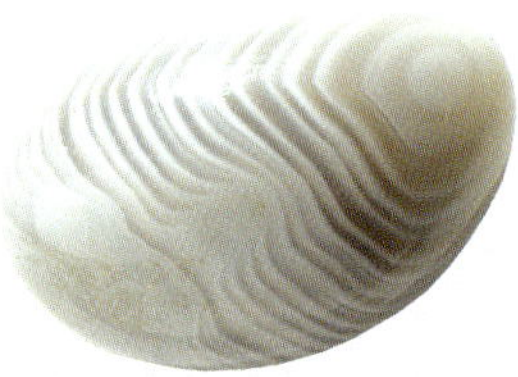

Körperlich: bessert Kopfjucken, Hautausschläge und Ekzeme; wird bei Störungen des zentralen Nervensystems eingesetzt; schützt das Kind in der Schwangerschaft, verbessert die Nährstoffversorgung der Gewebe.
Seelisch: verhilft zu größerer Wahrnehmungsfähigkeit; bereichert die Fantasie; hilft seinen Lebensrhythmus zu finden; unterstützt den Gefühlsausdruck.
Verfügbar: gering.

Achat, Dendriten-Achat

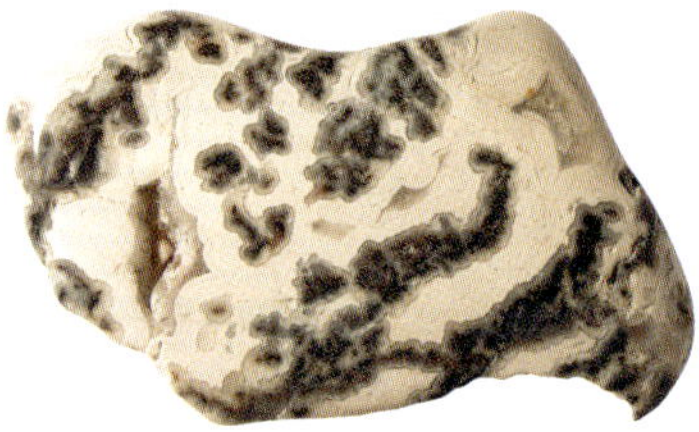

Körperlich: bessert Bindegewebsschwäche und hilft bei Entschlackung des Gewebes; wird bei Haut-, Schleimhaut-, Lungen- und Darmbeschwerden eingesetzt.
Seelisch: hilft seelische Belastungen und Verletzungen zu überwinden; hilft Störungen aufzulösen.
Verfügbar: gering.

Achat, Feuer-Achat

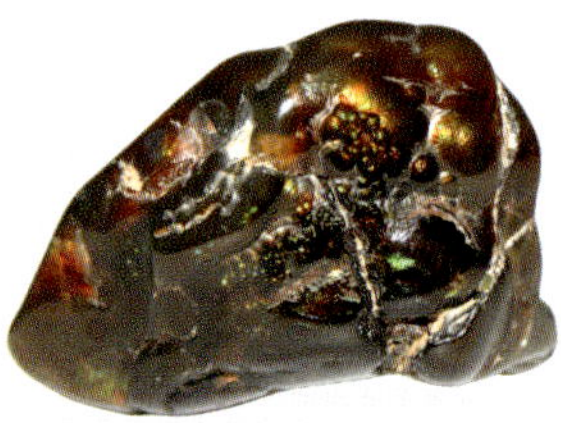

Körperlich: mildert epileptische Anfälle; reguliert die Ausscheidung bei Darmbeschwer-

den, insbesondere Blähungen, Durchfall und Verstopfung; bessert chronische Entzündungen.
Seelisch: bringt Kraft für Initiative, macht extrovertiert, bringt innere Fröhlichkeit und Zufriedenheit; unterstützt positives Denken; verbessert die Beziehung zum eigenen Körper.
Verfügbar: selten.

Achat, Festungs-Achat

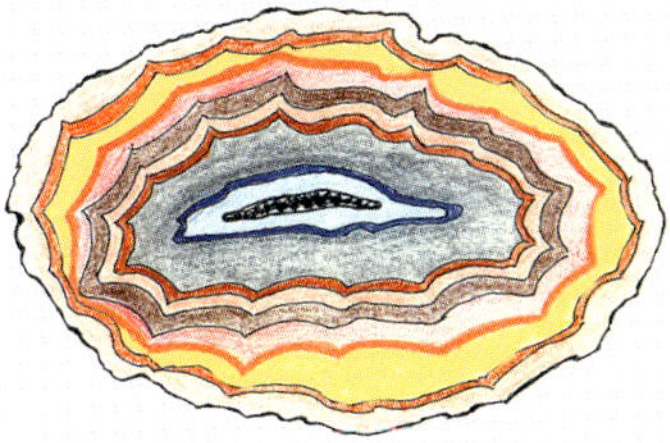

Körperlich: bessert Blasenentzündung und Inkontinenz; lindert Insektenstiche.
Seelisch: vermittelt Schutz und Geborgenheit, löst Spannungen, macht stabiler gegen äußere Einwirkungen, fördert das logisch-rationale Denken sowie die analytische Fähigkeit, hilft pragmatische Lösungen zu finden.
Verfügbar: häufig.

Achat, Flammen-Achat

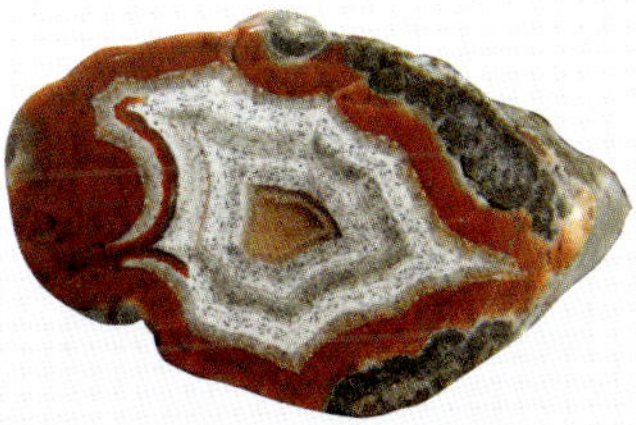

Körperlich: fördert den Lymphfluss; hilft bei Gebärmutterentzündung und Hautrissen; bessert grippale Infekte.
Seelisch: belebt das Denken, motiviert und begeistert.
Verfügbar: gering.

Achat, rot, Fleisch-Achat

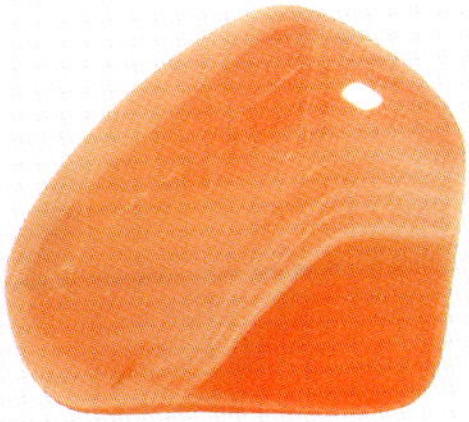

Körperlich: fördert die Durchblutung innerer Organe und regt den Kreislauf an; mildert Allergien und Appetitlosigkeit; wirkt Durchblutungsstörungen der Hände und kalten Fingern entgegen; stimuliert die Tätigkeit von Magen, Darm und den Blutgefäßen.
Seelisch: hilft eigene Fähigkeiten zu entwickeln; gibt Durchhaltevermögen, Entschlossenheit und Standfestigkeit; festigt die eigenen Überzeugungen, aktivierend bei Antriebslosigkeit; hilft klar umrissene Vorhaben anzupacken.
Verfügbar: häufig.

Achat, weiß, Friedens-Achat

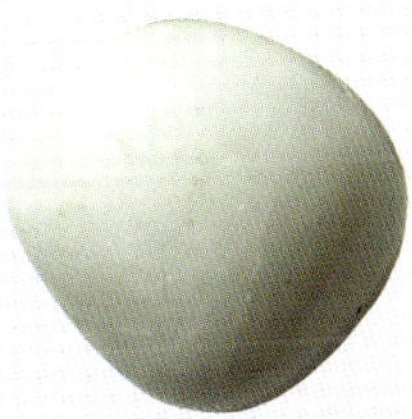

Körperlich: bessert Heuschnupfen und Hormonstörungen; regt den Lymphfluss an; schützt in der Schwangerschaft; bessert Augen und Gehirn.

Seelisch: bewirkt ein gelassenes und beschauliches Betrachten des Lebens; unterstützt die bewusste Verarbeitung der Erfahrung; fördert Reinheit und Wohlwollen, Geduld und Einsicht; wirkt gegen Aggressionen.
Verfügbar: häufig.

Achat, Lace Achat

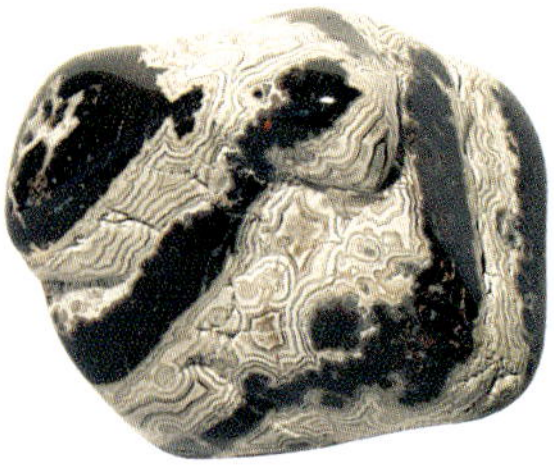

Körperlich: wird bei Infektionen, Insektenstichen, Krampfadern und Hämorrhoiden sowie bei Juckreiz eingesetzt; festigt das Bindegewebe von Haut und inneren Organen und verbessert den Gewebsstoffwechsel.
Seelisch: belebt und inspiriert das bildhafte Denken sowie die Fantasie; fördert die Kreativität im Denken.
Verfügbar: häufig.

Achat, rosa

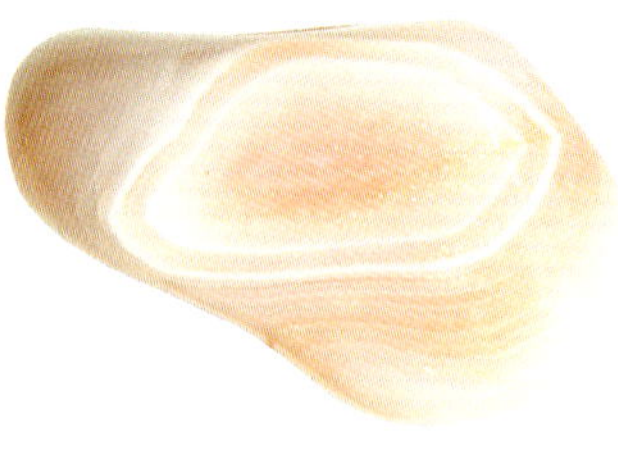

Körperlich: wirkt herzstärkend, wirkt fiebersenkend durch Schweißbildung; hilfreich bei Entzündungen; regt die Nährstoffaufnahme im Darm sowie Stoffwechsel und Kreislauf an; wirkt sanft belebend und anregend.

Seelisch: hilft Frieden und Trost zu finden; stärkt das Positive im Menschen.
Verfügbar: gering.

Achat, Schlangenhaut-Achat

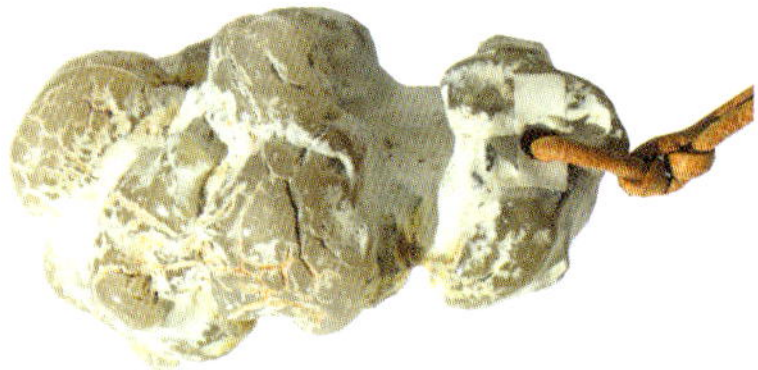

Körperlich: gegen atrophische Hautstörungen; fördert die Zirkulation der craniosakralen Flüssigkeit; stärkt den Lymphfluss; hilft bei Störungen des Gehirns; verbessert trockene Augen und Schleimhäute; unterstützt das Abhusten und mildert die Reizbarkeit bei allergischem Asthma.
Seelisch: fördert Gelassenheit, Toleranz und Verständnis; vermittelt Offenheit und hilft gleichzeitig bei sich zu bleiben; hilft seinen Weg zu gehen, ohne anzuecken.
Verfügbar: selten.

Achat, Trümmer-Achat

Körperlich: bessert die Empfindlichkeit bei Wetterfühligkeit; beschleunigt die Heilung von Brüchen und Gewebsverletzungen.

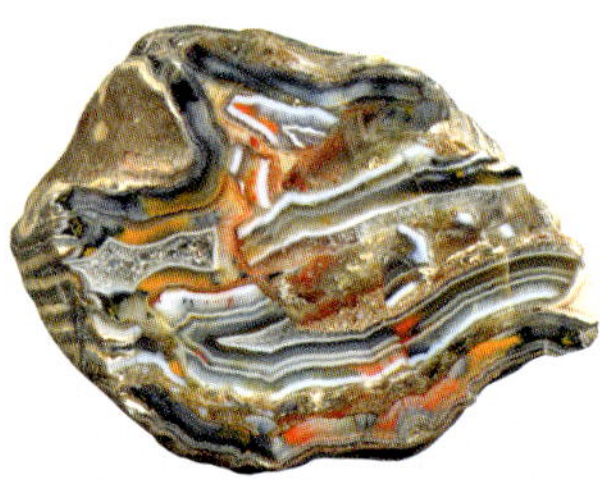

Seelisch: hilft mit großen Veränderungen der Lebensumstände zurechtzukommen; hilft Verluste, Zerstörung und seelische Verletzungen zu verarbeiten.
Verfügbar: häufig.

Achat, Uruquay-Achat

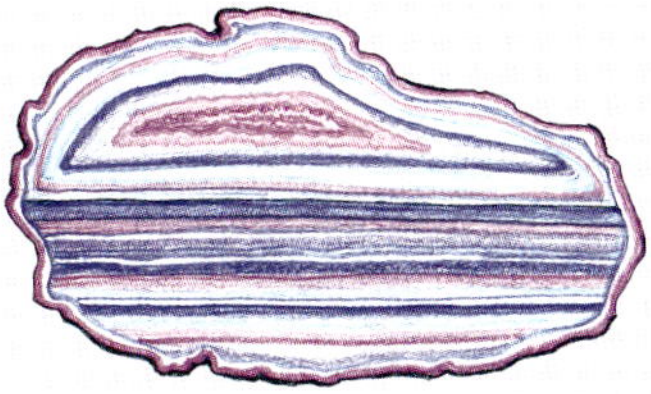

Körperlich: unterstützt bei Gelenkschwellungen, hilft Lymphflüssigkeit abzutransportieren; stärkt die Sinne, besonders den Tastsinn.
Seelisch: vermindert Stress, mildert Enttäuschungen und Verbitterung.
Verfügbar: häufig.

Achat, Wasser-Achat, Enhydro

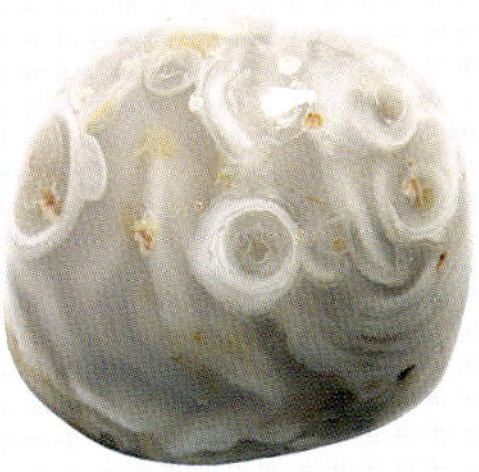

Körperlich: gilt als bester Schwangerschaftsschutzstein; reguliert den Wasser- und Hormonhaushalt; erfrischt und belebt die Haut.
Seelisch: ermöglicht stille Freude und Vertrauen; fördert das innere Kind zutage, macht unbefangen; bringt Geborgenheit und innere Ruhe; verbessert das Einfühlungsvermögen.
Verfügbar: selten.

Achat, weiß-schwarz, Zebra-Achat

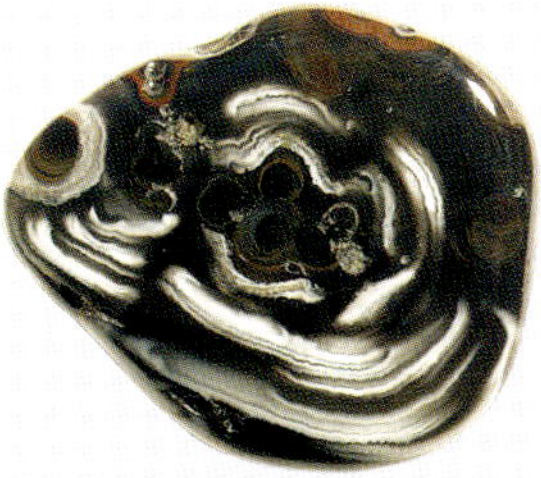

Körperlich: verbessert Motorik, Gehör- und Gleichgewichtssinn bei Kleinkindern; mindert Reizbarkeit der Haut und verbessert deren Elastizität, gut bei Rissen.
Seelisch: verbessert die Genauigkeit und stärkt das Verantwortungsgefühl; stärkt die Konsequenz des Denkens und Handelns; hilft Dinge reifen zu lassen.
Verfügbar: gering.

Adamin

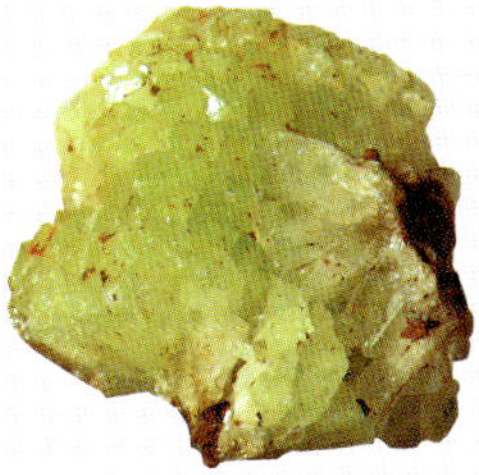

Körperlich: verbessert die Lungendurchblutung; wirkt regenerierend auf Haut und Schleimhäute; beschleunigt die Rekonvaleszenz nach schweren Erkrankungen; schärft die Wahrnehmung (von Augen, Geschmack und Gehör).
Seelisch: sorgt für innere Kraft bei emotionalen Problemen; stärkt den Selbstausdruck, hilft Neues zu wagen; verbindet den Verstand mit dem Gefühl, verleiht in Herzensdingen

Stabilität; verbessert die Verbindung zur geistigen Welt und vertieft die Visualisationskraft.
Verfügbar: gering.

Adular

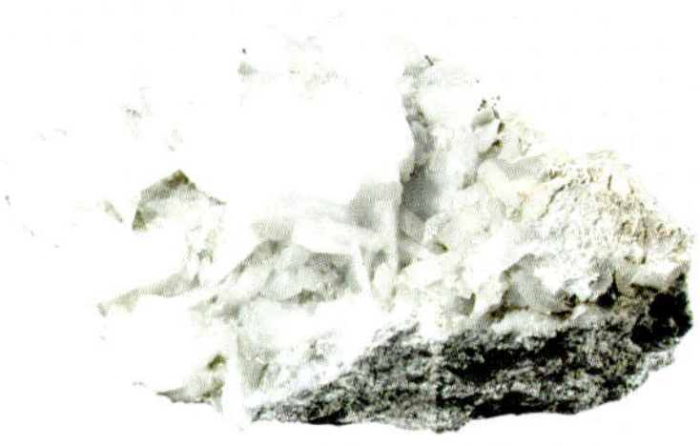

Körperlich: macht reaktionsschnell und wach; verbessert die Sehfähigkeit im Alter, schützt die Haut vor Austrocknen; lockert die Muskulatur, hilft bei Herzbeschwerden und Beklemmungen in der Brust; beugt altersbedingten Organveränderungen vor.
Seelisch: fördert Hingabe an ein Ziel oder einen Menschen; hilft sich im Leben führen zu lassen, ohne selbst Verantwortung abzugeben; macht sensible und sensitive Menschen lebenstüchtig; steigert die Lebensfreude; hebt die Stimmung, wirkt antidepressiv und macht optimistisch; verfeinert die Wahrnehmung der Sinne.
Verfügbar: gering.

Ägirin

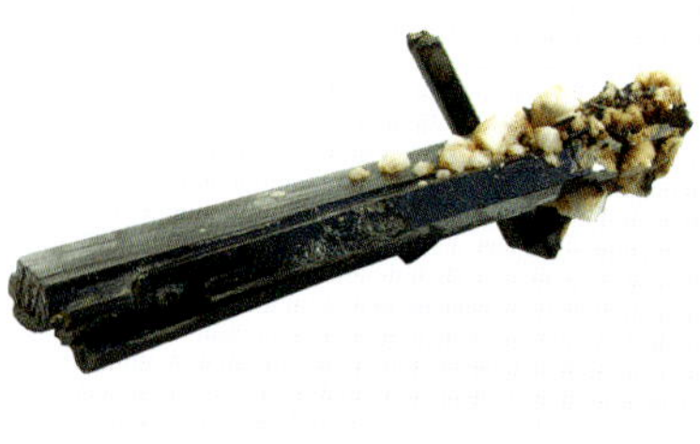

Körperlich: wird erfolgreich bei Nerven-, Knochen- und Muskelschmerzen, insbesondere bei Schmerzen der Lendenwirbelsäule und der Schultern eingesetzt; sorgt für schnelle und andauernde Linderung bei Verspannungen, entlastet bei Fersensporn; wird zur Narbenentstörung eingesetzt und bringt die Energie wieder ins Fließen; reduziert Überreaktionen des Immun- und Hormonsystems.
Seelisch: gibt die Stärke, sich vom Gruppenzwang zu befreien; kann blockierte Gefühle lösen sowie eigene Einstellungen überprüfen und akzeptieren helfen; hilfreich bei Trennungen oder Trauer; kann gegen Mobbing eingesetzt werden; hilft ehrlich zu sich zu stehen; vermittelt Gelassenheit und Ausdauer.
Verfügbar: selten.

Aktinolith

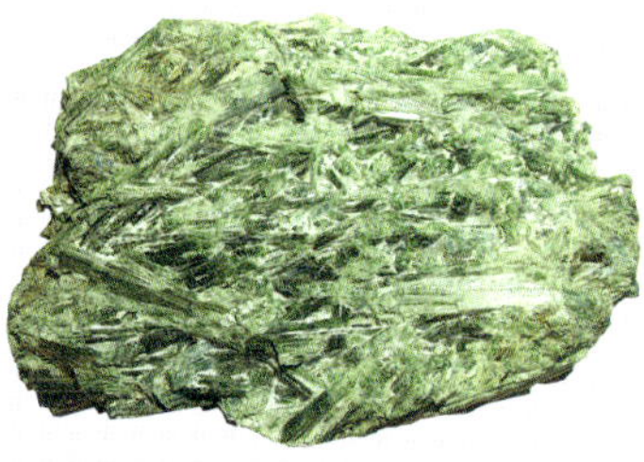

Körperlich: regt die Funktion der Leber- und Nierentätigkeit an; fördert die Aufbau- und Wachstumsprozesse; stärkt die allgemeine körperliche Verfassung und hilft die vitalen Grundbedürfnisse des Körpers besser zu erfüllen.
Seelisch: wirksam bei Entscheidungsschwierigkeiten; bringt eigene Fähigkeiten ins Bewusstsein; ermöglicht innere Ausgeglichenheit, hilft Fehler und Missverständnisse zu erkennen und daraus zu lernen; unterstützt geistige Neuorientierung und hilft sich unangenehmen Herausforderungen zu stellen; stellt die Verbindung zum inneren Kind wieder her und macht im Handeln instinktsicher.
Verfügbar: gering.

Aktinolith-Quarz

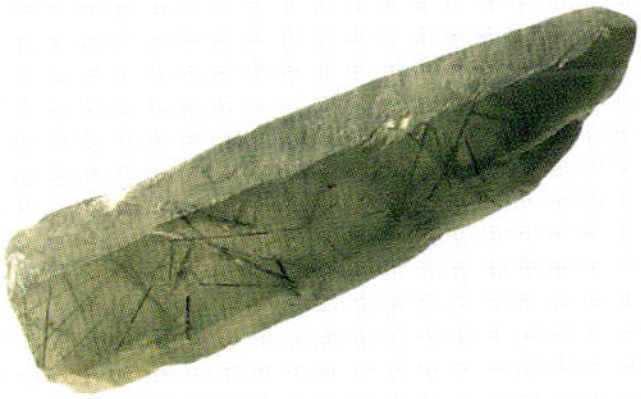

Körperlich: fördert die Leber- und Nierentätigkeit, aktiviert den Stoffwechsel, fördert Entgiftung und Ausscheidung.
Seelisch: hilft aus Fehlern zu lernen, aus der Not eine Tugend zu machen und Gelegenheiten zu ergreifen; fördert Selbsterkenntnis, Klarheit und Konsequenz.
Verfügbar: selten.

Albit

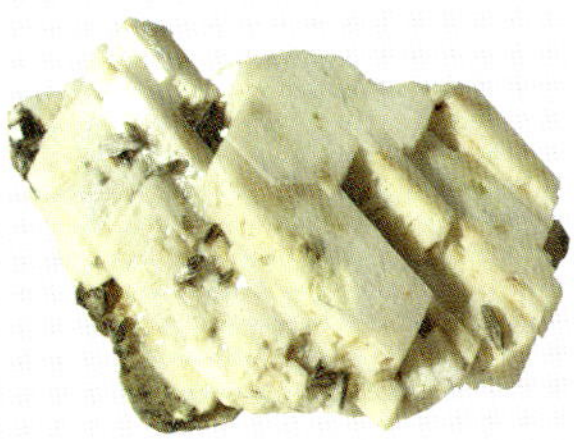

Körperlich: lindert Augenbeschwerden; harmonisiert Zellwachstum und den arteriellen Blutstrom; entsäuert das Gewebe, verbessert die Haut, fördert die Beweglichkeit der Muskeln, entspannt das Bindegewebe, verleiht Geschmeidigkeit, hilft bei Gehstörungen.
Seelisch: lindert Trauer; reduziert die Angst vor dem Unbekannten; hilft, neue Lebensperspektiven zu sehen und sich zu öffnen; verstärkt den Willen zur Zusammenarbeit; erweitert die persönliche Freiheit durch verbesserte Wahrnehmung, gibt Entschlossenheit und Selbstvertrauen.
Verfügbar: gering.

Alexandrit siehe Chrysoberyll

Alunit

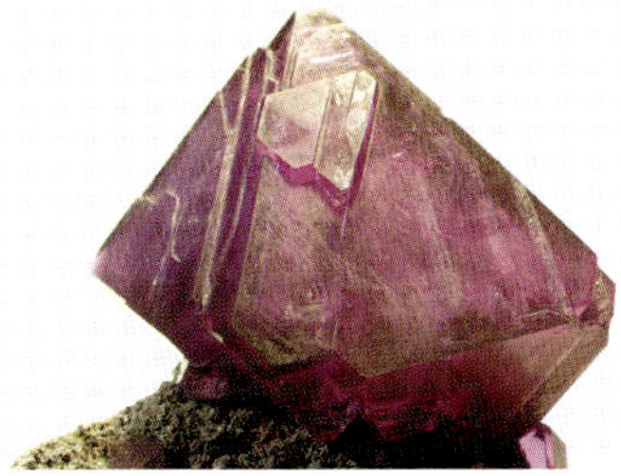

Körperlich: stillt schwach blutende Wunden; lindert hartnäckige Ekzeme und nässende Hautausschläge sowie chronische, festsitzende Entzündungen; bessert Magenbeschwerden durch Übersäuerung; hilft bei Strahleneinwirkungen.
Seelisch: kann gegen Ängste, Beklemmung, Aussichtslosigkeit und Schuldgefühle eingesetzt werden; fördert Genügsamkeit und Zurückhaltung; schenkt Zufriedenheit.
Verfügbar: gering.

Alurgit, Mangan-Glimmer, Manganmuskovit

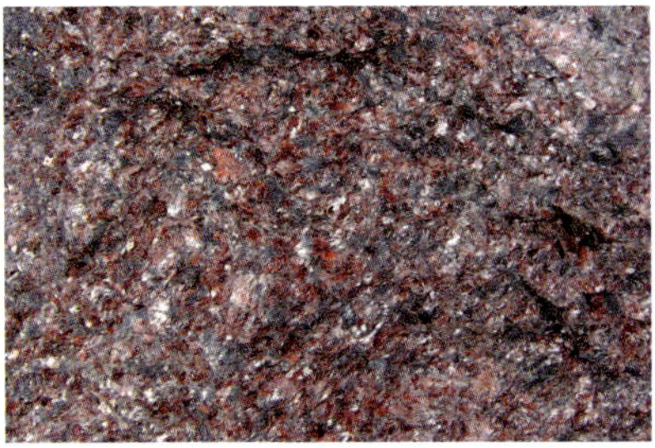

Körperlich: hilft bei starken Kälteempfindungen; wirkt allgemein belebend; stärkt das Herz; kann bei Unfruchtbarkeit helfen; bessert die Aufnahme von Vitamin B im Darm.
Seelisch: hilft mit depressiven Zuständen besser fertig zu werden; gibt Mut sich unge-

wöhnlich hervorzutun; verhilft zu einem intensiven und lebensvollen Dasein.
Verfügbar: selten.

Amazonit

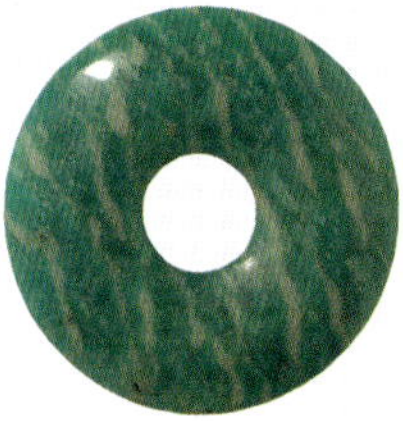

Körperlich: wirkt krampflösend bei Geburtsschmerzen und Menstruationsbeschwerden; fördert die Öffnung des Muttermunds bei schwierigen Geburten; mildert Herzrhythmusstörungen; löst Muskel- und Nackenschmerzen; unterstützt die Leber und bessert die Rekonvaleszenz bei schweren Erkrankungen; wirkt kühlend und abschwellend bei Verbrennungen, Verstauchungen und Prellungen; schenkt tiefen, erquickenden Schlaf.
Seelisch: löst durch Trauer und Kummer verursachte Blockaden, gleicht Stimmungsschwankungen aus und wirkt bei depressiver Verstimmung Opferhaltungen entgegen; regt an, das eigene Leben in die Hand zu nehmen; bringt Verstand und Gefühl in Einklang und hilft Widersprüche und Konflikte im Leben zu harmonisieren.
Verfügbar: häufig.

Amblygonit

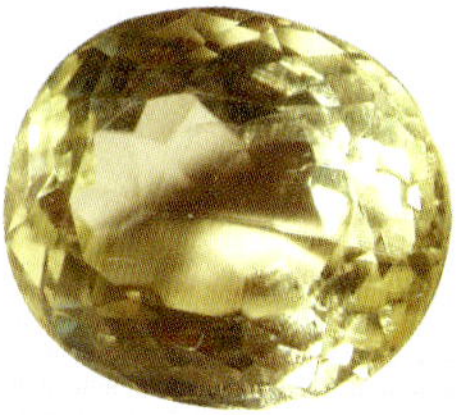

Körperlich: wird zur Verbesserung der Sehkraft, bei Gehstörungen und genetisch bedingten Störungen eingesetzt.
Seelisch: wirkt beruhigend; fördert das Verständnis, wenn eine Beziehung zu Ende geht und kann helfen, das Unangenehme dabei zu ertragen; löst gegensätzliche Emotionen und konfliktreiche Gefühle; fördert die künstlerische Seite im Menschen.
Verfügbar: gering.

Amethyst, allgemein

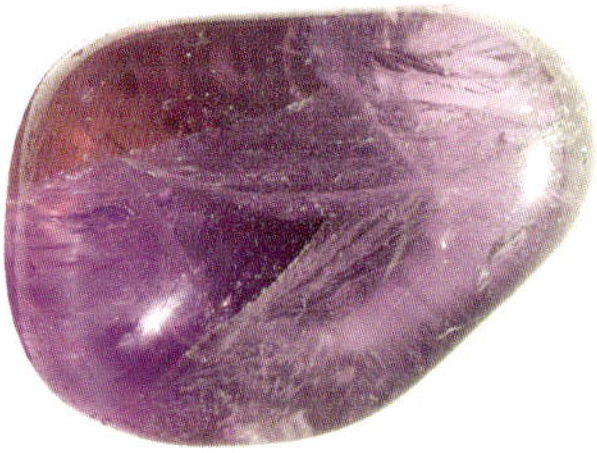

Körperlich: reinigt die Haut bei Pickeln, Mitessern, Ausschlägen, Schuppenflechte und Warzen; hilft bei Erkrankungen der Atemwege und der Lunge, besonders am Anfang einer Erkältung; wirkt schmerzlindernd; beugt Kopfschmerzen vor; verbessert die Toleranz von Alkohol; unterstützt die Darmtätigkeit und hilft bei Störungen der Darmflora.
Seelisch: macht ehrlich, nüchtern, etwas kritisch, sehr bewusst, erleichtert Entscheidungen, stärkt die Konzentration und hilft in die Lernstimmung zu kommen, fördert Disziplin und Erkenntnisdrang, Aufarbeitung von Erfahrungen; befreit von unreflektierten Haltungen, verhindert das Übernehmen von unbewussten Mustern und Energien anderer Menschen; wandelt Zorn in Lebensbejahung; löst alte Bindungen außer der Liebe des Herzens; hilft Suchtgefahr besser einzuschätzen und vorzubeugen; reinigt als Druse die Atmosphäre eines Raumes.

Amethyst, dunkel

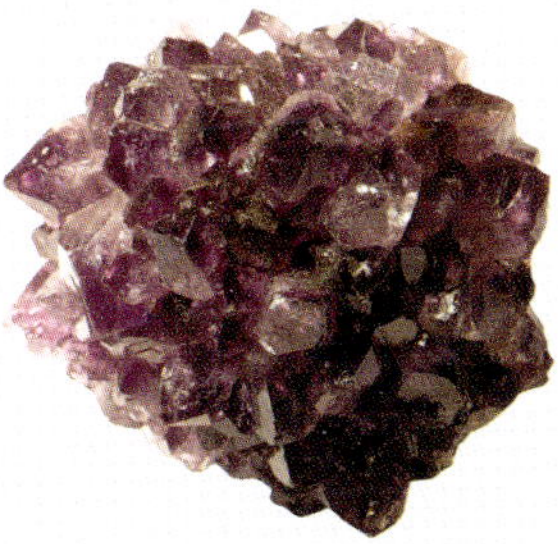

Körperlich: hemmt Entzündungen des Ellenbogens und des Knies; mildert Menstruationsbeschwerden und Hitzewallungen; lindert Blutergüsse, Prellungen und Zerrungen; angezeigt bei Sprachschwierigkeiten nach einem Schlaganfall.
Seelisch: hilft Kummer und Verluste zu überwinden; wirkt beruhigend und nervlich entspannend, mildert Angstzustände und Prüfungsängste; erleichtert es, sich nach kritischer Prüfung ganz einer Sache zu widmen.
Schutzstein gegen Erd- und Wasserstrahlungen.
Verfügbar: häufig.

Amethyst, hell

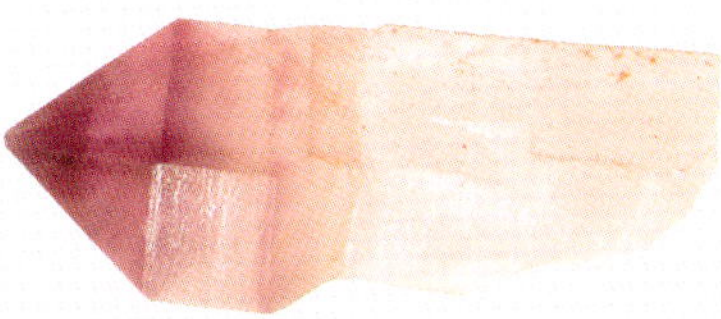

Körperlich: bessert tränende Augen; reguliert die Darmflora, hilfreich bei nervösen Verdauungsbeschwerden; gut bei Kopfschmerzen, Hautreizungen und Nervenschmerzen.
Seelisch: fördert einen ruhigen Schlaf, unterstützt das Traumerleben und beschert hellsichtige Träume; stärkt den analytischen Verstand.
Verfügbar: häufig.

Amethyst, schwarz, tintig, Hyderabad

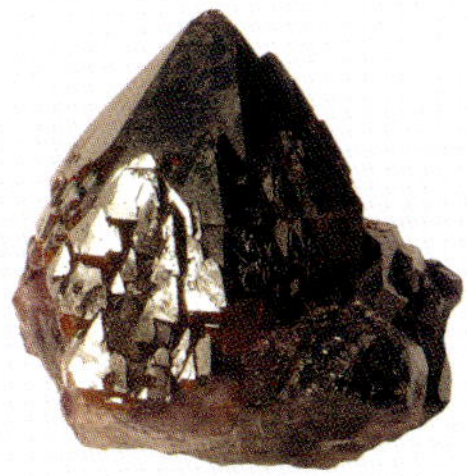

Körperlich: lindert auch stärkere Schmerzen, Prellungen und Schwellungen, hilft bei Durchfall; verbessert die Eisenresorption.
Seelisch: fördert Konzentration, Willenskraft und den Gerechtigkeitssinn, hilft Fremdeinflüsse abzuwehren sowie Trauer und Verluste zu überwinden; kann Albträume erzeugen, die mit Vergangenheitsbewältigung zu tun haben und hilft rätselhafte Träume zu verstehen; forciert im Wachbewusstsein die Inspiration und Intuition.
Verfügbar: selten.

Amethyst-Quarz, Chevron-Amethyst

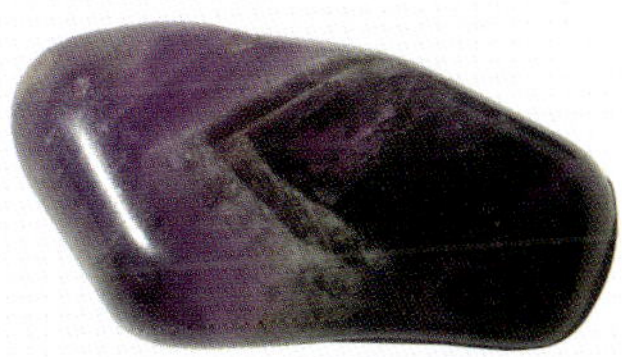

Körperlich: kräftigt das Bindegewebe, vor allem der Beine; gut für Lunge und Haut, lindert Juckreiz und Sonnenbrand.

Seelisch: hilft Verhaftungen und Suchtverhalten sowie inkonsequentes Verhalten aufzulösen; auch bei Liebeskummer wirkungsvoll; fördert bewusstes Verarbeiten und innere Sammlung.
Verfügbar: häufig.

Amethyst mit Chalcedon

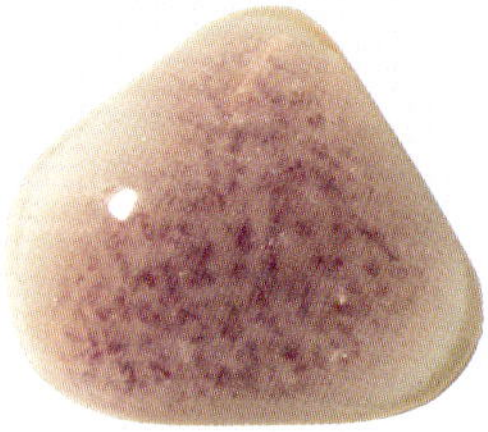

Körperlich: hilft Körperflüssigkeiten, vor allem die Lymphe, zu reinigen, kräftigt das Bindegewebe, lindert Juckreiz und die Schmerzen bei Sonnenbrand.
Seelisch: hilft sich mit anderen auszusprechen und zu versöhnen, auch mit sich selbst Frieden zu schließen; macht heiter und glücklich.
Verfügbar: gering.

Ametrin

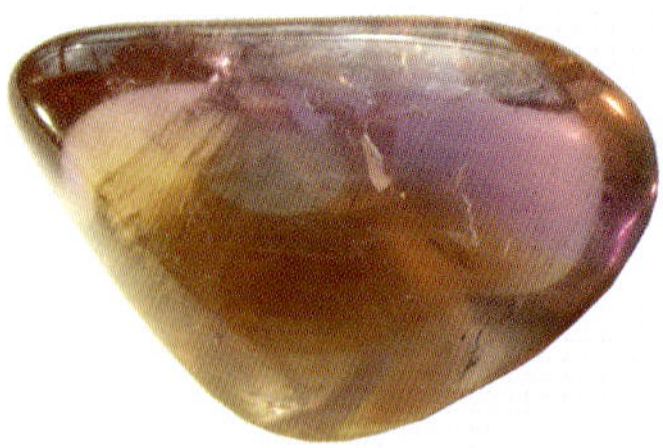

Körperlich: harmonisiert das vegetative Nervensystem; wird bei Antriebsschwäche und Nervosität eingesetzt; regt die Gehirntätigkeit an; vermindert Schwerhörigkeit, hilft bei Tinnitus; bessert Augenbeschwerden; erleichtert die Genesung nach schweren Erkrankungen; verbessert die Verdauung und die Verträglichkeit von Lebensmitteln.
Seelisch: wirkt gegen depressive Verstimmung, fördert die Lebensfreude; verbessert die Kontrolle über das eigene Leben; bringt Konzentration, Ruhe, Dynamik und Durchsetzung; unterstützt Führungskompetenz, hilft andere zu begeistern und zu leiten; stärkt Intuition, Konzentration und Schulleistung.
Verfügbar: gering.

Ammolith, opalisierter Ammonit, Korit

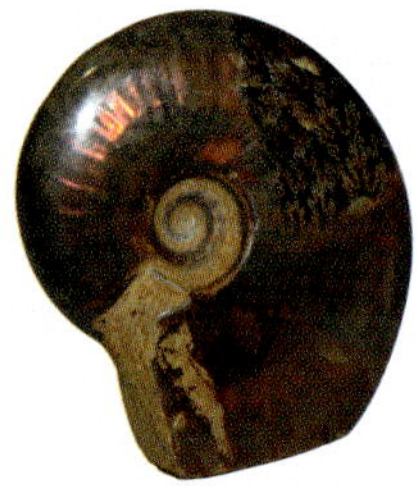

Körperlich: normalisiert den Zellstoffwechsel und den Energieumsatz; reguliert den Herzrhythmus und stärkt das Herz; entspannt und erfrischt die Haut; fördert gesundes Wachstum; lindert Nervosität; reduziert die Sensibilität gegen Elektrosmog.
Seelisch: unterstützt Geisteskultur, Schönheitssinn, Sinnsuche und Sinnlichkeit; hilft Erkenntnis und Wissen als lebendigen Entwicklungsprozess zu erfahren.
Verfügbar: selten.

Amulettstein

Körperlich: stabilisiert die körperliche Konstitution; fördert das Immunsystem und die Regeneration des Bindegewebes; regt die Lebertätigkeit an; regt die Aktivität des Gehirns und der Nerven an; schenkt tiefen und erholsamen Schlaf.

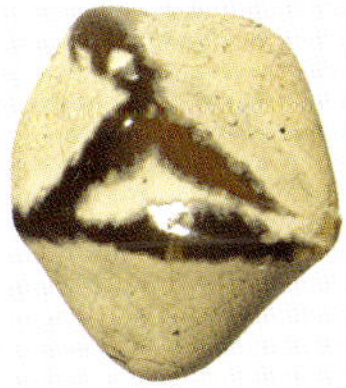

Seelisch: stabilisiert die psychische Konstitution; ermutigt kreativ mit seinen Wünschen, Gefühlen, inneren Bildern und den intensiveren Träumen zu arbeiten; hilft die eigenen Bedürfnisse in ihrer Diskrepanz mit der Realität wahrzunehmen, hilft an den persönlichen Interessen dranzubleiben; hilft sich nicht von Scheinwerten blenden zu lassen, sondern in Ruhe zu reflektieren und zu kombinieren; lässt bei Isolation Auswege finden; macht je nach Erscheinungsbild introvertiert oder neugierig; wirkt erdend.
Verfügbar: gering.

Analcim

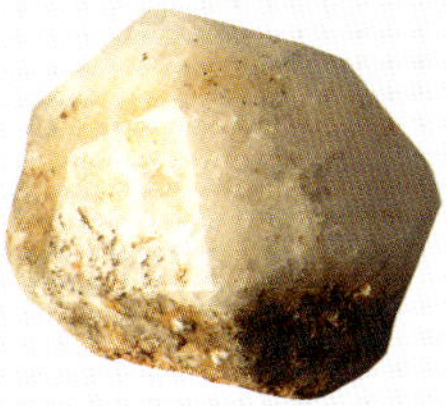

Körperlich: verbessert Einschlaf- und Durchschlafstörungen; lindert den halbseitigen migräneartigen Kopfschmerz; wird bei Pankreasstörungen, auch bei Diabetes eingesetzt; verbessert die Harnausscheidung; wird gegen Muskelatrophie eingesetzt; lindert schuppende Hautausschläge und mildert Juckreiz.
Seelisch: hilft Kummer sanft zu bewältigen; stärkt Ausdauer und Durchhaltevermögen; fördert geistige Klarheit und hilft sich selbst zu strukturieren; bewahrt Individualität und Kreativität; bringt Harmonie in Gruppenaktivitäten und verbessert deren Zusammenarbeit.
Verfügbar: selten.

Anatas

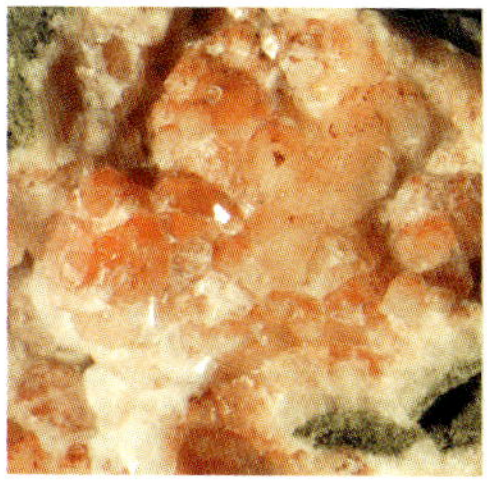

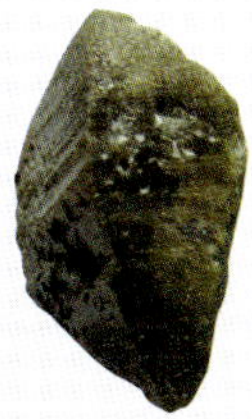

Körperlich: wird gegen allergische Reaktionen und Arzneimittelüberempfindlichkeit eingesetzt; fördert die Aufnahme von Vitamin A, Calcium und Magnesium.
Seelisch: hilft Widerstände gegen Veränderungen zu überwinden; lässt die Vergangenheit und Zukunft neutral betrachten; und vergrößert damit die Entscheidungsfähigkeit; erweitert den Horizont und lässt zu, mehr Verantwortung zu übernehmen; hilft im Tun entschlossen und authentisch zu sein.
Verfügbar: selten.

Andalusit

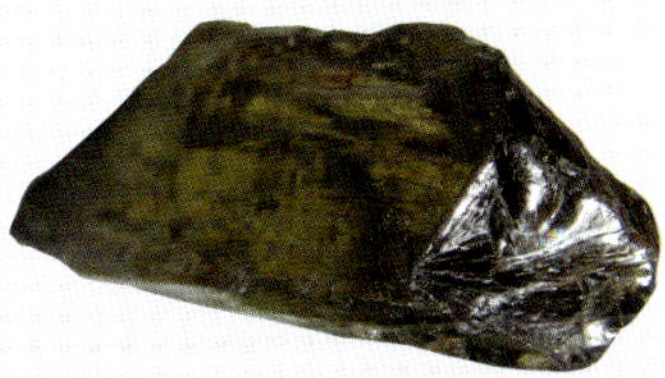

Körperlich: hilft bei Magen- und Darmbeschwerden; wirkt bei Schwächezuständen; beeinflusst fehlgesteuerte Bewegungen; wird bei Muskellähmungen und bei Störungen aufgrund mangelnder Sauerstoffzufuhr und Übersäuerung eingesetzt; bessert Durchschlafstörungen.

Seelisch: regt das Erinnerungsvermögen an; erleichtert Abnabelungsprozesse; hilft die eigene Identität zu entdecken und zu verwirklichen; erleichtert, die vielen Möglichkeiten unseres Wesens zu erkennen und zu leben; verbessert das soziale Image.
Verfügbar: gering.

Andesin

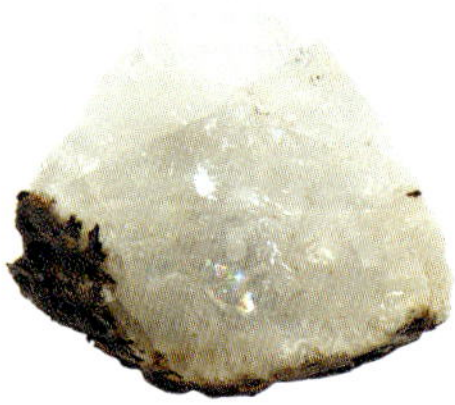

Körperlich: wird zur Behandlung und Senkung hoher Blut-Cholesterinwerte eingesetzt.
Seelisch: fördert klare Gedanken und neutrales, emotionsfreies Argumentieren; hilft sich weniger in die Ecke drängen oder abwerten zu lassen.
Verfügbar: gering.

Anglesit

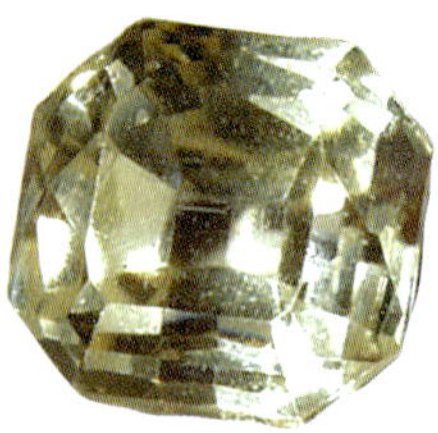

Körperlich: wird bei nervösen Störungen eingesetzt, um die Durchblutung und Nervenimpulsübertragung anzuregen; wirkt gegen Verlangsamung und motorischen Kontrollverlust; interessant bei Demenz und Parkinson.
Seelisch: hilft das eigene grundlegende Selbstgefühl zu spüren; hilft bei großer Isolation, Sinnlosigkeit, großen Belastungen und Zerrissenheit; bringt Hoffnung und versöhnt mit dem Schicksal; hilft sich aus Unterdrückung und aussichtslosen Situationen zu befreien.
Verfügbar: selten.

Anhydrit, Angelit

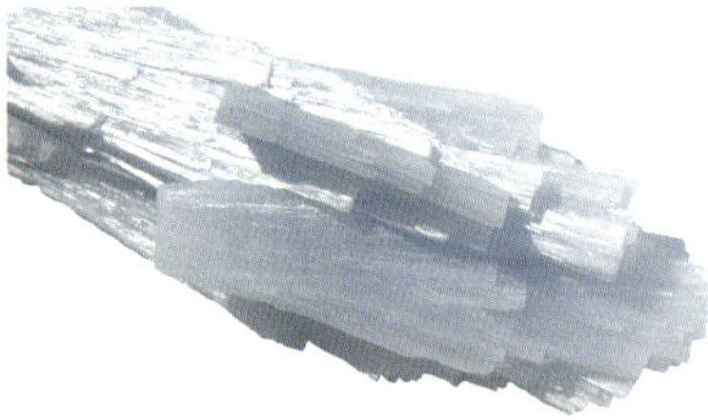

Körperlich: zur Anregung der Nierenfunktion; zur Ausscheidung von Bindegewebsschlacken und Wasser im Gewebe; bei akuten Vergiftungen wasserlöslicher Stoffe; verbessert die sensorische Wahrnehmung.
Seelisch: vermindert die eigene Unsicherheit, Selbstzweifel und unnötige Sorgen; wirkt stabilisierend bei psychischen Belastungen und hilft diese durchzustehen; mildert schizophrene Schübe und Zwangsdenken; bremst nach einigen Wochen aber auch geistige Entwicklungen; erdet, wenn man zu verkopft ist; verbessert die allgemeine Kommunikationsfähigkeit.
Verfügbar: gering.

Anthophyllit

Körperlich: stärkt Nerven und Nieren bei großem Stress, verbessert das Geruchsempfinden und das Gehör; kräftigt das Haupthaar; sorgt für einen gesunden Tonus.
Seelisch: gegen selbstzerstörerische Tendenzen, hilft eigene Fehler anzunehmen; steigert das Vertrauen in das eigene Potential und eigene Leistungen; lindert Stress und ersetzt

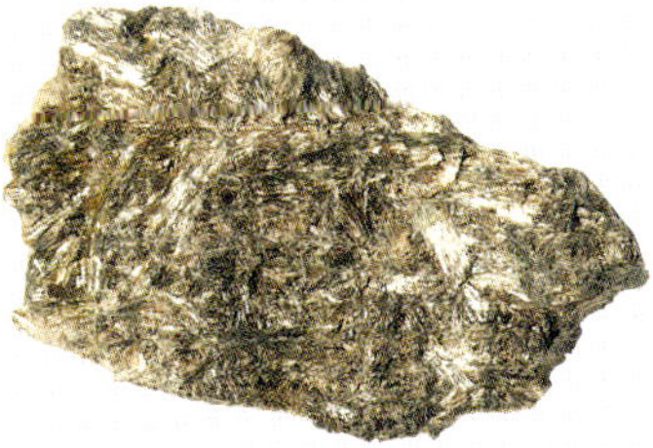

Druck durch Akzeptanz; hilft nach eigenen Vorstellungen zu leben.
Verfügbar: selten.

Anthophyllit mit Phlogopit, Hermanover Kugel

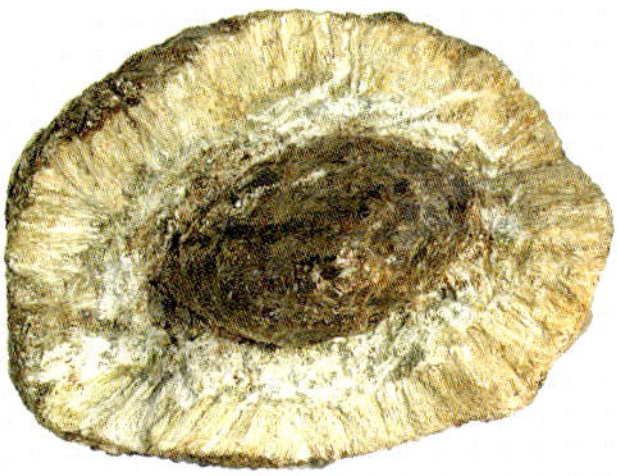

Körperlich: bei atrophischen, schuppigen Hautstörungen, hilft bei Übelkeit; löst chronisch verspannte Muskulatur und kräftigt das Gewebe.
Seelisch: wirkt zentrierend; zeigt die eigenen positiven Seiten und lindert Selbstzweifel, Negativität und Grübelei; schenkt Geduld und Bescheidenheit; setzt bei Bedarf große Lebenskräfte frei und schützt die Aura.
Verfügbar: selten.

Antigorit siehe Serpentin

Antimonit

Körperlich: fördert die Wundheilung, auch bei eitrigen Wunden; lindert Schwellungen und Hautausschläge, Ekzeme, Juckreiz und

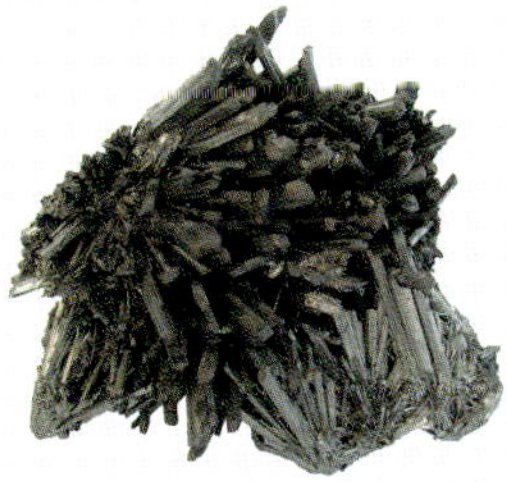

Schuppen; reguliert die Verdauung; lindert Magenbeschwerden, insbesondere Übelkeit und Erbrechen; fördert die Ausscheidung von Schwermetallen, verbessert Zahnfleischbeschwerden; reduziert sexuelles Verlangen.
Seelisch: hilft bei Anstrengungen und verleiht Durchhaltevermögen; ermöglicht die eigenen Gefühle zu kontrollieren; hilft auf Ersatzbefriedigung zu verzichten; unterstützt sachliches, rationales Denken; befreit von zwanghaftem Perfektionismus; begünstigt Schöpferkraft und Kreativität.
Verfügbar: gering.

Apachentränen siehe Obsidian

Apatit, allgemein

Körperlich: fördert die Knorpel-, Knochen- und Zahnbildung, hilft bei Knochenbrüchen; mildert die Schmerzen bei Arthrose, Osteoporose und Rachitis; wirkt mittelfristig aufbauend und kräftigend; mobilisiert Energiereserven und hilft bei Erschöpfungszuständen.
Seelisch: motiviert und erfrischt bei Lethargie; hilft Lustlosigkeit und geistige Trägheit zu überwinden.

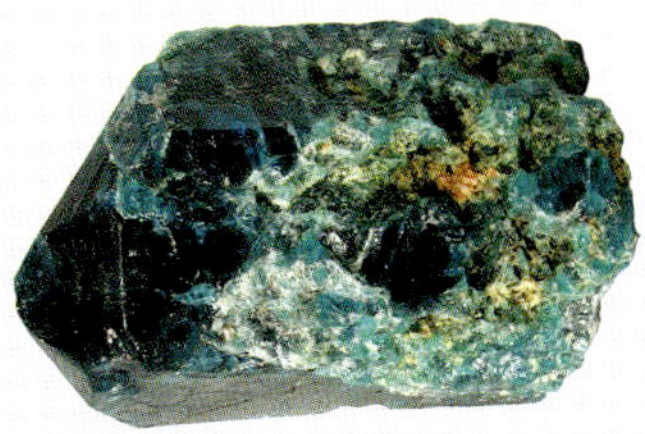

Apatara, Apatit nach Aragonit

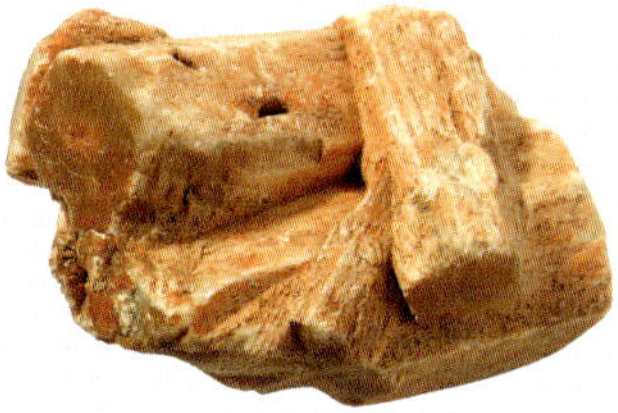

Körperlich: optimaler Stein bei Brüchen und Verwachsungen; forciert den Aufbau von Knorpelsubstanz, Bandscheiben und Knochenhaut; entlastet bei Überbein; lindert Schmerzen des Bewegungsapparats und Wachstumsschmerzen.
Seelisch: hilft den eigenen Körper anzunehmen und seiner Weisheit zu vertrauen; erleichtert es, Veränderungen gelassen zu begegnen.
Verfügbar: selten.

Apatit, blau

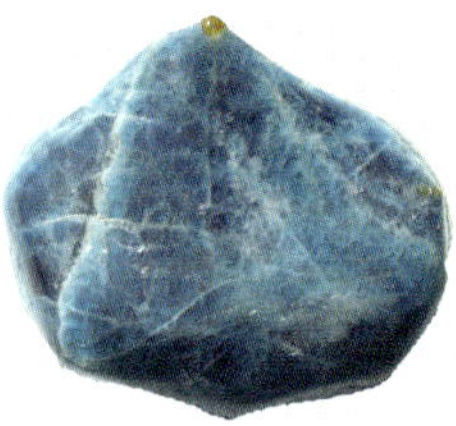

Körperlich: verbessert Bindegewebsschwäche; senkt langsam Fieberzustände; senkt den Blutdruck; wirkt aufbauend, beschleunigt die Heilung bei Knochenbrüchen und hilft bei Arthrose, Osteoporose und Rachitis.
Seelisch: hilft bei Antriebslosigkeit nach starker Verausgabung; stärkt das Selbstbewusstsein und ermöglicht es, sich wirkungsvoller auszudrücken, wodurch sich Sprachprobleme vermindern.
Verfügbar: gering.

Apatit, gelb

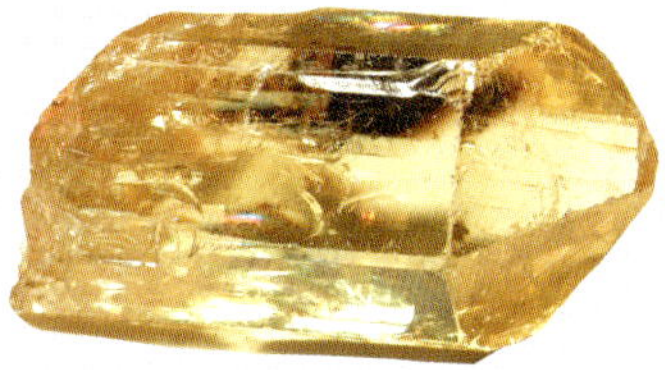

Körperlich: beeinflusst die Kallusbildung, fördert die Neubildung von Knochen und Knorpeln, wirkungsvoll bei Arthrose; mobilisiert Energiereserven und hilft bei Erschöpfungszuständen; baut Schwellungen ab bei Quetschungen.
Seelisch: erleichtert bei Ärger und Kummer; gleicht Enttäuschung und Stimmungsschwankungen aus; motiviert und erfrischt bei Lethargie.
Verfügbar: selten.

Apatit, grün

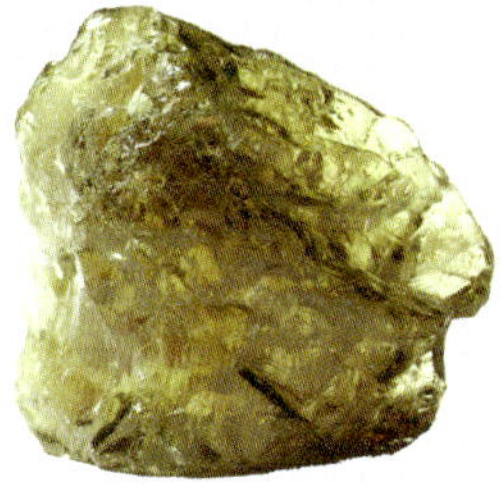

Körperlich: lindert Gelenkbeschwerden, Gicht und Ischiasschmerzen; mildert juckende Hautausschläge; mildert verspannungsbedingte Kopf- und Schulterschmerzen; fördert Knorpel-, Knochen- und Zahnbildung.
Seelisch: klärt den Geist und bringt Offenheit in die Gedankenwelt; belebt und hilft bei Antriebslosigkeit.
Verfügbar: selten.

Apatit, türkis transparent

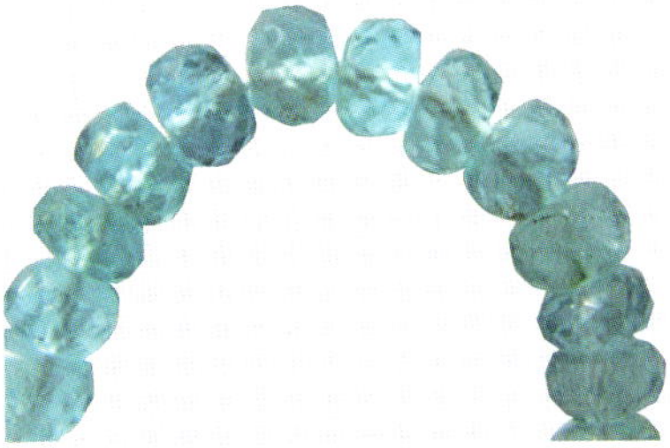

Körperlich: optimal bei Überlastung der Sehnen und Bänder; kühlt angenehm bei heißen oder geschwollenen Füßen; wirkt Erschöpfung entgegen.
Seelisch: vermittelt ein Gefühl der Leichtigkeit; holt Ziele in greifbare Nähe.
Verfügbar: selten.

Apophyllit, allgemein

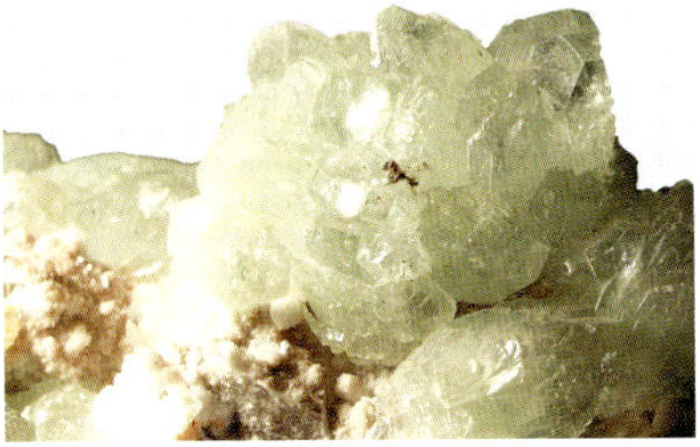

Körperlich: mildert nervöse und allergische Haut-, Schleimhaut- und Atemwegserkrankungen; gehört zu den wichtigsten Steinen bei Asthma und Engegefühlen der Brust.
Seelisch: deckt Zwanghaftigkeit und Unaufrichtigkeit auf, hilft bei Schuldkomplexen, Ängsten aller Art, Zweifeln und Sorgen; mindert Verklemmtheit, soziale Unsicherheit und Affektiertheit; bewirkt gleichzeitig Bescheidenheit, Einfachheit und Selbstvertrauen; hilft auf Ablenkungen und Prestigedenken zu verzichten, um frei zu sein.

Apophyllit, blau

Körperlich: senkt den Blutdruck, lindert Spannungen; regt den Wasserhaushalt an.
Seelisch: gibt Gelassenheit, Zuversicht und Mut, vermittelt das Gefühl geistiger Weite und Freiheit.
Verfügbar: selten.

Apophyllit, grün

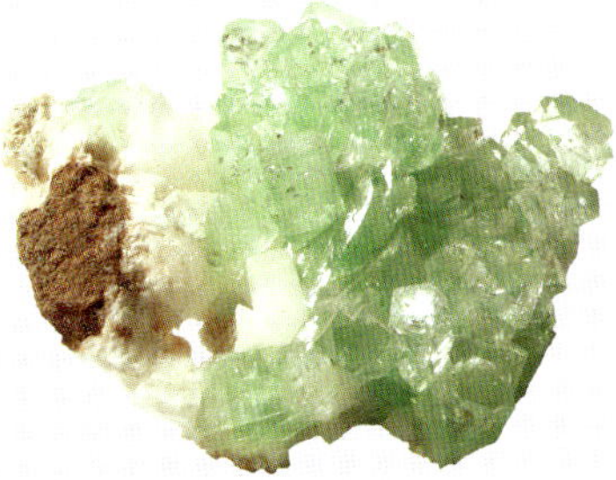

Körperlich: beruhigt akute Asthmaanfälle; mildert Hustenanfälle; baut die Anfallsneigung ab; erhöht zu niedrigen Blutdruck; unterstützt die Regeneration von beschädigter Haut und Schleimhäuten; lindert Osteoporose; entspannt die gereizten Nerven.
Seelisch: fördert den Ausdruck unterdrückter Gefühle; ermutigt Gedankenmuster und Verhaftungen loszulassen und sich zu zeigen, wie man ist; hilft Erkenntnisse konkret umzusetzen und seinen eigenen Weg zu gehen.
Verfügbar: gering.

Apophyllit, silbrig, Pyramiden

Körperlich: löst Spannung und lässt Erregung abklingen, löscht zellulär gespeicherten Stress; nimmt geistigen Druck vom Körper.
Seelisch: hilft Verhaftungen und Gedankenmuster loszulassen, hilft starke seelische Belastungen besser zu ertragen; bessert die Inspiration und Imagination; bringt befreiende Erkenntnisse; bringt Integrität, Gelassenheit und Ruhe; befreit von Ansprüchen anderer und belastenden Verpflichtungen.
Verfügbar: häufig.

Aquamarin siehe Beryll

Aragonit, allgemein

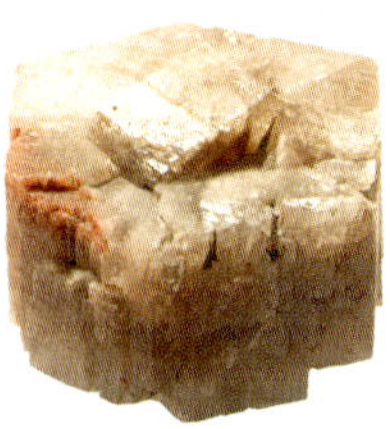

Körperlich: mobilisiert die Gelenke und fördert allgemein die Beweglichkeit, hilft bei degenerativem Rheuma; regeneriert die Bandscheiben; reguliert den Calciumstoffwechsel; stärkt das Immunsystem.
Seelisch: hilft bei Überforderung, realistische Etappenziele zu setzen und Erfolge besser zu würdigen; unterstützt langsam lernende Kinder; hilft psychische und mentale Blockaden zu lösen und Stabilität zu erlangen.

Aragonit, blau

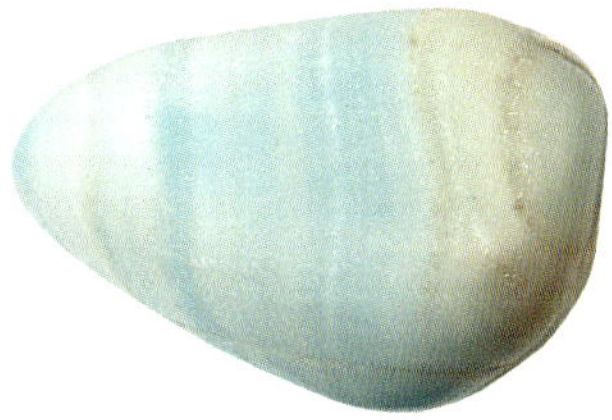

Körperlich: mobilisiert die Gelenke und fördert allgemein die Beweglichkeit, lindert arthritische Schmerzen, kühlt, reduziert Entzündungsneigung und Juckreiz.
Seelisch: Hilft im Denken und Handeln neue Wege zu beschreiten und sich für unkonventionelle Möglichkeiten zu öffnen, ohne Sicherheitsaspekte zu missachten.
Verfügbar: häufig.

Aragonit, braun

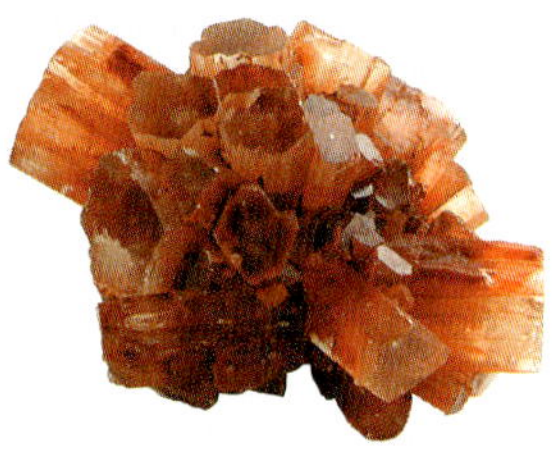

Körperlich: fördert den Knochenaufbau sowie Aufbau und Elastizität der Bandscheiben; regt die Muskeltätigkeit an; wird bei degenerativem Rheuma verwendet; wirkt auf Zähne; unterstützend bei unspezifischen Verdauungsbeschwerden.
Seelisch: hilft konzentriert an einer Sache zu bleiben; beruhigt allgemein das Gemüt; schützt vor Albträumen; fördert bei ADS das Lernen durch eigenes Anschauen und Begrei-

fen und bewirkt dadurch, dass keine Lernstufe übersprungen wird.
Verfügbar: häufig.

Aragonit, rot

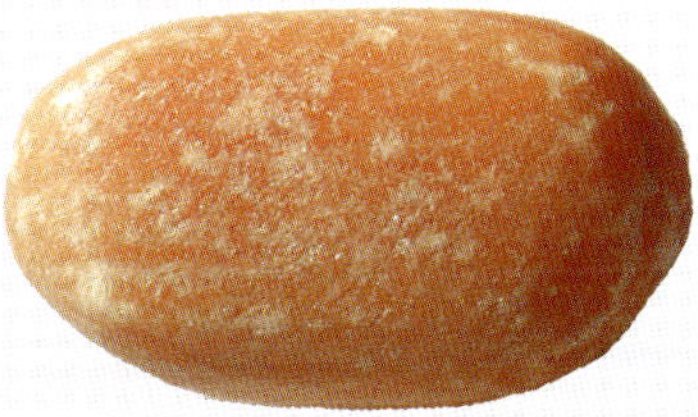

Körperlich: wirkt auf Zahnfleisch, verbessert die Motorik und mobilisiert die Gelenke.
Seelisch: vermittelt zwischen Voreiligkeit und Trägheit, fördert kontinuierlichen Fortschritt, hilft Überforderung, Sprunghaftigkeit und nachlassendes Interesse zu vermeiden.
Verfügbar: gering.

Aragonit, weiß, gebändert

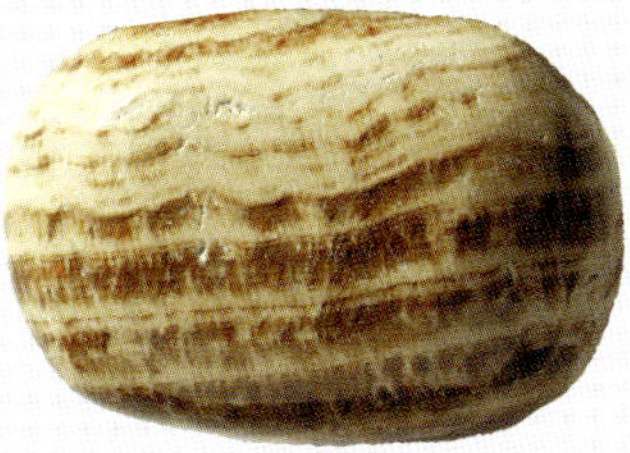

Körperlich: lindert nervöses Zittern, unterstützt den Muskelaufbau, wirkt Knochenentkalkung entgegen, regeneriert die Bandscheiben; regt die Verdauung an.
Seelisch: fördert Unvoreingenommenheit und neutrale Offenheit, fördert die Konzentration, reduziert innere Unruhe und Empfindlichkeit.
Verfügbar: häufig.

Aragonit-Calcit, gebändert, Onyx-Marmor

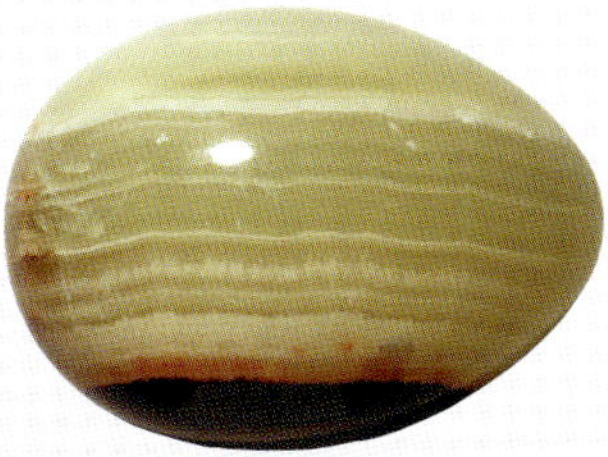

Körperlich: hilft bei Beschwerden von Magen und Darm, sowie bei Beschwerden der Bandscheiben, Gelenken und des Meniskus, indem er Knorpelsubstanz regeneriert und allgemein Beweglichkeit und Spannkraft fördert.
Seelisch: wirkt beruhigend bei Stress, ansonsten sanft anregend; vermittelt ein gutes Körpergefühl und verbessert die Koordination.
Verfügbar: häufig.

Astrophyllit

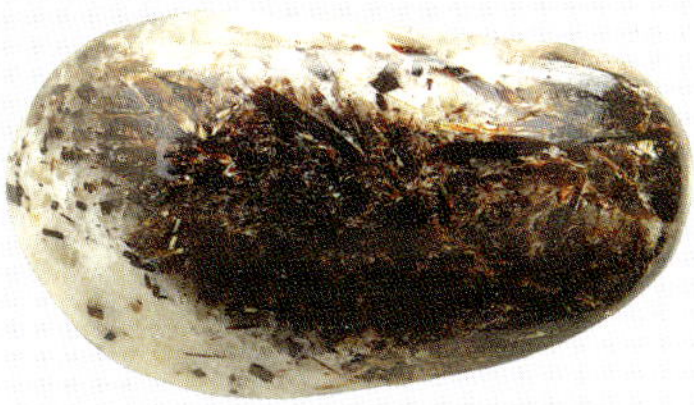

Körperlich: regt Verdauung und Wasserresorption im Dickdarm sowie den Stoffwechsel an; lindert Wechseljahrsbeschwerden; kann unregelmäßige oder verschobene Regelblutungen regulieren; sollte jedoch nicht während der Schwangerschaft verwendet werden.
Seelisch: führt zu lebhaften Träumen bei leichtem, unruhigem Schlaf; wirkt leicht antidepressiv, indem er in eine gelassene und gedankenverlorene bis heitere Stimmung ver-

setzt, die bewusstes Nachdenken erschwert; fördert aber spontane Geistesblitze und aktive Handlungsimpulse.
Verfügbar: gering.

Atacamit

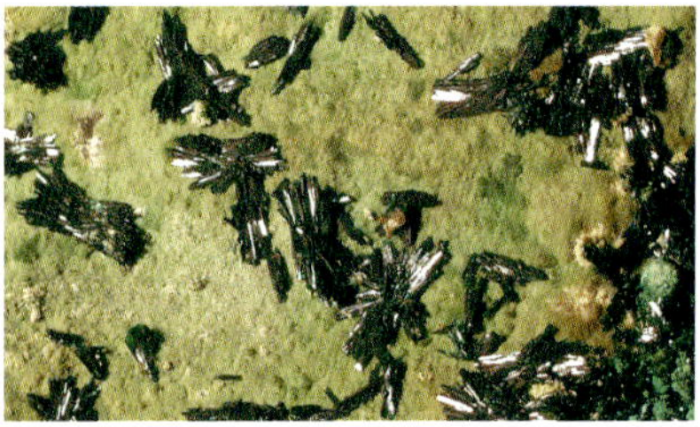

Körperlich: regt die Geweberegeneration an; verbessert die Aufnahme der fettlöslichen Vitamine im Dünndarm.
Seelisch: bewirkt Offenheit für neue Gesichtspunkte; hilft sich aus festgefahrenen Gefühlsmustern und Bindungen zu lösen, nicht nachtragend zu sein und sich Gutes zu gönnen.
Verfügbar: selten.

Augit

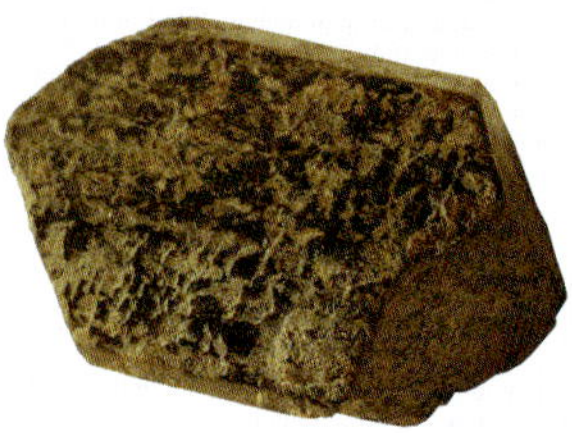

Körperlich: fördert die Gehirnentwicklung; schmerzlindernd bei Rückenschmerzen und Bandscheibenschmerzen, speziell durch Stauchung oder Kompression; hilft bei Verdauungsbeschwerden insbesondere durch seelischen Druck.
Seelisch: wird bei Angstzuständen eingesetzt; fördert das geistige Wachstum; erleichtert schmerzhafte Veränderungen im Leben; wirkt gegen das Gefühl der Ausweglosigkeit und Enge; hilft gegen Unterdrückung von außen.
Verfügbar: gering.

Aurichalcit

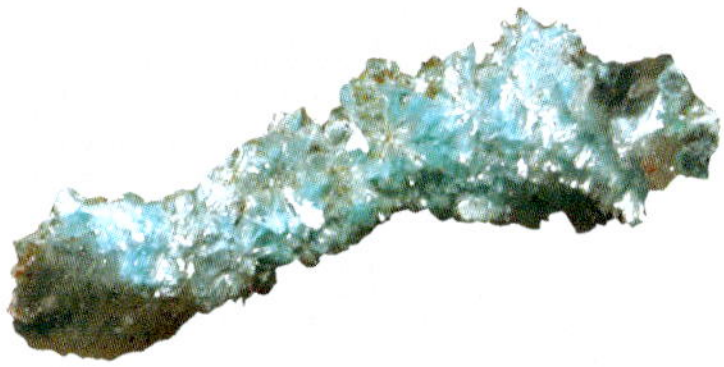

Körperlich: wirkt auf Zirbeldrüse, Thalamus und Hypothalamus; gleicht Kreislaufstörungen bei hohem Blutdruck aus; regeneriert und entsäuert das Gewebe, lindert entzündliche Hautprobleme.
Seelisch: hilft aus sich verändernden Gegebenheiten das Beste zu machen; harmonisiert Innenwelt und Realität; verbessert das Taktgefühl.
Verfügbar: gering.

Auripigment

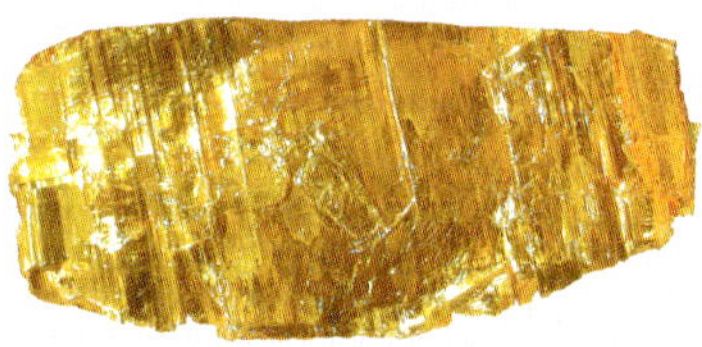

Körperlich: hilft den Cholesterinspiegel langfristig zu senken; trägt zur Auflösung von Wucherungen bei.
Seelisch: regt den Verstand an und unterstützt das logische und analytische Denken; beschleunigt das Auffassungsvermögen.
Verfügbar: gering.

Aventurin, grün, Quarz mit Fuchsitglimmer

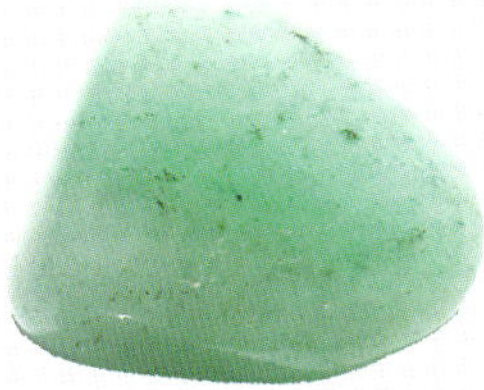

Körperlich: wird bei vielen Hautirritationen, Allergien, nässenden Ausschlägen und Schuppen eingesetzt; baut Nierensteine langsam ab; regt den Fettstoffwechsel und damit den Fettabbau an; senkt den Cholesterinspiegel und mindert das Einlagern in die Gefäßwände und beugt Arteriosklerose und Herzinfarkt vor; reguliert zu niedrigen Blutdruck.
Seelisch: hilft beim Zurückfinden des inneren Gleichgewichtes; fördert Selbstbestimmung; bringt Ideen und Begeisterung; regt dazu an, eigene Träume zu verwirklichen; ermöglicht durch eigenen nüchternen Standpunkt größere Toleranz und Akzeptanz anderer Meinungen.
Verfügbar: häufig.

Aventurin, blau, Blauquarz-Gruppe

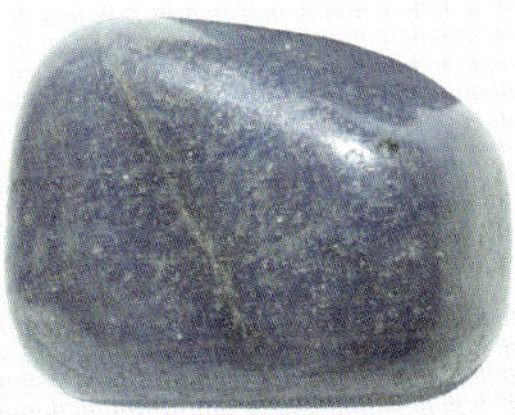

Körperlich: wird bei Sonnenbrand und schuppender Haut eingesetzt; lindert Schmerzen, auch Rückenschmerzen und chronische Verspannungen; wirkt kühlend und fiebersenkend bei Halsentzündung.
Seelisch: hilft aus innerer Ruhe heraus Schritt für Schritt zu tun, was getan werden muss, ohne sich stören zu lassen; schenkt Gleichmut und Kontinuität.
Verfügbar: häufig.

Aventurin, orange (Quarz, hämatithaltig)

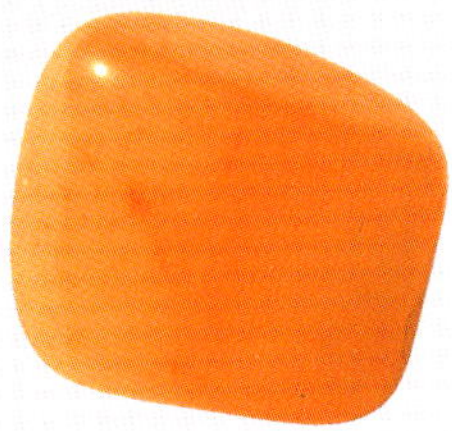

Körperlich: fördert die Blutbildung und Durchblutung der kleinen Gefäße, erwärmt und belebt gefühllose Körperstellen; stärkt Leber und Sinne.
Seelisch: hilft bei Unlust und Niedergeschlagenheit, sich für gute Laune zu entscheiden, bringt heitere Gelassenheit; regt an zu tun, was einen glücklich macht.
Verfügbar: gering.

Aventurin, rot, Himbeerquarz

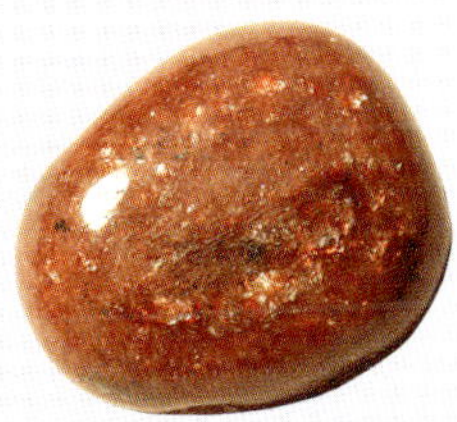

Körperlich: regt den Kreislauf und die Durchblutung sowie Nerven und die Sinneswahrnehmung an; steigert die Potenz.

Seelisch: mindert Ängste, Nervosität, pessimistische Einstellungen, Ruhelosigkeit und Unlust; vermittelt Klugheit, Entschlossenheit, Stärke, Selbstgewissheit und innere Sicherheit; fördert das pragmatische besonnene Verfolgen eigener Ziele bis zum Erfolg.
Verfügbar: gering.

Axinit

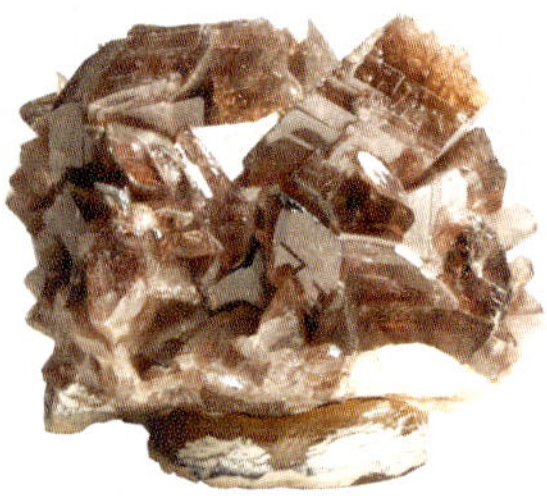

Körperlich: wird bei Bewegungsstörungen und Knochenbrüchen eingesetzt; bessert chronische Verstopfungen und lindert Magen-Darm-Beschwerden.
Seelisch: mindert Schuldgefühle; löst schrittweise Ängste, erleichtert die Auseinandersetzung und Bewältigung der Angst; Schockerlebnisse können noch einmal reaktiviert und bewusst abgearbeitet werden.
Verfügbar: selten.

Azurit

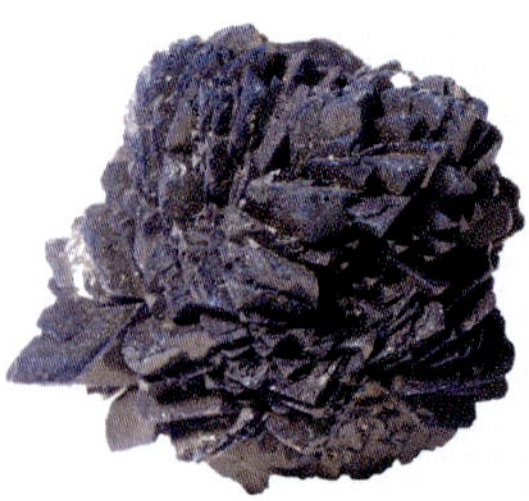

Körperlich: stabilisiert den Blutdruck; wirkt galle- und leberanregend, mildert Gallenkoliken und löst kleine Gallensteine auf; stimuliert die Schilddrüse; fördert das körperliche Wachstum; verbessert das Reaktionsvermögen und die Wahrnehmungsfähigkeit der Sinne.
Seelisch: regt die Konzentration an; wird bei geringem Selbstbewusstsein eingesetzt; hilft eigene Denkmuster und Glaubenssätze zu durchschauen; fördert die Visualisierungskraft und das Sehen intuitiver Bilder; kann an alte Wunden aus früheren Leben erinnern; verstärkt mediale Fähigkeiten; fördert die spirituelle Entwicklung.
Verfügbar: häufig.

Azurit-Malachit

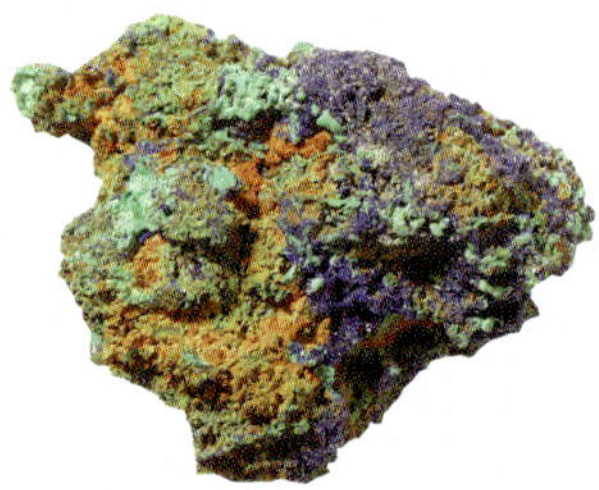

Körperlich: zur Auflösung disharmonischen Zellwachstums; kann das Wachstum von Geschwüren und Tumoren umkehren; wirkt leberanregend und krampflösend auf die Eingeweidemuskulatur; bei vielen Frauenbeschwerden und sexuellen Erkrankungen sinnvoll einsetzbar; wirkt auf die Leber und die Gallenproduktion.
Seelisch: hilft Unglücklichsein zu überwinden sowie unterdrückte Emotionen freizulassen; bringt Verstand und Gefühl in Harmonie, sodass sich innere Konflikte sowie negative Gefühle und Gedanken auflösen können; löst emotionale Blockaden bei hartnäckigen Beschwerden; hilft auszusprechen was zu lange zurückgehalten wurde; hilft bei zwanghaften Essproblemen.
Verfügbar: selten.

Baryt

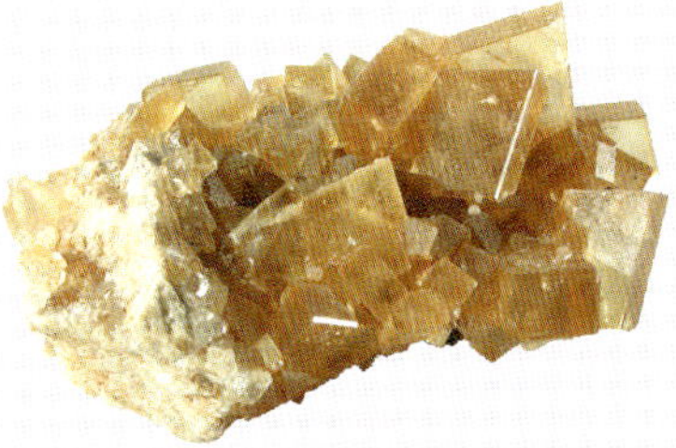

Körperlich: schützt vor allen Arten radioaktiver und elektromagnetischer Strahlung; mildert Halsentzündungen mit geschwollenen Mandeln; regeneriert entzündete Haut bei Verbrennungen; hilft bei Lymphknotenschwellungen im Ohrbereich; wird zur Behandlung von Pilzerkrankungen von Nägeln und Zehen eingesetzt.
Seelisch: erleichtert Kummer und die Bewältigung von Krisensituationen; hilft Zwangsvorstellungen zu beseitigen; stärkt das Gedächtnis und die Vitalität auch im Alter; fördert Selbstvertrauen, Motivation und Unabhängigkeit, wobei Schüchternheit abgebaut wird.
Verfügbar: häufig.

Basalt

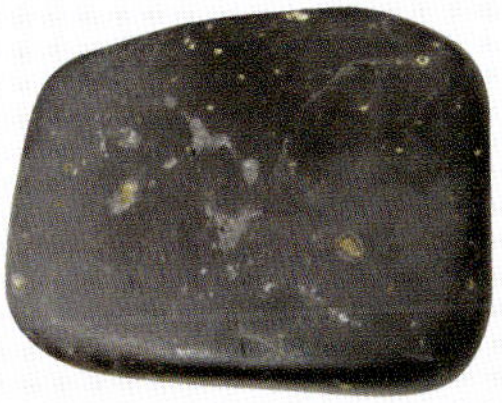

Körperlich: belebt, vitalisiert und durchwärmt kühle Glieder, aktiviert den Stoffwechsel; entspannt Unterleibsorgane; gibt lang anhaltende Kraft und Leistungsfähigkeit.
Seelisch: vermittelt Lebensmut, verstärkt kreative Impulse; gibt ein gutes Körpergefühl und erdet; hilft seine Wurzeln wieder zu entdecken und zu leben
Verfügbar: häufig.

Baumachat

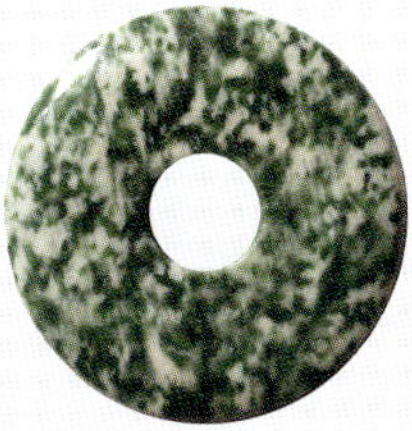

Körperlich: wird bei häufiger Infektanfälligkeit und Erkältungskrankheiten eingesetzt; sorgt für Vitalität und Widerstandsfähigkeit; kann die Nierenfunktion unterstützen und wirkt regulierend auf den Wasserhaushalt.
Seelisch: stärkt Ausdauer, Beharrlichkeit und Mut; hilft Schwierigkeiten als Herausforderung zu betrachten und zu meistern; vermittelt als Grundstimmung innere Ruhe und Gelassenheit; verleiht mehr Sicherheit und Standfestigkeit; verbessert die Anpassungsfähigkeit.
Verfügbar: häufig.

Bauxit

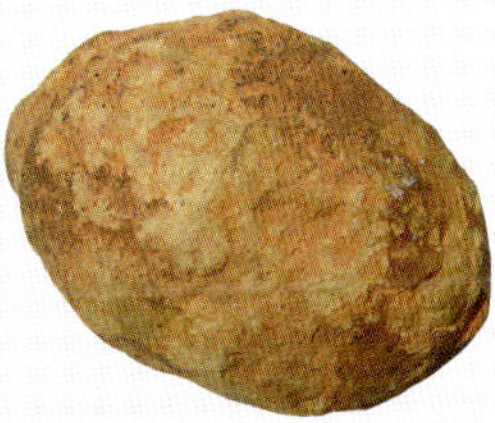

Körperlich: wird zur Straffung des Bindegewebes der Haut eingesetzt; wirkt auf den Phosphorstoffwechsel und damit das Energiezentrum der Zelle; wirkt auf Blase und Harnleiter sowie auf den Magen; beeinflusst überreizte Augen; macht die Muskulatur be-

wusst; zeigt Übersäuerung auf; wirkt auf unruhige Beine.
Seelisch: beruhigt bei Schuldgefühlen; macht geduldig, beharrlich und aufmerksam bei Routinetätigkeiten; vermindert die Durchsetzungsfähigkeit im Sozialen.
Verfügbar: selten.

Benitoit

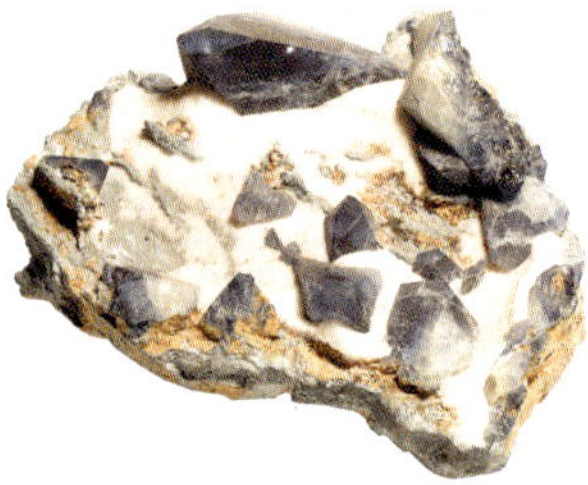

Körperlich: stimuliert die Hypophyse; steigert die Bewegung und Aktivität; wird bei Erkrankungen des Blutes, bei Blutverlust und zur Stärkung der Venen eingesetzt; beschleunigt alle Heilungsprozesse.
Seelisch: vermittelt höhere Bewusstseinszustände; weckt Visionen und hellseherische Fähigkeiten; ermöglicht das Erkennen geistiger Krankheitsursachen; fördert die Akzeptanz der eigenen Schwächen und dadurch deren Überwindung.
Verfügbar: selten.

Bergkristall

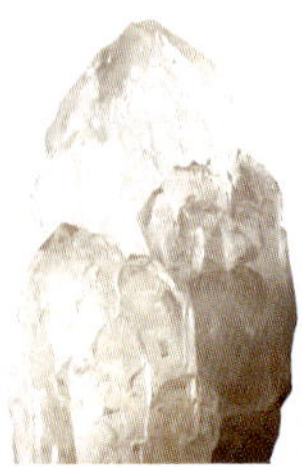

Körperlich: wirksam bei allergischen Hauterkrankungen und Juckreiz sowie bei kleinen Schürfungen; kühlt bei Brandblasen, Verbrennungen und Sonnenbrand; stärkt die Sehkraft, hilfreich bei Augengeschwüren; kann bei Bindegewebsschwäche eingesetzt werden; verbessert die Durchblutung bei Arteriosklerose und der Herzkranzgefäße; bessert Schmerzzustände nach Gürtelrose und Schleimbeutelentzündungen; wird zur Narbenentstörung eingesetzt.
Seelisch: fördert klare Wahrnehmung und Selbsterkenntnis; angezeigt bei Süchten und Ersatzhandlungen bzw. Handeln wider besseren Wissens; ermutigt zu Vernunft und Objektivität; fördert Realitätssinn, Nüchternheit und Klarheit; lässt den eigenen Standpunkt finden und bewahren; wirkt gegen Überempfindlichkeit, Selbstmitleid, Schwäche, Albträume, Verdunkelung des Gemüts, Zerstreutheit, Schreckhaftigkeit und Reizbarkeit.
Verfügbar: häufig.

Bergkristall, Abzieherkristall

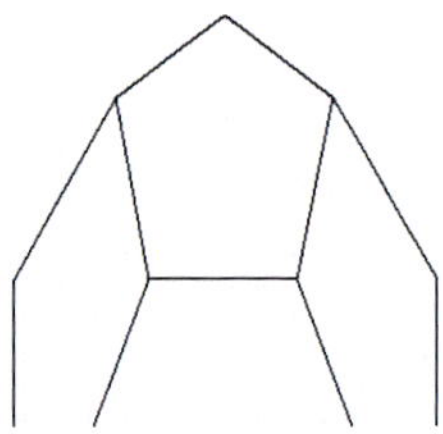

Körperlich: wirkt fiebersenkend; fördert den Energiefluss und die energetische Ausleitung.
Seelisch: lässt Spannung abfließen, wirkt emotional erfrischend und stärkend.
Verfügbar: gering.

Bergkristall, Doppelender

Körperlich: verbessert wechselseitigen Energiefluss, Kommunikation und Austausch und löst Blockaden.

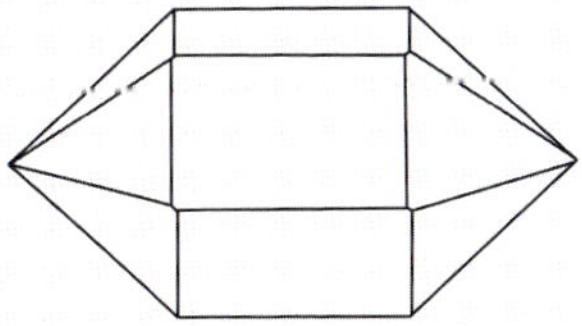

Seelisch: vermittelt zwischen Polen; fördert die Erinnerung, auch an Träume; stärkt das Gefühl der Verbundenheit und der Verantwortung.
Verfügbar: gering.

Bergkristall, Dow-Kristall

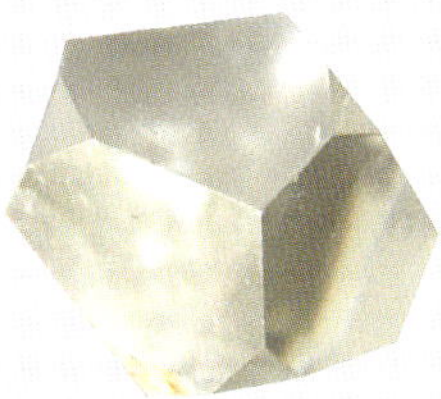

Körperlich: gleicht Energiemangel und Energieüberschuss im Organismus aus; verbessert die Regulationsfähigkeit.
Seelisch: hilft die eigenen geistigen Fähigkeiten bewusst zu entwickeln und zu schulen; hilft aktive und passive Anteile ins Lot zu bringen und seinen Lebensrhythmus zu finden.
Verfügbar: selten.

Bergkristall, Fadenquarz

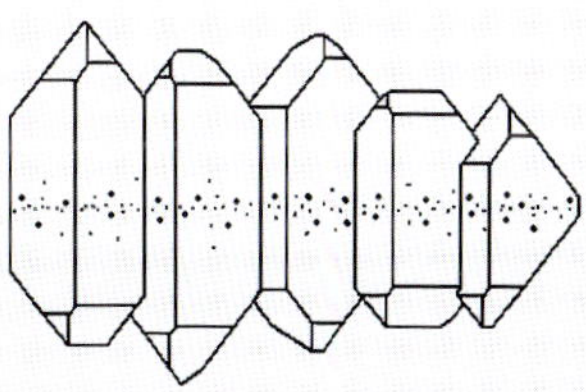

Körperlich: lindert Rückenbeschwerden und tiefgreifende oder angeborene Störungen; aktiviert intensiv die Selbstheilungskräfte.
Seelisch: hilft bei innerer Zerrissenheit; hilft schweres Schicksal zu meistern und beim Verarbeiten von großem Leid; bringt Bewusstsein und Heilung in alle Ebenen des Seins.
Verfügbar: selten.

Bergkristall, Fensterkristall

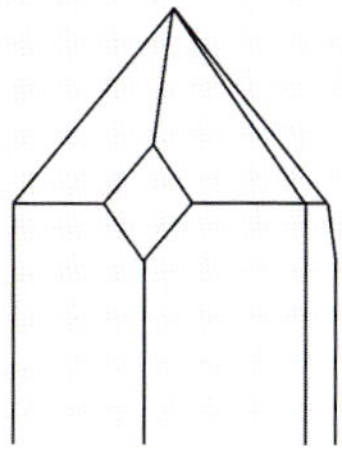

Körperlich: verschafft Einsicht in den Gewinn und den Hintergrund der Erkrankung.
Seelisch: bringt wie von außen Einblicke ins eigene Seelenleben, fördert die neutrale Wahrnehmung; erschließt ungenutzte Talente; hilft Zugang zu unbekannten Seinsbereichen zu erlangen.
Verfügbar: selten.

Bergkristall, Flashstone, mit Blitzspuren

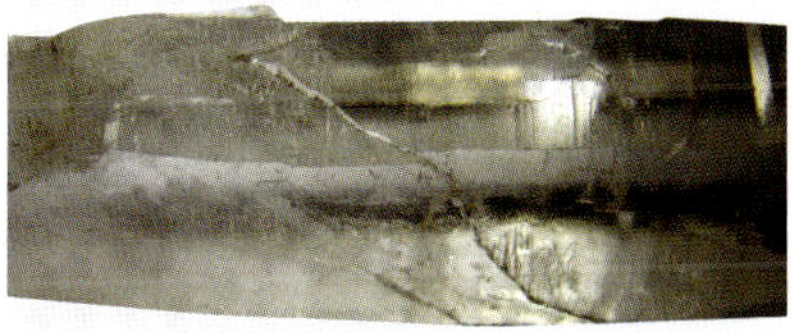

Körperlich: löst Traumata auf der Zellebene.
Seelisch: führt zu plötzlichen Einsichten; hilft zu intensiver Präsenz in der Gegenwart.
Verfügbar: selten.

Bergkristall, Generatorkristall

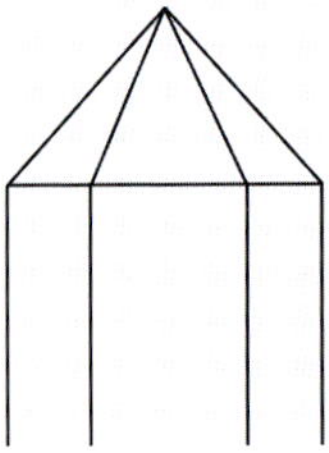

Körperlich: regt die Aktivität des Nervensystems sowie der einzelnen Nerven an.
Seelisch: fördert eine aufrechte, innere Haltung; macht hellwach und bewusst, stärkt die Konzentration, hilft Dinge »auf den Punkt« zu bringen.
Verfügbar: selten.

Bergkristall, Harmoniequarz

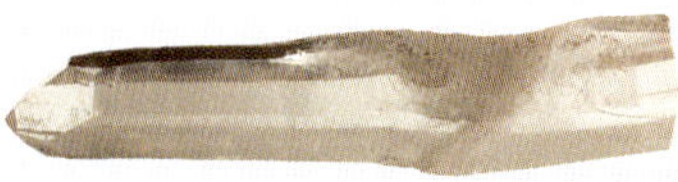

Körperlich: stärkt die Selbstheilungskräfte des Körpers in hohem Maße, hilft besonders bei Infektionen und Knochenbrüchen.
Seelisch: hilft aus allen Situationen das Beste zu machen; hilft die eigene Integrität auch nach herben Enttäuschungen wieder herzustellen; stärkt den Überlebenswillen; bringt Versöhnung in Beziehungskrisen.
Verfügbar: selten.

Bergkristall, Herkimer Diamant

Körperlich: fördert die Regeneration der Nerven, des Gehirns und der Sinne.

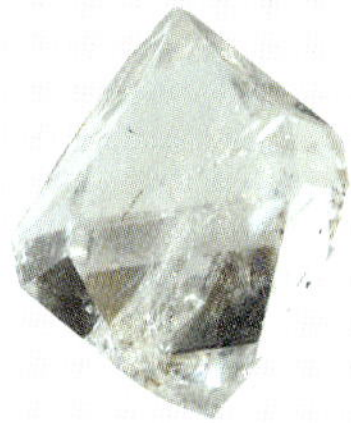

Seelisch: hilft Träume besser zu merken und bewusst zu träumen; hilft sich als geistiges Wesen zu erleben; fördert Klarheit im Denken, hilft schnell auf den Punkt zu kommen; bringt Entschiedenheit, Präsenz und Stärke.
Verfügbar: gering.

Bergkristall, Laserkristall

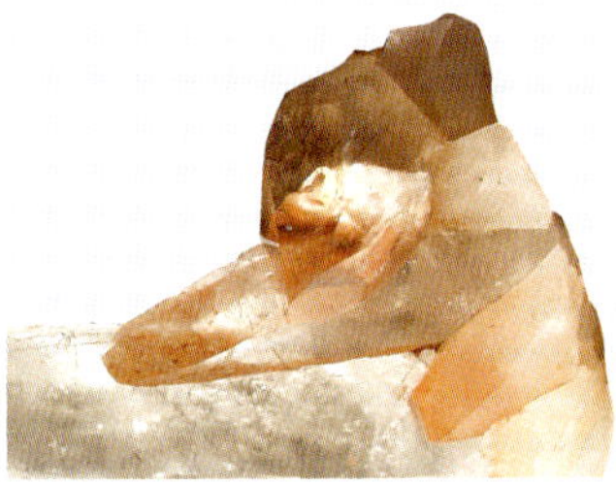

Körperlich: wird zur präzisen Stimulation von Energiemeridianen, zur Entstörung von Narben, zum Lösen von Blockaden und für Energiearbeit eingesetzt.
Seelisch: hilft die eigene Kraft zu bündeln und Reserven zu mobilisieren; stärkt die geistige Absicht, fokussiert die Gedanken auf das aktuelle Ziel; lenkt Energieflüsse in Richtung Spitze, wirkt stark anregend auf Meridiane und Nerven.
Verfügbar: gering.

Bergkristall, Medialer Kristall

Körperlich: verbessert die Wahrnehmung des Körpers und seiner Bedürfnisse.

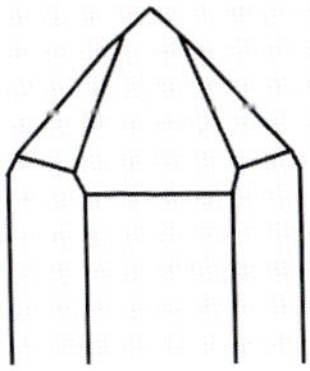

Seelisch: verbessert die mediale Empfänglichkeit; fördert Intuition, Einfühlungs- und Wahrnehmungsvermögen; fördert innere Stille und Offenheit.
Verfügbar: selten.

Bergkristall, Nadelquarz

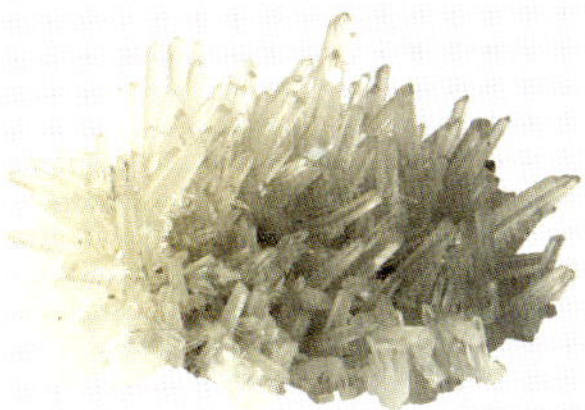

Körperlich: stärkt die Nerven, belebt und steuert Energieflüsse im Körper, hilft Energieblockaden zu überbrücken und aufzulösen; verbessert Feinmotorik und Präzision.
Seelisch: bringt innere Bilder, Erinnerungen und Gefühle in Bewegung; hilft sich geeignete Ziele zu setzen und nicht zu früh schon zufrieden zu sein, bringt Fortschritt und Erfolg.
Verfügbar: gering.

Bergkristall, Phantomquarz

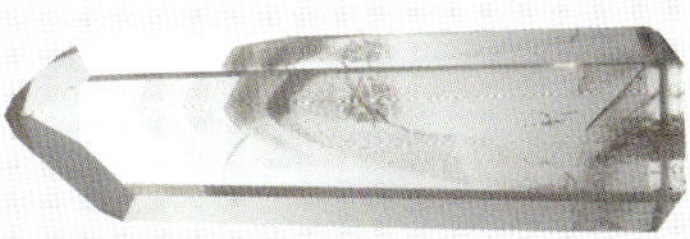

Körperlich: fördert das Wachstum und die Entwicklung des Körpers, besonders im Zusammenhang mit Kinderkrankheiten.
Seelisch: hilft Entwicklungsgrenzen zu überwinden und an Widerständen zu wachsen; hilft alte Ängste zu besiegen.
Verfügbar: selten.

Bergkristall, Phantomquarz mit Chlorit

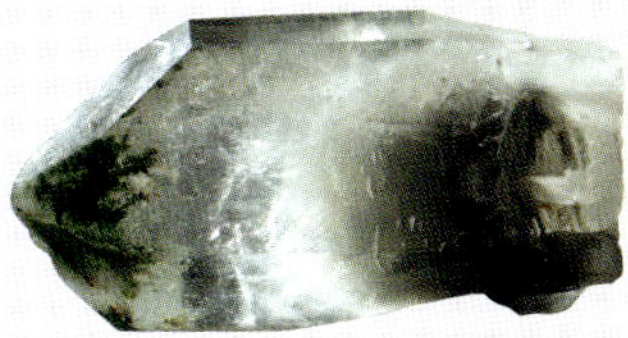

Körperlich: regt das Wachstum bei Kindern an, stärkt die Regeneration des Körpers und das Immunsystem; stärkt die Lunge als Organ.
Seelisch: inspiriert und regt die Fantasie an; fördert einen kreativen Selbstausdruck.
Verfügbar: selten.

Bergkristall, mit Regenbogen

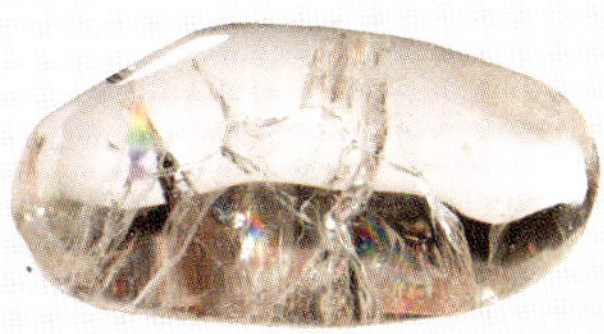

Körperlich: gleicht die Chakren aus; hilft sich im Körper wohl zu fühlen.
Seelisch: hilft bei Depressionen und Kummer wieder Unschuld, Schönheit, Liebe und Glück zu verspüren und sich an der Vielfalt des Lebens zu erfreuen.
Verfügbar: selten.

Bergkristall, Sammelkristall

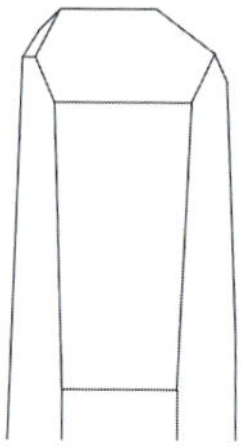

Körperlich: hilft Fieber, Schmerzen und Energieüberschüsse aus dem Körper abzuziehen.
Seelisch: hilft bei Zerstreutheit und Verausgabung Kraft zu sammeln; besonnen mit seiner Energie und Aufmerksamkeit umzugehen.
Verfügbar: selten.

Bergkristall, Sprossenwachstum

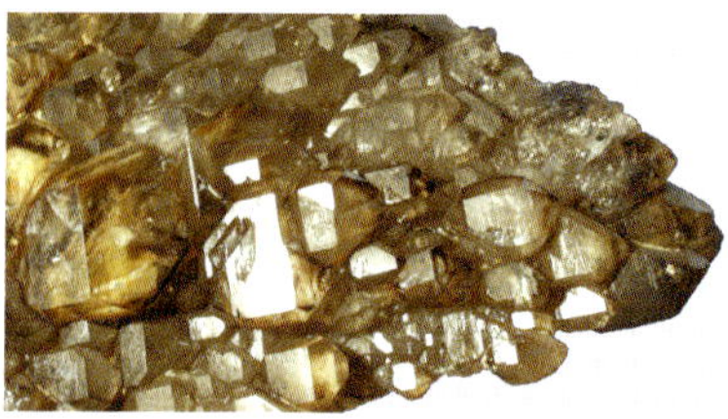

Körperlich: hilft Energie zu mobilisieren, aber auch mit der Lebenskraft effizient hauszuhalten; stärkt den Dickdarm und unterstützt die Ausscheidung.
Seelisch: bewirkt Lebensfülle, Kreativität; hilft mit geringen materiellen Mitteln Großes zu bewirken; hilft viele Einzelaktivitäten unter einem großen Ziel zu vereinen.
Verfügbar: selten.

Bergkristall, Skelettquarz, Elestial

Körperlich: vermittelt zwischen geistigen Urkräften und zellulären Funktionen, beschleu-

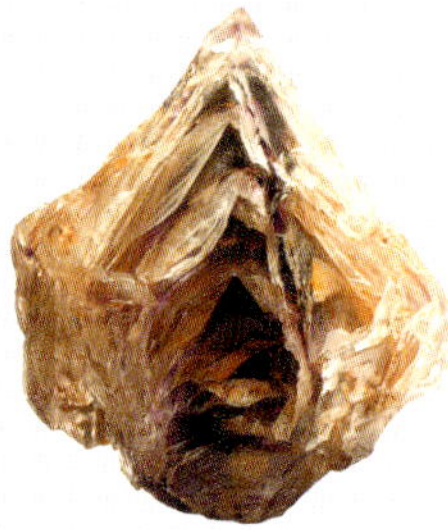

nigt körperliche Entwicklung und Regeneration.
Seelisch: hilft bei der Klärung grundsätzlicher Fragen der menschlichen Existenz, fördert Urwissen und Erkenntnis.
Verfügbar: gering.

Bergkristall, Tabularkristall

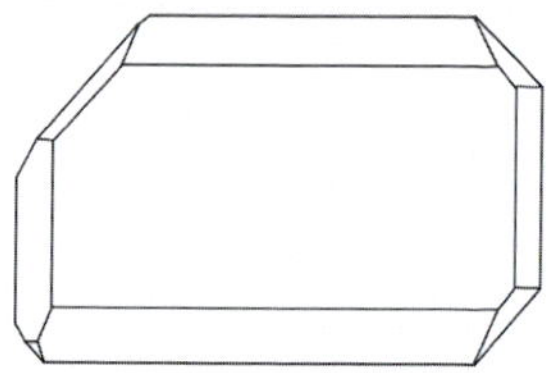

Körperlich: steigert wenn notwendig alle körperlichen Kräfte.
Seelisch: fördert Gemeinschaftlichkeit und stärkt das weibliche Prinzip; stellt sich dienend zurück, um für Höheres eine Basis zu bilden; stärkt den Sinn für wirklich Notwendiges; verbessert die geistige Atmosphäre.
Verfügbar: selten.

Bergkristall, Transmitterkristall

Körperlich: hilft den Körper zu unterstützen und mit ihm zusammenzuarbeiten.
Seelisch: verbessert die Verbindung mit dem Hohen Selbst und der Stimme des Gewissens;

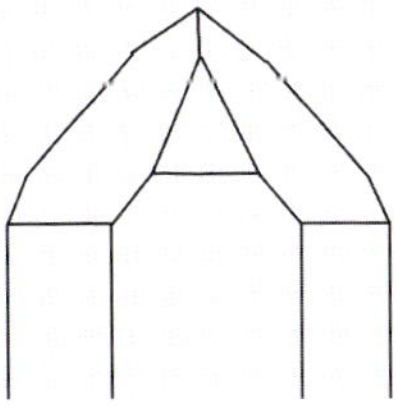

fördert klärende Aussprachen und hilft mit sich ins Reine zu kommen.
Verfügbar: selten.

Bergkristall, Kristallgruppe

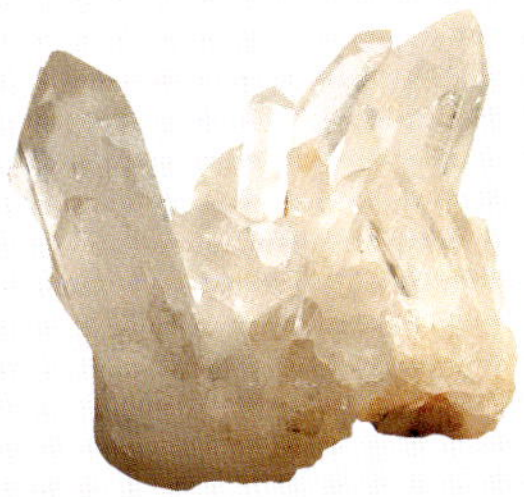

Körperlich: belebt gefühllose Körperregionen; lädt andere Mineralien energetisch auf.
Seelisch: fördert soziales Verhalten, Toleranz und Teamgeist; erfrischt die Energie in Räumen, hilft sich als Teil eines größeren Ganzen zu sehen und seinen Platz in der Gemeinschaft zu finden.
Verfügbar: häufig.

Bernstein, hell

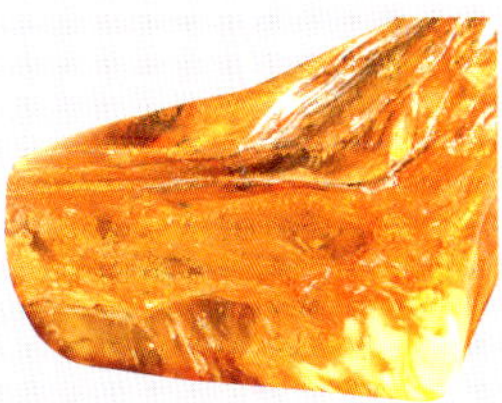

Körperlich: bessert stoffwechselbedingte Hauterkrankungen: juckende Haut, Schuppenflechte sowie Asthma und Keuchhusten; bessert Entzündungen der Schleimhäute; erleichtert das Zahnen von Kleinkindern; bessert kalte Füße oder Hände; hilft bei Blasenreizung und Magersucht; erleichtert Menstruationsbeschwerden und Hitzewallungen; lindert Grippe mit hohem Fieber und starken Kopfschmerzen; hilft bei leichtem Diabetes.
Seelisch: hellt das Gemüt auf, vermittelt Fröhlichkeit und Sorglosigkeit; hilft bei Antriebslosigkeit; wirkt gegen Depressionen, mangelndes Selbstbewusstsein, Stottern und übertrieben starke Neigung zum Weinen; fördert die Kreativität; macht aufgeschlossen und spontan, gleichzeitig bodenständig und traditionsbewusst; schenkt Glauben an die eigene Kraft zur Lebensbewältigung.
Verfügbar: häufig.

Bernstein, dunkel und schwarz

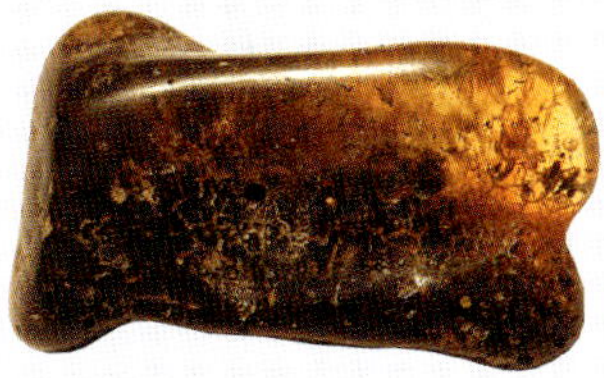

Körperlich: verbessert den Knorpelaufbau bei Arthrose; wirkt schmerzmildernd bei Bandscheiben- und Rückenschmerzen sowie bei Ischiasbeschwerden; hilft bei Reizungen und Erkrankungen im Mund und Rachenraum und fördert die Wundheilung.
Verfügbar: häufig.

Beryll, allgemein

Körperlich: macht arterielle Verschlüsse und Verengungen der Herzkranzgefäße durchläs-

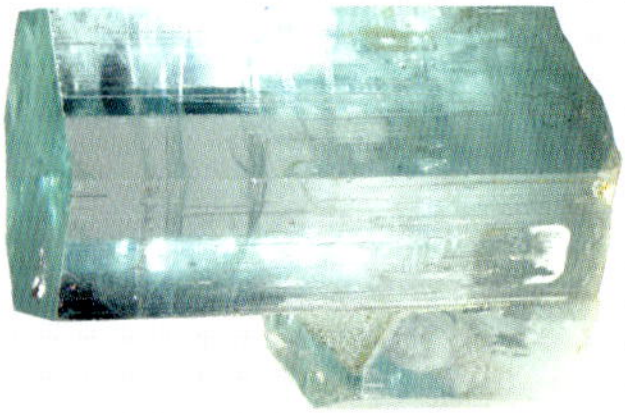

siger; mildert Brandblasen; bessert Darmentzündungen und Magenschmerzen; aktiviert die Drüsenfunktionen; kräftigt das Bindegewebe; steigert die körperliche Leistungsfähigkeit.
Seelisch: macht zielstrebig, dynamisch, ausdauernd, anspruchsvoll bezüglich der eigenen Prioritäten sowie asketisch bezüglich scheinbarer Nebensächlichkeiten; fördert gesunden Ehrgeiz und den Wunsch, sich zu verbessern; fördert gleichsam Nüchternheit und Begeisterung, Konsequenz sowie Effizienz, Klarheit und Organisationstalent; macht im Vorgehen systematisch und weitsichtig; klärt Verwirrung und hilft Aufgeschobenes zu erledigen; fördert Ausdauer und Durchhaltevermögen; wird gegen Ängste, Depressionen, Stimmungsschwankungen, Selbstzweifel eingesetzt.

Beryll, Aquamarin blau

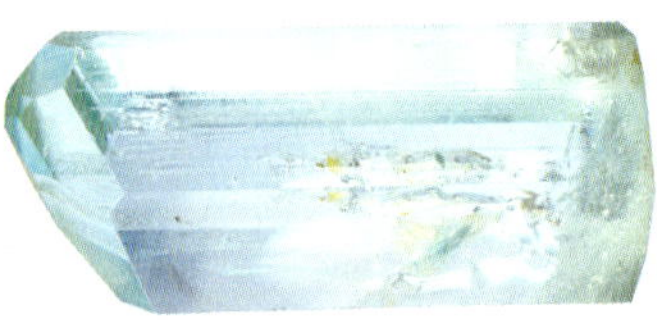

Körperlich: baut Lymphknotenschwellungen und Ödeme ab; ist hilfreich bei Hautirritationen; lindert Symptome von Autoimmunerkrankungen und allergische Reaktionen, insbesondere Heuschnupfen; bessert tränende Augen und Augenermüdung; stärkt die Sehkraft bei Kurz- oder Weitsichtigkeit durch Stärkung der Augenmuskulatur; reguliert Schwankungen im Hormonhaushalt, wirkt insbesondere auf die Schilddrüse; hilft bei Heiserkeit und Störungen der Stimme.
Seelisch: bessert Antriebslosigkeit und stärkt die Motivation, weit gesteckte Ziele anzustreben; macht sicherheitsbewusst und hilft Risiken zu minimieren; hilft bei Konflikten technische oder organisatorische Lösungen zu finden.
Verfügbar: häufig.

Beryll, Aquamarin grün

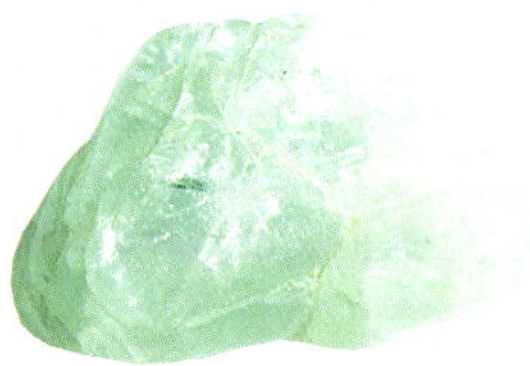

Körperlich: bessert Nierenbeschwerden; mindert übermäßiges Schwitzen; hilft bei Zahnfleischentzündung; erleichtert Menstruations- und klimakterische Beschwerden; stärkt die Atemwege und die Schilddrüse.
Seelisch: hilft Verstand und Gefühl hinsichtlich eines gesteckten Zieles einander anzugleichen.
Verfügbar: häufig.

Beryll, farblos, Goshenit

Körperlich: stärkt das vegetative Nervensystem; verbessert die Sehkraft bei Kurz- und Weitsichtigkeit; wirkt unterstützend bei grauem Star; mobilisiert die Abwehrkräfte; lindert allergische Erscheinungen der Haut.
Seelisch: fördert Offenheit, Kreativität und Originalität, stabilisiert zwischenmenschliche Beziehungen; vermittelt innere Zufrieden-

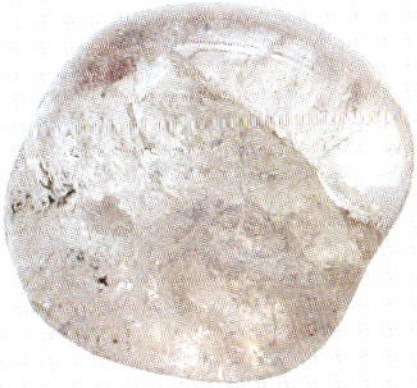

heit; fördert Ausdauer, Disziplin und Geduld bei konzentriertem Lernen sowie Sorgfalt und systematisches Vorgehen.
Verfügbar: selten.

Beryll, gelb, Goldberyll und grün, Heliodor

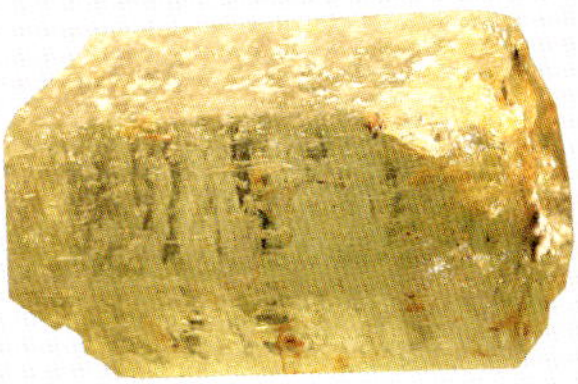

Körperlich: wird bei Erkältungen, Grippe, Heiserkeit, Kehlkopfentzündung, Kopfschmerz und Mittelohrentzündung eingesetzt; wirkt stärkend auf die Sehkraft bei Kurzsichtigkeit; regt die Bauchspeicheldrüse an.
Seelisch: lindert Gereiztheit, Nervosität und emotionalen Ausbrüchen bei Überlastung; tröstet bei Heimweh; harmonisiert das Gefühlsleben; fördert den Glauben an das Gute und den Optimismus; hilft zu tun was geht und Unabänderliches hinzunehmen.
Verfügbar: selten.

Beryll, grün, Vanadiumberyll

Körperlich: reduziert Entzündungsneigung; hilft bei Degenerationserscheinungen; regeneriert die Leber, unterstützt Entsäuerung und Entgiftung; kräftigt das Funktionsgewebe der Organe.
Seelisch: hilft in auswegslosen Situationen das Unmögliche zu wagen; hilft bei Verzweiflung und Resignation wieder Mut zu fassen und konstruktiv zu handeln; fördert offenen Gefühlsausdruck.
Verfügbar: selten.

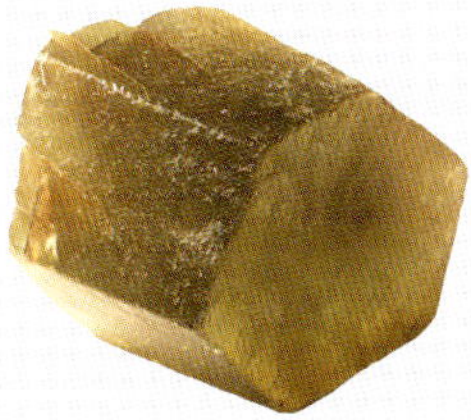

Beryll, rosa, Morganit

Körperlich: stärkt die Nieren; lindert Herzbeschwerden, stärkt die rhythmischen Prozesse im Organismus; lindert nervöse Beschwerden, Gleichgewichtsstörungen, Frigidität und Impotenz.
Seelisch: lindert Stress, falschen Ehrgeiz und deren Folgeerscheinung; lässt abgelehnte, unterdrückte und abgewertete Gefühle ehrlich annehmen; hilft zur Liebe und zum eigenen Wesenskern zurückzufinden; hilft Verantwortung zu übernehmen.
Verfügbar: selten.

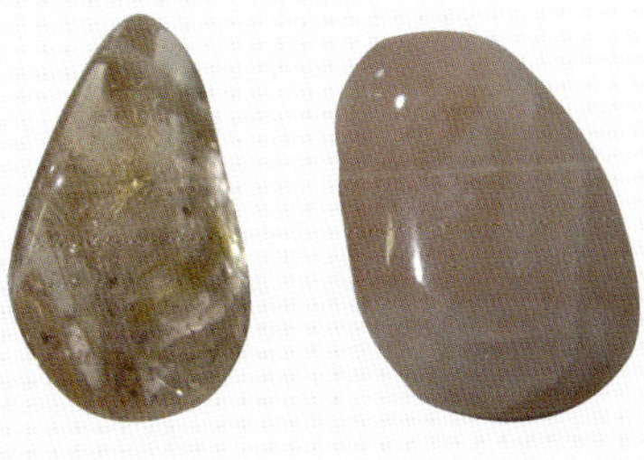

Beryll, rot, Bixbit

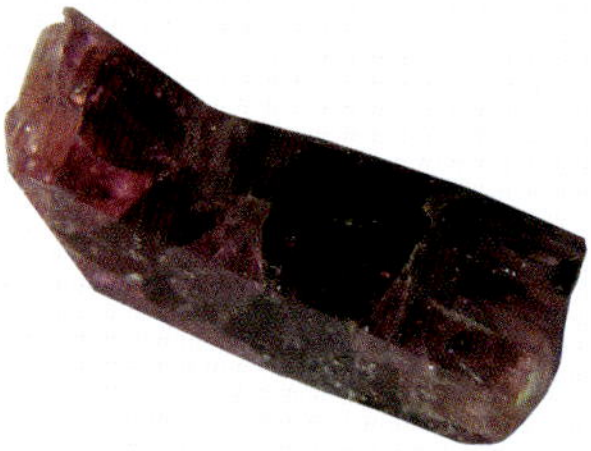

Körperlich: stärkt Kreislauf und Nerven, kräftigt Pankreas und Milz; hilft mit andauernder Überlastung besser umzugehen; wirkt stark belebend und anregend.
Seelisch: hilft anzupacken und zu erledigen, wenn Entschlusskraft fehlt; hilft Trägheit und Kompromisse zu überwinden.
Verfügbar: selten.

Beryllonit

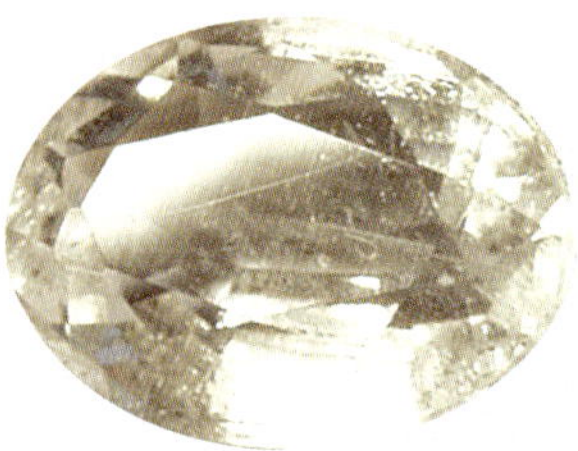

Körperlich: gegen Ermüdungserscheinungen und Beschwerden der Fortpflanzungsorgane; lindert Hoden- und Eierstockbeschwerden.
Seelisch: gibt Einsicht in die Krankheitsursache; macht Handlungen und Motivationen anderer verständlich; hilft die Vaterbeziehung zu klären; ermöglicht Zurückhaltung im Selbstausdruck abzulegen; hilft seinen eigenen Weg zu finden und ihn zunehmend unbeirrt zu gehen.
Verfügbar: selten.

Biotit

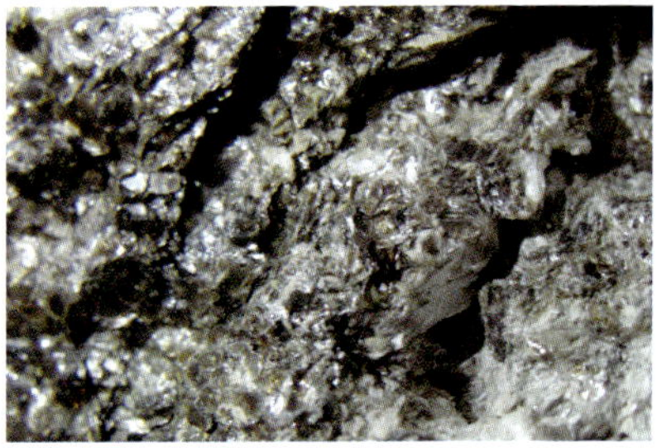

Körperlich: regt den Stoffwechsel an; bessert Gelenkentzündungen, Ischiasbeschwerden und rheumatische Schmerzen; lindert die Übersäuerung des Magens; löst Verkrampfungen; wirkt entgiftend durch Anregung der Gallensekretion; führt zu ruhigem, tiefem und erholsamem Schlaf.
Seelisch: bessert Depressionen, Melancholie, Mutlosigkeit und Pessimismus; hilft sich gegen Fremdbestimmung und Stress abzuschirmen.
Verfügbar: gering.

Biotit, Linse

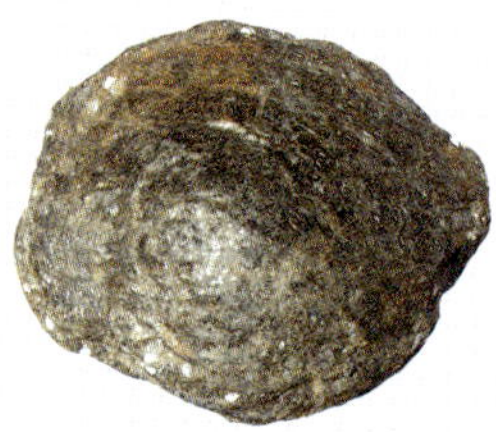

Körperlich: wird bei Übersäuerung, Rheuma, Gicht, Ischialgie und Nierenleiden eingesetzt; löst Wehentätigkeit aus, erleichtert und beschleunigt den Geburtsvorgang und mindert Geburtsschmerzen durch Entspannung des Beckenbodens und des Muttermundes.
Seelisch: innere Bilder sind leichter zu visualisieren; regt die individuelle Selbstverwirklichung an; lässt Anpassung und Flexibilität zu; stärkt die Fähigkeit, sich abzugrenzen; schützt

vor äußeren Einflüssen, hilft sich von Fremdbestimmungen und Ansprüchen anderer zu befreien; stärkt die Fähigkeit, klare Entscheidungen zu treffen; motiviert, Ideen in die Tat umzusetzen.
Verfügbar: selten.

Blauquarz

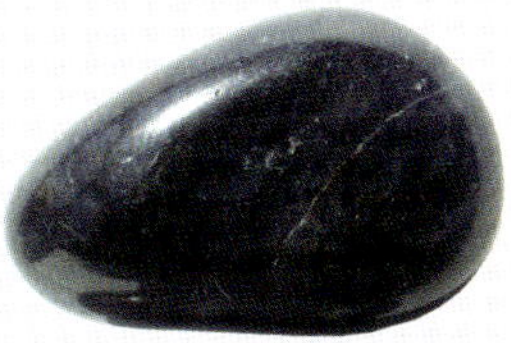

Körperlich: lindert Hautreaktionen auf Stress; beruhigt die Nerven; reduziert Entzündungsneigung; wird gegen Fieberzustände, Bronchial- und Lungenerkrankungen eingesetzt; lindert Schmerzen und chronische Muskelverspannung.
Seelisch: wirkt Ärger, Stress und Wut entgegen; gleicht Stimmungsschwankungen aus; vermittelt Naturverbundenheit, Gemütsruhe und Gemütlichkeit; fördert das Lernen durch Zuhören und durch Einfühlung.
Verfügbar: häufig.

Borax

Körperlich: wird bei Schuppenflechte und bei fettiger Haut eingesetzt, mildert Hustenreiz.
Seelisch: bessert die Empfindlichkeit gegen plötzliche Geräusche und die Angst vor Abwärtsbewegungen und Flugangst; allgemein gegen Ängste und Panikanflüge; bessert die Selbstbeherrschung und Kontrolle über das eigene Leben.
Verfügbar: selten.

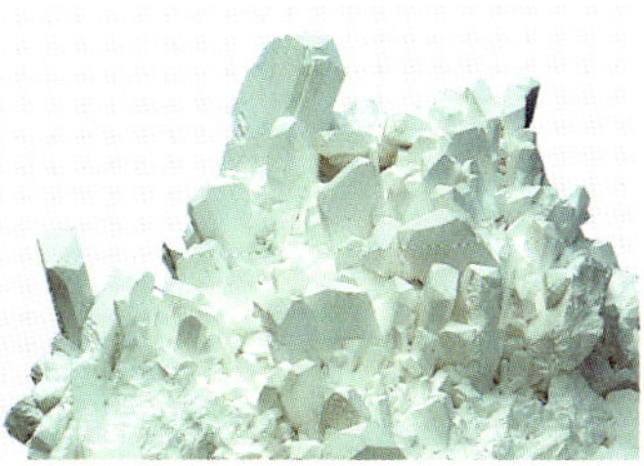

Bornit

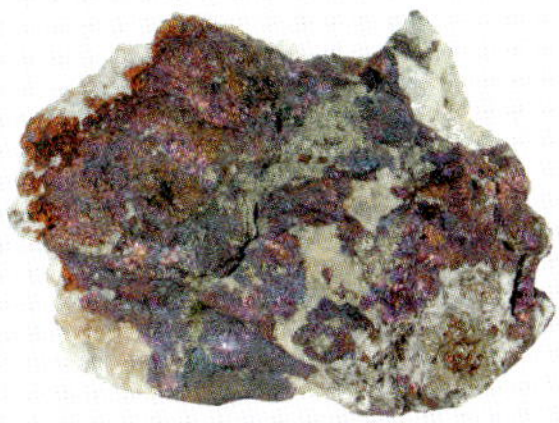

Körperlich: aktiviert die weiblichen Sexualhormone; wird bei Menstruationsbeschwerden eingesetzt; wirkt krampflösend; entsäuert den Stoffwechsel der Zelle und des Bindegewebes; harmonisiert das Wachstum; gleicht den Mineralstoffhaushalt aus; wirkt fiebersenkend und baut Schwellungen ab.
Seelisch: stärkt Lebensmut und Vertrauen; bessert depressive Verstimmung; hilft selbst verzagten Menschen, ihr Leben zu meistern und mehr Lebensfreude und Erfüllung zu erfahren.
Verfügbar: gering.

Bournonit

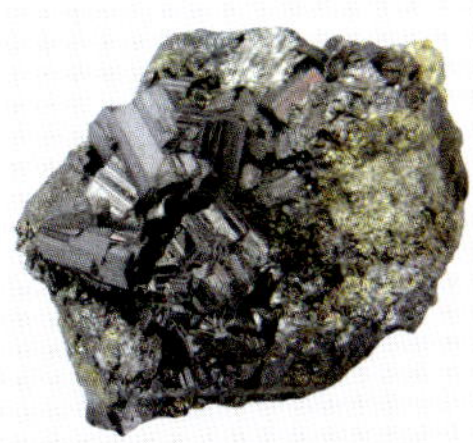

Körperlich: hilft Schwermetalle wie Arsen, Antimon und Blei aus dem Gewebe auszuscheiden; baut Bleieinlagerungen der Knochen ab.

Seelisch: befreit von einschränkenden Gewohnheiten; fördert Selbsterkenntnis und Selbstannahme; hilft, mit dem, was man hat, zufrieden zu sein.
Verfügbar: selten.

Brasilianit

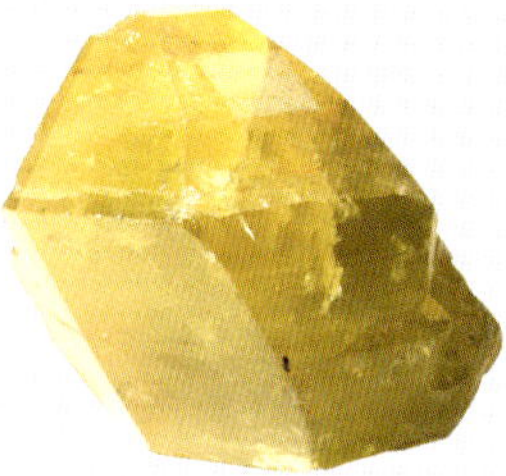

Körperlich: wirkt auf Milz und Magen, sowie auf Gehirn und Rückenmark; mildert wiederkehrende Schmerzen im Unterleib; beeinflusst die Körpertemperatur; ist hilfreich bei Einschlafschwierigkeiten und Schlaflosigkeit, gibt tagsüber frische positive Energie und bringt Licht in die Zellen.
Seelisch: bessert mentale Erschöpfungszustände; setzt Energiereserven frei und stärkt die Motivation; lässt die eigene Lebensabsicht erkennen; hilft sich von Belastungen zu befreien; hilft Albträume zu verarbeiten; frischt das Erinnerungsvermögen auf; erhellt das Gemüt.
Verfügbar: selten.

Bronzit

Körperlich: mindert frühzeitige Alterserscheinungen; bessert trockene Haut; wirkt krampflösend und lindert Atemnot bei Bronchitis; reduziert Schmerzen bei Gürtelrose und Hexenschuss; in Kombination mit Apatit fördert er die Festigkeit spröder Knochen; stärkt die Nerven; wirkt gegen Magnesiummangel und lindert Übersäuerung, Muskelkrämpfe und Muskelverhärtung; hilft bei Jet-

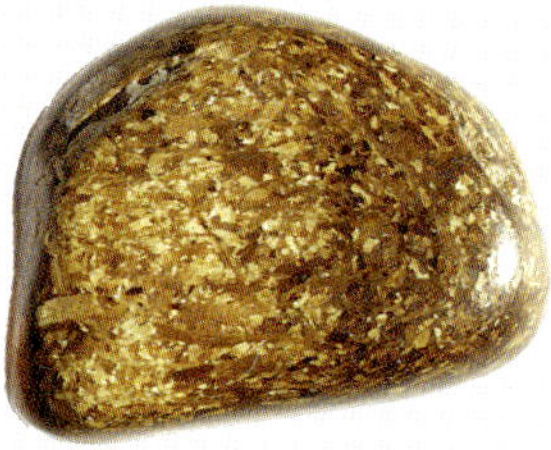

lag und bei körperlichen Problemen mit der Zeitumstellung.
Seelisch: mildert erlittene seelische Verletzungen und hilft die innere Ruhe zu bewahren; daher bei Dauerstress und außergewöhnlichen Belastungen eine wirkungsvolle Hilfe; bietet Erholung und Regeneration inmitten anstrengender Lebensphasen; schützt vor depressiver Verstimmung, Trauer und Unzufriedenheit; vermittelt Sicherheit und Behaglichkeit.
Verfügbar: gering.

Brookit

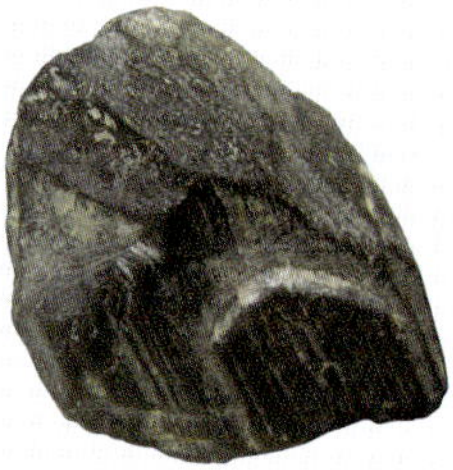

Körperlich: fördert gesundes Wachstum; kräftigt die Lungen; lindert entzündliche Prozesse; fördert die Rekonvaleszenz.
Seelisch: verbessert die Entschlusskraft angepasster Menschen; wirkt gegen Selbstaufgabe und faule Kompromisse; lässt sich vom Impuls des Lebens tragen; verbessert die Selbstsicherheit und gibt Vertrauen und innere Stärke bis der gewünschte Zustand erreicht ist; hilft konstruktive Glaubenssätze anzunehmen.
Verfügbar: selten.

Bustamit

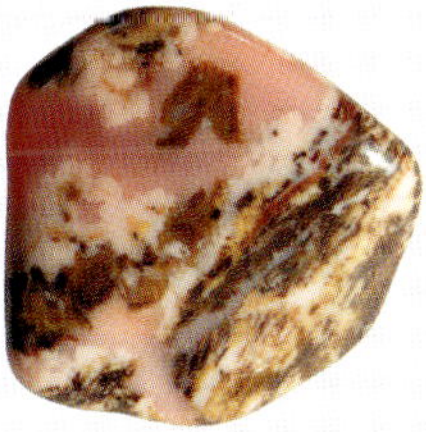

Körperlich: stärkt Muskulatur und Bindegewebe, fördert die Motorik sowie das Empfinden in Beinen und Füßen, verbessert allgemein die Beziehung zum eigenen Körper; wirkt auf Lunge, Bauchspeicheldrüse und Leber.
Seelisch: fördert elastische Widerstandskraft und Bodenständigkeit, schenkt Gelassenheit in stressigen Zeiten, unterstützt die Meditation, fördert das bewusste Träumen, hilft Gedanken zu konzentrieren, auszurichten und sich mit ganzem Herzen einer Sache zu widmen; fördert das Verbundensein mit der Umwelt; weckt den Wunsch nach Heilung und heil zu sein; lindert emotionale Schmerzen.
Verfügbar: selten.

Calcit, allgemein

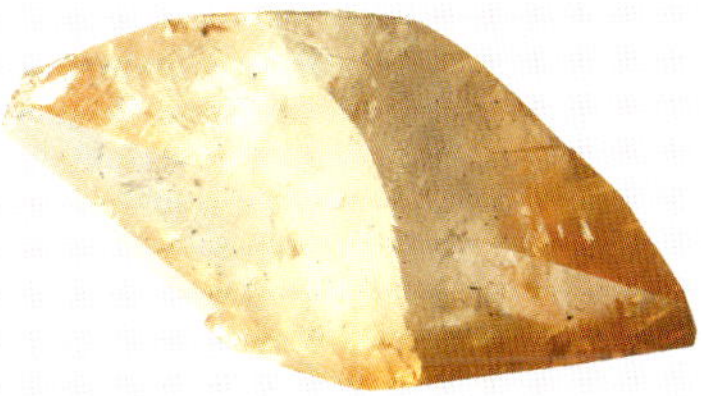

Körperlich: regt den Calciumstoffwechsel an; baut langsam, aber stetig Lebensenergie und jugendliche Spannkraft auf, stärkt Wachstum und verbessert die Motorik; fördert die Blutgerinnung und die Heilung von Gewebe und Knochen, hilfreich bei Knochengeschwülsten und Wirbelsäulenschmerzen; wirkt herzstärkend; lindert Magenschmerzen, fördert die Verdauung; lindert juckende Hautbeschwerden.
Seelisch: hilft positiv gestimmt das Leben anzupacken, sich zu organisieren und Gewohnheiten, Arbeitsabläufe und Lebensumstände zu optimieren; klärt das Denken und fördert die praktische Umsetzung; vermittelt Sicherheit; fördert den Einklang körperlicher und mentaler Entwicklung.

Calcit, Stufe mit Phantom

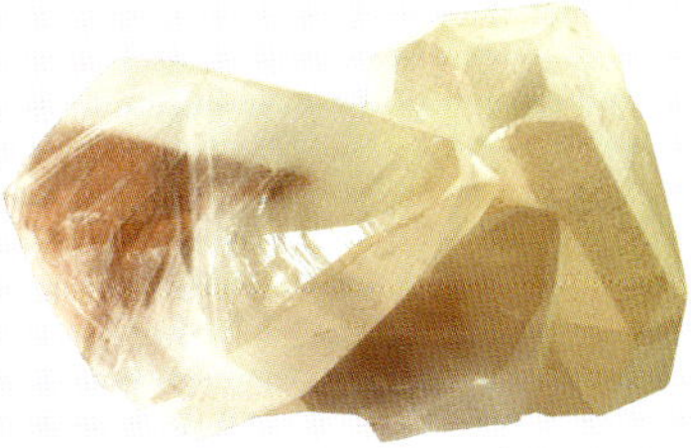

Körperlich: fördert das Wachstum trotz vorliegenden Blockaden, hemmenden Einflüssen und Unterentwicklung.
Seelisch: unterstützt die Haltung, lebenslang zu lernen, hilft Dingen auf den Grund zu gehen und nachzuhaken; hilft auch aus widrigen Umständen Vorteile zu ziehen und aus allem das Beste zu machen.
Verfügbar: selten.

Calcit, Glendonit

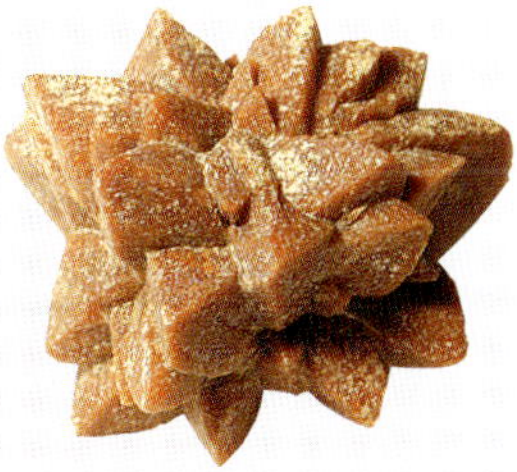

Körperlich: fördert die Widerstandskraft, gibt Stabilität und Gesundheit; verbessert die Knochenstruktur; schützt die Haut vor Umwelteinflüssen, kann bei Hautveränderungen helfen; stärkt die Peristaltik des Darmes und damit allgemein die Verdauung.
Seelisch: hilft sich gegen Übergriffe zu wehren, hilft sein Revier zu verteidigen; fördert Witz und Bodenständigkeit.
Verfügbar: selten.

Calcit, blau

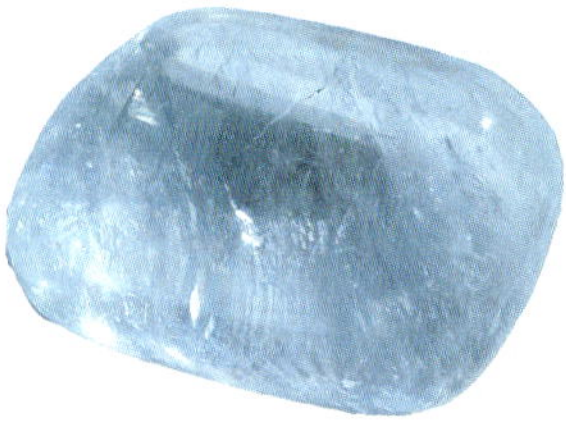

Körperlich: gut für Lymphe und Schleimhäute, lindert Juckreiz, kräftigt Bindegewebe und Zahnsubstanz; hilfreich bei Knochengeschwülsten und Wirbelsäulenschmerzen.
Seelisch: mildert Albträume und Angstschweiß; verbessert das Unterscheidungsvermögen und das Gedächtnis; verhilft zu Selbstgewissheit und Vertrauen in das eigene Können.
Verfügbar: gering.

Calcit, braun

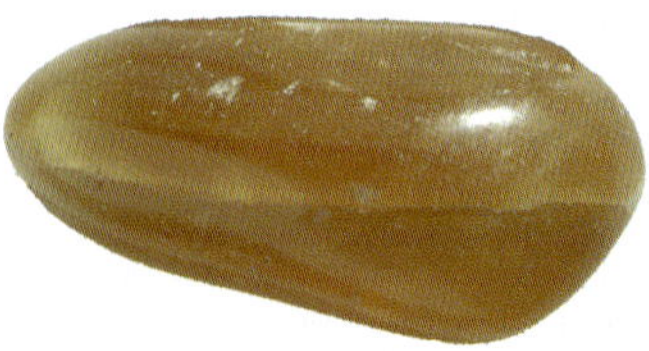

Körperlich: bessert Brechreiz und Übelkeit; schützt empfindliche Haut, stärkt Verdauung und Dickdarm.
Seelisch: verbessert das Gefühl für den Körper, erdet, hilft bei Voreiligkeit und Nachlässigkeit, macht ausdauernd und solide.
Verfügbar: gering.

Calcit, gelb

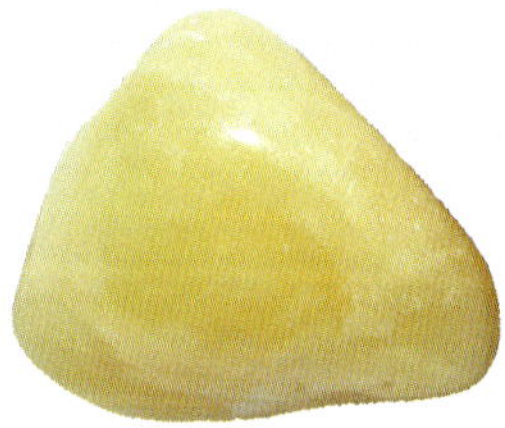

Körperlich: stärkt Nerven, regt Verdauung, Nährstoffaufnahme und den Stoffwechsel an.
Seelisch: macht wach, offen, selbstbewusst, gut gelaunt; vermittelt innere Sicherheit und fördert Planung, Organisation und Umsetzung.
Verfügbar: häufig.

Calcit, grün

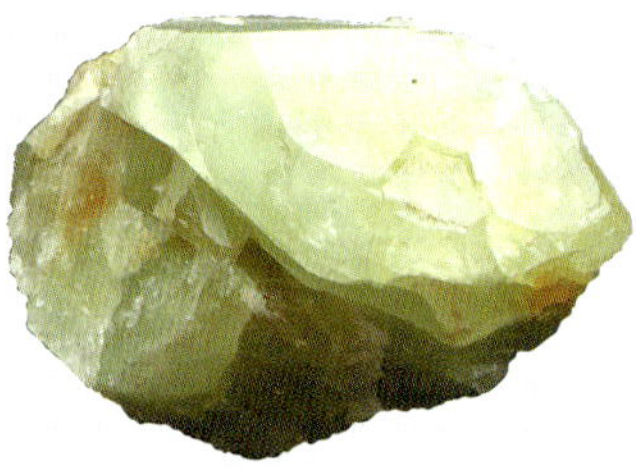

Körperlich: lindert Entzündungen; fördert die Entgiftung über Leber und Galle; lindert Unterleibskrämpfe; bessert Schweißausbrüche; normalisiert den Herzrhythmus, hilfreich bei Gesichtslähmungen und Nierenerkrankungen.
Seelisch: hilft sich gefühlsmäßig zu öffnen, neue Gedanken zuzulassen; gibt Selbstvertrauen, Stabilität und Standhaftigkeit.
Verfügbar: gering.

Calcit, orange

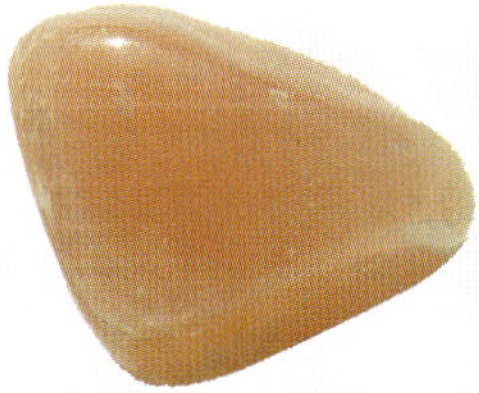

Körperlich: wirkt stoffwechselanregend; fördert bei Kindern die Aufnahme von Calcium; wirkt immunstärkend und wachstumsfördernd bei Kindern; regt die Blutgerinnung an und erhöht niedrigen Blutdruck; fördert Heilung von Gewebe und Knochen; regt die Verdauung bei Verstopfung an.
Seelisch: bessert mangelhaftes Erinnerungsvermögen, Erschöpfung, Hoffnungslosigkeit, Lebensunlust, Pessimismus, schlechtes Reaktionsvermögen, fördert Optimismus; baut mit der Zeit ein gesundes Selbstwertgefühl auf.
Verfügbar: häufig.

Calcit, rosa, Manganocalcit

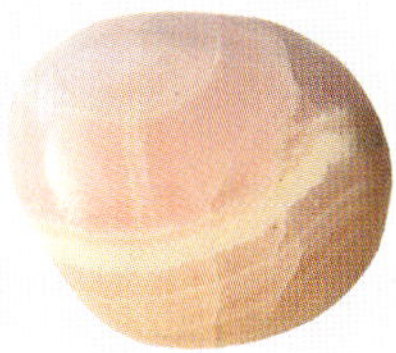

Körperlich: schmerzlindernd bei Bandscheibenbeschwerden, Meniskusschmerzen und Muskelkater; Muskelschwäche und Muskelfaserrissen; wirkt stabilisierend bei vielen Herzbeschwerden, normalisiert den Herzrhythmus; gut für Bindegewebe, Blutgefäße und Haut.
Seelisch: fördert Wärme, Freundschaft, offene Herzlichkeit und Hilfsbereitschaft.
Verfügbar: gering.

Calcit, rot

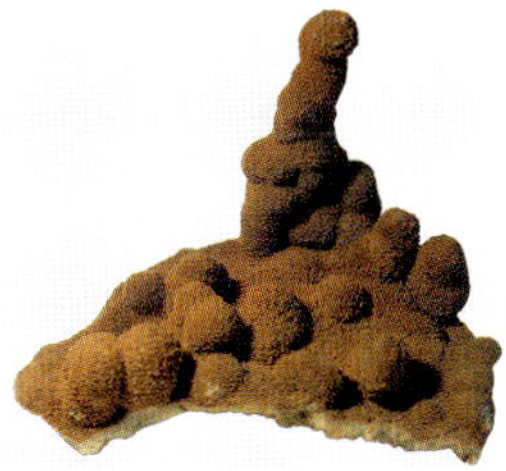

Körperlich: wirkt wachstumsfördernd und immunstärkend: regt Blutbildung, Blutgerinnung und Wundheilung an; fördert das körperliche Wachstum, kräftigt den Tonus der Muskulatur.
Seelisch: hilft bei Lethargie und Erschöpfung, Wünsche und Pläne umzusetzen.
Verfügbar: selten.

Calcit, weiß

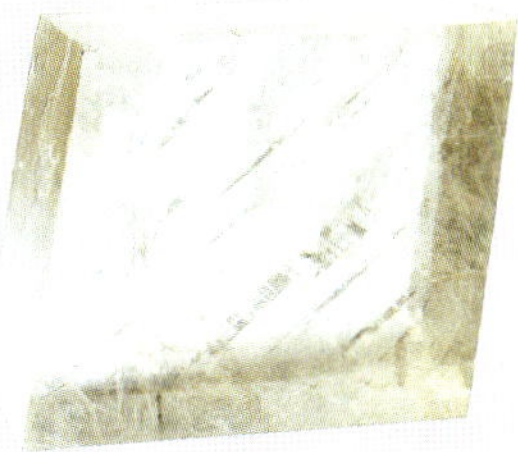

Körperlich: wirkt stoffwechselanregend sowie wachstumsfördernd bei Kindern; stärkt Schleimhäute, Haut, Bindegewebe, Knochen und Zähne; hilft gegen brüchige Nägel.
Seelisch: fördert Intelligenz, Geistesgegenwart und neutrale Vorurteilslosigkeit; beschleunigt Schlussfolgerung und Umsetzung.
Verfügbar: häufig.

Calcit, Kobaltcalcit

Körperlich: wirkt stoffwechselanregend; fördert die Bildung roter Blutzellen, hilft Eisen besser ins Blut aufzunehmen.

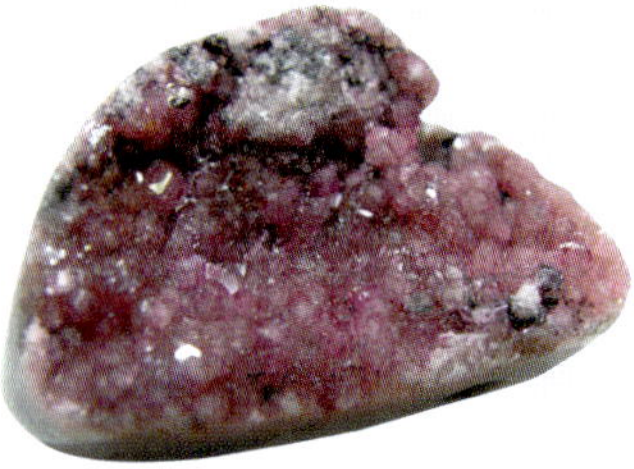

Seelisch: fördert Geistesgegenwart; hilft Täuschungen zu durchschauen oder selbst zu tricksen; fördert Witz und Lebensfreude.
Verfügbar: häufig.

Cancrinit

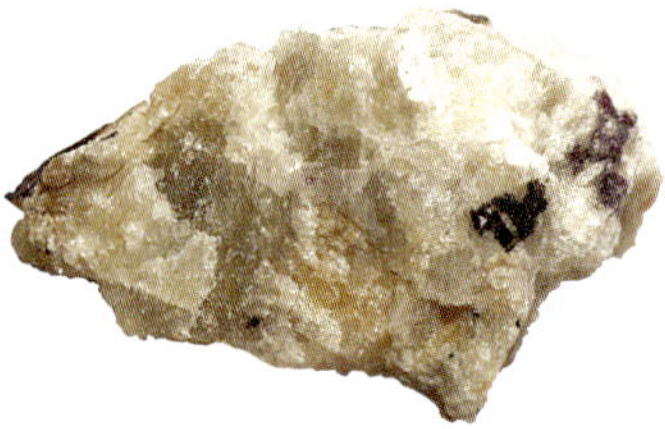

Körperlich: wird gegen Infektionen der Atemwege und verschleimte Bronchien eingesetzt; eventuell auch bei Magenkrämpfen.
Seelisch: hilft sich in der Welt zurechtzufinden, seine Willenskraft enorm zu stärken und sie gegebenenfalls zur Selbstüberwindung oder gegen unerwünschte Verlockungen einzusetzen.
Verfügbar: selten.

Cavansit

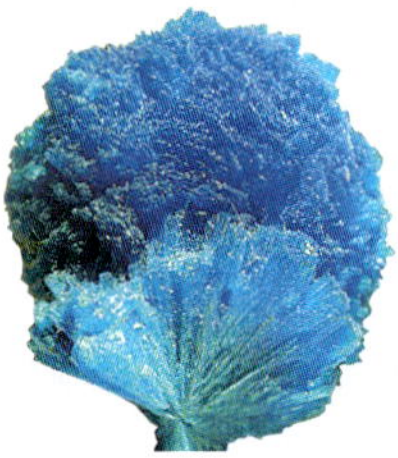

Körperlich: wirkt entzündungshemmend; regt die Entgiftung an; kann eine Endorphinausschüttung auslösen; wirkt schmerzlindernd und entstressend im gesamten Kopfbereich, ist optimal bei Tinnitus und Ohrensausen; stärkt die Sehkraft; hilfreich bei Nieren- und Blasenbeschwerden; spendet frische Lebensenergie.
Seelisch: befreit von überalterten Einstellungen; hilft Ängste und Hemmungen abzubauen; stärkt die Intuition, Motivation und vermittelt Positivität und Schönheitssinn; bringt wachen, klaren Verstand, fördert Konzentration, Lern- und Erkenntnisfähigkeit; fühlt sich bei Routinearbeiten schnell unterfordert; bringt Spontaneität und emotionale Offenheit bei hohem Konfrontationsvermögen, vermindert Reizbarkeit.
Verfügbar: selten.

Cerussit

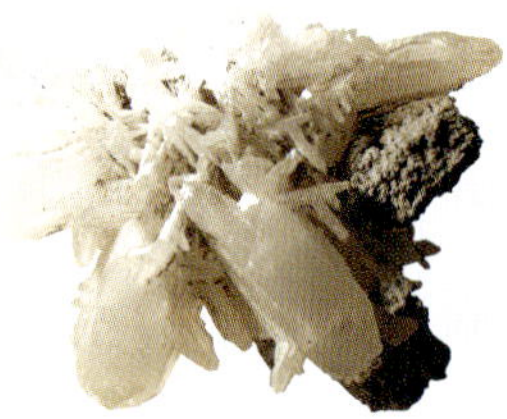

Körperlich: wird zur Behandlung von Schlaflosigkeit und Störungen der Bewegungsabläufe eingesetzt; gegen Verhärtungstendenzen im Bindegewebe; stärkt die Nerven; verbessert die Knochenstruktur.
Seelisch: hilft die Lasten leichter zu tragen; ermutigt den Körper und das Leben anzunehmen; hilft sich leichter an neue Situationen anzupassen und entsprechend zu verhalten; verleiht die Stärke, mit Spannungen und schwierigen Situationen fertig zu werden; stärkt das Verantwortungsgefühl; löst Spannungen und Ängste, bringt Aufmunterung und neuen Mut.
Verfügbar: selten.

Chalcedon, allgemein

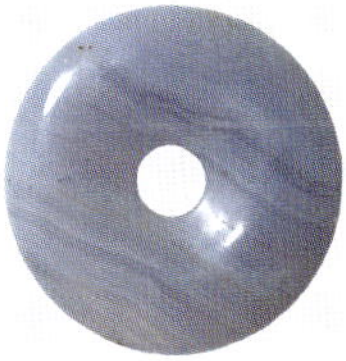

Körperlich: regt den Lymphfluss an und wirkt gegen Lymphdrüsenschwellungen; lässt allergische Reaktionen schneller abklingen; wirkt allgemein Anspannung lösend und kühlend; wirkt auf die Gesichtssinne, Hals, Stimme, Lunge, Magen, Bauchspeicheldrüse.
Seelisch: gibt Selbstsicherheit, Gelassenheit, Leichtigkeit; stärkt das Verständnis und die Vernunft; verbessert das soziale Miteinander und die Beziehungsfähigkeit; hilft sich verständlich auszudrücken und Bedürfnisse mitzuteilen.

Chalcedon, blau

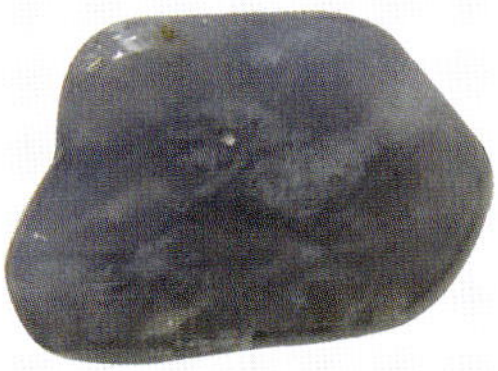

Körperlich: erleichtert das Wasserlassen bei Harnverhalten; hilft bei Ödemen und Wasseransammlungen; beugt Arterienverkalkung vor; verbessert die Atmung, befreit bei Engegefühlen in der Brust, lindert Wetterfühligkeit; mildert Diabetes im Frühstadium; fördert die Milchbildung und wirkt allgemein harmonisierend bei Wechseljahrsbeschwerden wie Hitzewallungen und nervöser Reizbarkeit.
Seelisch: gibt Offenheit, innere Ruhe und hilft mit allen Situationen angemessen umzugehen; vermindert jede Art von Anstrengung; hilft mit Interesse am Leben teilzuhaben; bessert Aggressivität und Gereiztheit.
Verfügbar: gering.

Chalcedon, blau gebändert

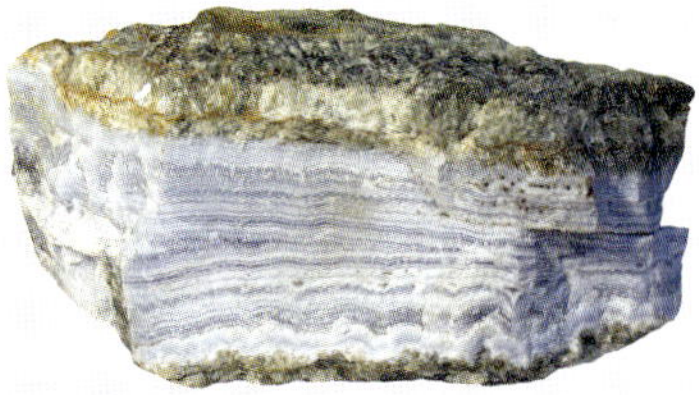

Körperlich: hilft bei Nebenhöhlenentzündung, grippalen Infekten mit Gliederschmerzen, lindert Probleme mit den Stimmbändern wie erste Knötchenbildungen.
Seelisch: lässt die Seele Gelassenheit finden, um frei und offen für das Du zu sein; macht charmant und verbindlich; hilft hinzuhören und zu verstehen sowie sich verständlich mitzuteilen; fördert den Redefluss, den Selbstausdruck und unterstützt Aufmerksamkeit, Verständnis und das Lernen.
Verfügbar: häufig.

Chalcedon, grün, Plasma

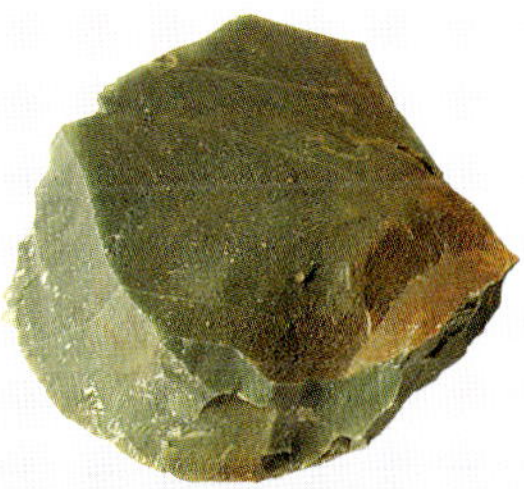

Körperlich: fördert das Regenerationsvermögen des Körpers; wird bei Infektionen eingesetzt.

Seelisch: stärkt die Belastbarkeit und mindert Schüchternheit; hilft, die eigenen Kräfte schonend einzusetzen.
Verfügbar: gering.

Chalcedon, rosa, Rosenchalcedon

Körperlich: regt die Milchbildung stillender Mütter an; bessert Herzneurosen und Herzbeschwerden als Folge verschleppter Infektionen oder aufgrund seelischer Ursachen; kann bei beginnendem Diabetes eingesetzt werden.
Seelisch: gibt Herzlichkeit, Hilfsbereitschaft, Vertrauen und Arglosigkeit; weckt den Schönheitssinn, wirkt aufmunternd bei Lustlosigkeit und Liebeskummer; fördert Offenheit und Verständnis.
Verfügbar: häufig.

Chalcedon, rot, Blutchalcedon

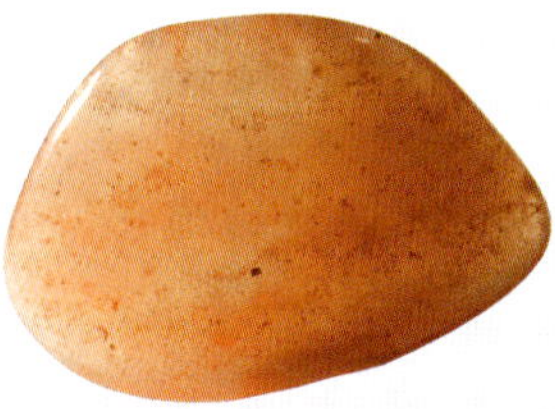

Körperlich: hemmt die Nährstoffaufnahme im Darm und mindert Hungergefühle; lindert Hustenanfälle; regt die Blutbildung und Blutgerinnung an; fördert die Wundheilung; stärkt den Kreislauf und verbessert die Spannkraft.
Seelisch: bessert Konzentrationsschwäche; fördert Flexibilität, Kraft und Beharrlichkeit; hilft bewusster mit sich, seinem Körper und Gefühlen umzugehen und sich bewusst zu ernähren; gibt emotionale Direktheit; hilft seine Energie zu bündeln und entschlossen einzusetzen; lehrt mit Aggression umzugehen.
Verfügbar: häufig.

Chalcedon, weißlich

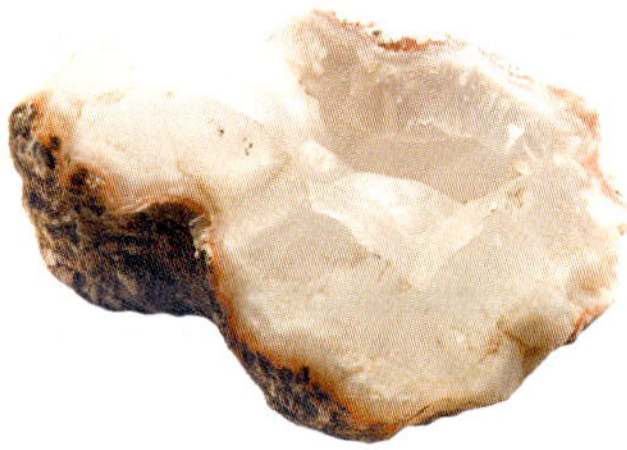

Körperlich: unterstützt die Milchbildung bei stillenden Müttern am besten, beugt Entzündungen der Brust vor und stärkt die Nerven.
Seelisch: macht geduldig und gelassen.
Verfügbar: selten.

Chalcedon, Chromchalcedon

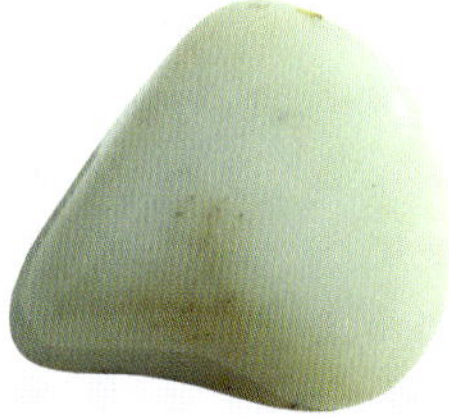

Körperlich: bei Immunschwäche; bessert die Durchblutung kalter Füße und Hände; allgemein stark entzündungshemmend, auch bei Kehlkopf- und Lungenentzündung; bei Kno-

chenbrüchen, Krampfadern, Lebensmittelallergien und rheumatischen Beschwerden.
Seelisch: hilft bei Verdrießlichkeit, lindert Kummer; hilft immer obenauf zu sein und von den Überraschungen des Lebens zu profitieren; fördert Erfindungsreichtum, Kreativität und Lebenskunst.
Verfügbar: gering.

Chalcedon, Dendritenchalcedon

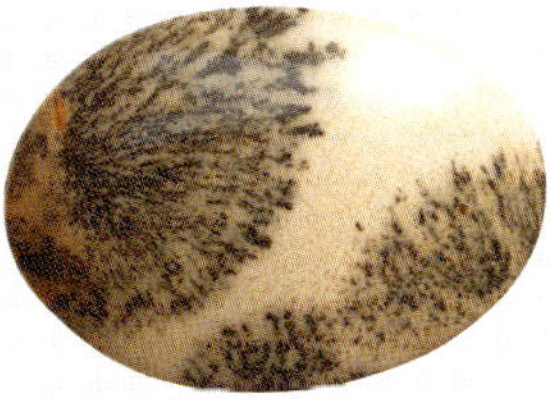

Körperlich: reinigt die Lymphknoten; bessert Raucherhusten; angezeigt bei Schlafstörungen, Schleimhautentzündung, Schnupfen, übermäßigem Schwitzen, kann gegen Warzen helfen; erleichtert Wechseljahrsbeschwerden.
Seelisch: ermöglicht unbewusste Gewohnheiten und »alte Muster« zu überwinden; unterstützt alle Formen der Entwöhnung; fördert genaues Hinhören, präzises Denken und hilft so, Illusionen zu durchschauen.
Verfügbar: gering.

Chalcedon, Kupferchalcedon

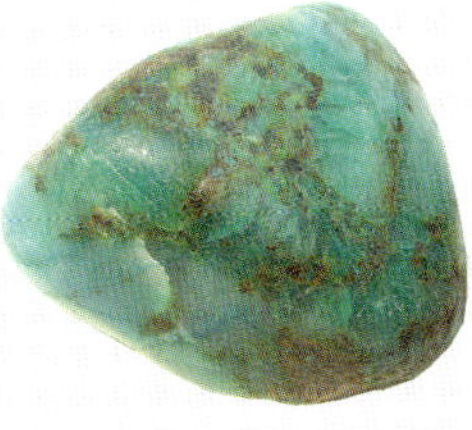

Körperlich: wirkt antientzündlich, hilft bei Pilzbefall, stärkt das Immunsystem; verbessert die Sinneswahrnehmung.
Seelisch: hilft sich für Schönes, Sinnliches und geistig Wertvolles zu begeistern; stärkt Freundschaften; hilft Vorurteile und starre Wertmaßstäbe zurückzustellen.
Verfügbar: selten.

Chalcedon, Rosetten blau-grau

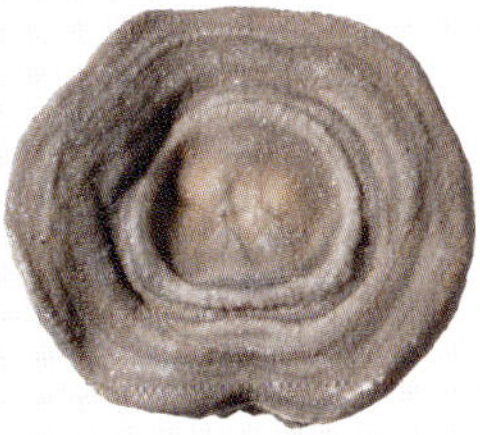

Körperlich: bei Magenkrämpfen, Ohrenschmerzen, Tinnitus, eiternden Wunden, Heiserkeit, Fieber; bei Erschöpfungszuständen, Gallensteinen; entzündungshemmend bei Gelenkentzündungen der Arme und Sehnenscheidenentzündung.
Seelisch: gibt größere Offenheit, Kontaktfreude und Spontaneität; ist etwas weniger diplomatisch; bringt Gedanken und Gefühle ins Fließen.
Verfügbar: häufig.

Chalcedon, Rosetten rosa

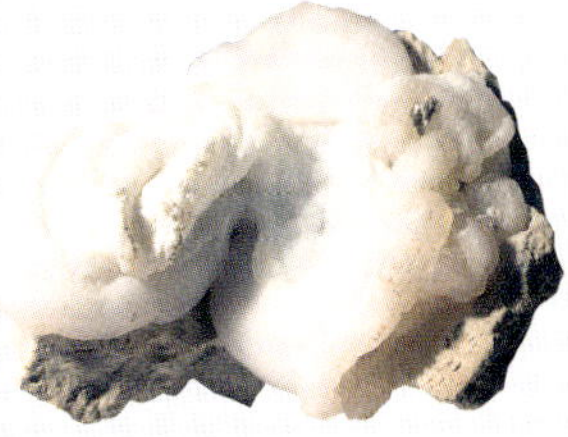

Körperlich: geeignet bei krampfartigen Herzbeschwerden und Herzneurosen; je nach Signatur hilfreich bei Erkrankungen der Schleimhäute, der weiblichen Geschlechtsorgane, des Magens, der Ohren, der Haut, Schleimhäute, Drüsen und Sinnesorgane.
Seelisch: macht kontaktfreudig und aufnahmebereit, fördert Fantasie, regt zu künstlerischem Schaffen an; fördert Herzlichkeit, Sanftheit und Anpassungsfähigkeit.
Verfügbar: selten.

Chalcedon-Opal

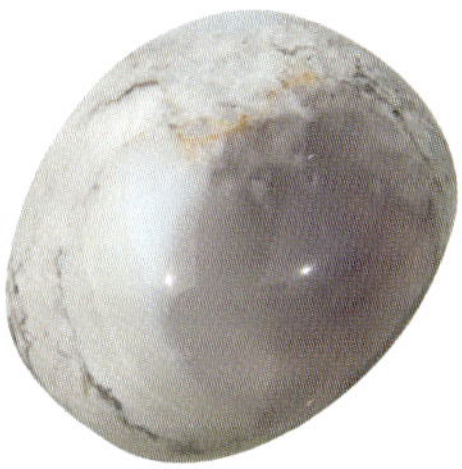

Körperlich: löst Lymphknotenschwellungen, Verspannungen der Muskulatur und verhärtetes Bindegewebe; hilft bei nervöser Unruhe.
Seelisch: vermittelt ein Gefühl von Freiheit, macht ungezwungen und gelöst, hilft bei Unzufriedenheit und Nörgelei die zugrunde liegenden Sehnsüchte und Bedürfnisse zu erkennen und zu erfüllen; befreit das innere Kind.
Verfügbar: gering.

Chalkanthit

Körperlich: mildert Krampfzustände; lindert Leiden der Geschlechtsorgane, insbesondere der Gebärmutter; wirkt entkrampfend auf die glatte Muskulatur.
Seelisch: hilft Gefühle der Verlassenheit und Einschränkung aufzulösen, hilft auf seinem eigenen Weg weiter voranzuschreiten und

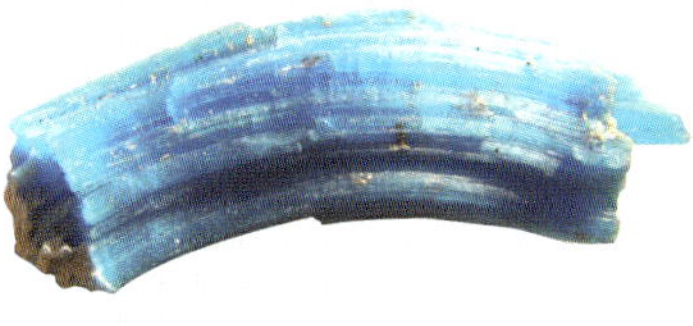

Entscheidungen zu treffen, die einen langfristig weiterbringen.
Verfügbar: selten.

Chalkopyrit

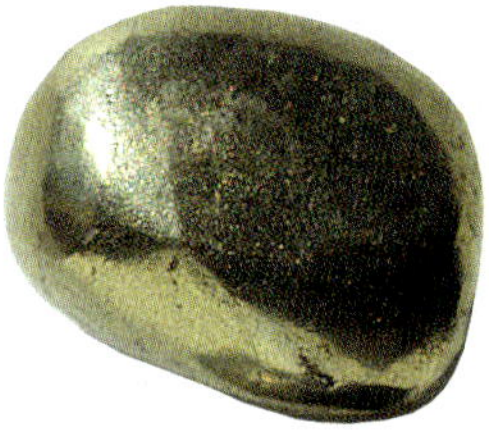

Körperlich: regt körperliche Reinigungsprozesse über den Darm an und fördert die Giftausscheidung; wirkt Übersäuerung entgegen; unterstützt die Ausheilung von Lungenkrankheiten; soll die gesunde Zellbildung fördern und den Haarwuchs anregen.
Seelisch: fördert Toleranz und Offenheit; bringt neue Ideen und unkonventionelle Ansichten zu Tage; verhilft zu kreativen Problemlösungen; weckt die Experimentierfreude; hilft systematisches Denken zu entwickeln; wirkt psychisch aufhellend; hilft sich selbst und andere zu durchschauen und den eigenen Vorteil misslicher Lebensumstände und Krankheiten zu erkennen; hilft aus Fehlern zu lernen.
Verfügbar: häufig.

Charoit

Körperlich: fördert einen basischen Stoffwechsel; löst Krämpfe und Schmerzen; beru-

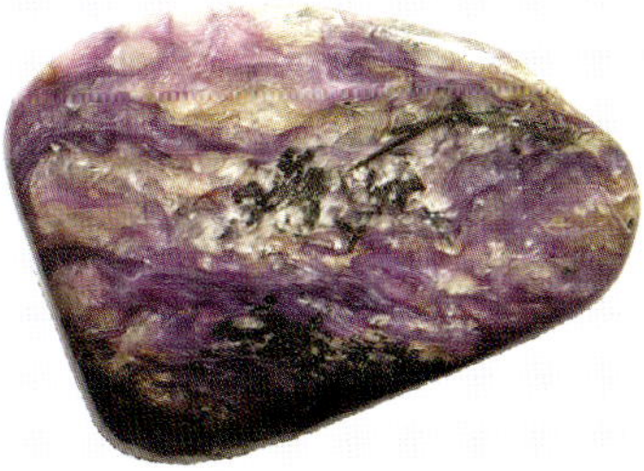

higt die Nerven und mildert vegetative Störungen; stärkt das Immunsystem und wird unterstützend bei der Krebsbehandlung eingesetzt; vergrößert die Belastbarkeit.
Seelisch: fördert ruhigen, erholsamen Schlaf mit intensiven, kreativen Träumen; hilft bei Überforderung besonnen wichtige Entscheidungen zu treffen und gibt Mut zu einem Neubeginn; zeigt auf, was man sofort tun kann und hilft Schritt für Schritt aus Überwältigung, Überforderung und Verwirrung heraus; ein idealer Stein für ungewisse Zeiten des Übergangs; nimmt den Druck aus aussichtslos erscheinenden Situationen, löst Verwirrung, Fremdbestimmung und Zwänge; hilft Ängste aufzulösen; fördert Konzentrationsfähigkeit und Mut.
Verfügbar: gering.

Chiastolith, Kreuzstein

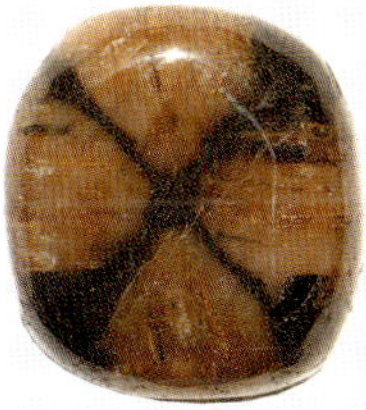

Körperlich: lindert Übersäuerung und deren Folge im Bindegewebe, entlastet bei Gicht und Rheuma; hilft bei Erschöpfung, kräftigt Bänder; verbessert die Hand-Auge-Koordination; baut psychosomatische Reaktionen auf Stressbelastung ab; wirkt auf Epiphyse, Kleinhirn, cerebrales Sprach- und Bewegungszentrum; harmonisiert das vegetative Nervensystem; wirkt Symptomen von Parkinson entgegen; bessert Rheuma, Arthritis, Arm-Schulter-Syndrom und Ischias; schützt Haut und Darmschleimhaut.
Seelisch: hilft die eigene Lebensaufgabe konsequent zu verwirklichen; fördert Nüchternheit, Realitätssinn und folgerichtiges Denken; verbessert die Kohärenz der Gehirnhemisphären; steigert das Erinnerungsvermögen, verbessert Wortfindungsstörungen sowie die Artikulationsfähigkeit; mindert Hyperaktivität und nervöse Störungen durch Sammlung; hilft Versagensängste aufzulösen; gibt der Vernunft die Kontrolle über unbewusste Reaktionen.
Verfügbar: selten.

Chloromelanit, Mawsitsit

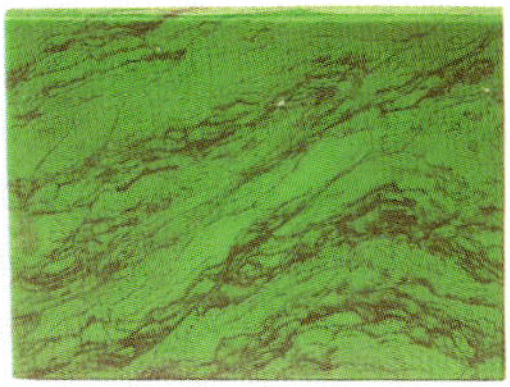

Körperlich: wirkt schmerzlindernd; fördert wirkungsvoll die Nierenfunktion und gleicht den Säure-Basen-, Mineralstoff- und den Wasserhaushalt aus; stabilisiert Vitalität und Kraft.
Seelisch: fördert Hoffnung, Vertrauen und Wohlbefinden; stärkt die Gewissheit, sinnvoll durch das Leben geführt zu werden; spendet Kraft und schenkt inneren Frieden; wird in Zeiten emotionaler Veränderung und Unsicherheit eingesetzt, um Niedergeschlagenheit zu überwinden, wieder neue Kontakte zu

knüpfen und sich für positive Ziele zu engagieren.
Verfügbar: selten.

Chrysanthemenstein, Coelestin in Kalk

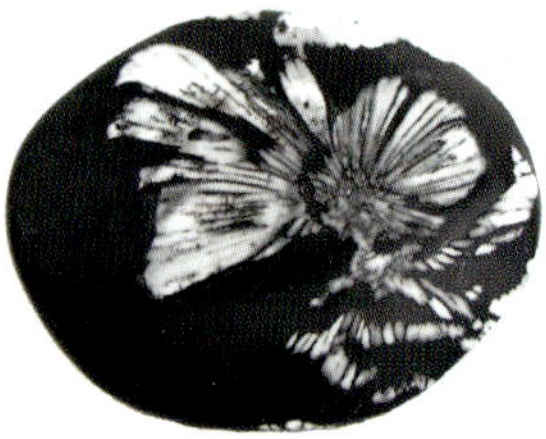

Körperlich: wirkt bei Überreizung beruhigend und stärkend auf das Nervensystem; wird nach Krankheiten und großen Anstrengungen zur Regeneration eingesetzt; hilft gegen Wucherungen; verbessert die Geschmeidigkeit.
Seelisch: wirkt energetisch stärkend; hilft Ideen zu verwirklichen und im Einklang mit der Zeitqualität zu handeln; fördert Geduld, um abzuwarten; macht bedacht und hilft sich gut vorzubereiten; ermöglicht sowohl instinktsicheres als auch pragmatisches Tun; bewirkt Vertrauen und Respekt allem Sein gegenüber.
Verfügbar: gering.

Chrysoberyll, gelb

Körperlich: wurde zur Behandlung von Hormonstörungen, zum Adrenalin- und Cortisonausgleich und zur Regelung des Cholesterinspiegels eingesetzt; lindert Asthmaanfälle; schärft die Sehkraft, auch bei Schielen; reduziert Entzündungen und Erkrankungen von Augen, Leber, Haut, Darm, Magen, Rachen, Arterien und Drüsen; bessert Parkinson und Nervenleiden.
Seelisch: stärkt Aufrichtigkeit, Selbstdisziplin, Selbstbeherrschung und natürliche Autorität;

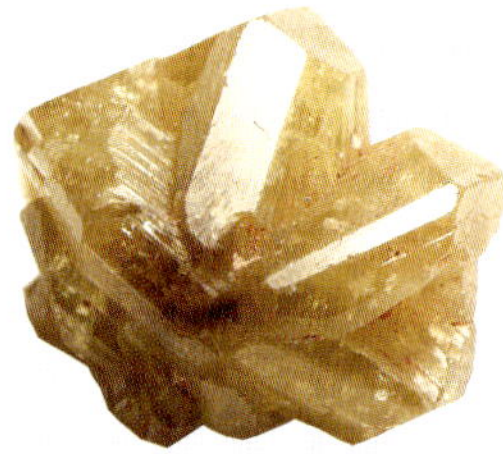

stärkt Verantwortungsgefühl, Organisationstalent und strategisches Denken; hilft Konzentration, Intuition und Logik zu verbinden; stärkt das Vertrauen in die Intuition und das Gefühl, hilft die Motive anderer besser einzuschätzen; hilft sich selbst oder kritische Situationen mit Abstand zu betrachten; verhindert Kontrollverlust und Nervenzusammenbruch; unterstützend bei Hoffnungslosigkeit, fehlendem Selbstvertrauen und Traurigkeit; lindert Angstzustände und nimmt Albträume; aktiviert mediale Fähigkeiten.
Verfügbar: selten.

Chrysoberyll, grün

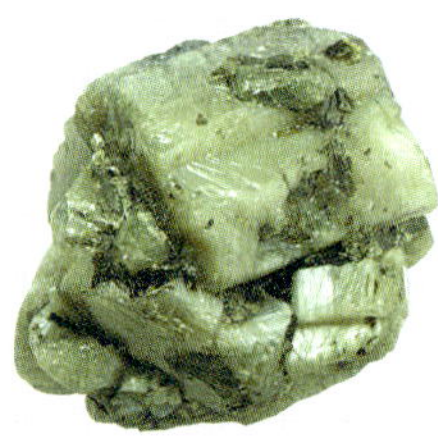

Körperlich: lindert Magengeschwüre; wirkt entzündungshemmend bei Mandel- und Rachenentzündung; angezeigt bei Unterleibsbeschwerden; stärkt die Entgiftungsprozesse der Leber; wird bei Drüsenschwellungen eingesetzt; heilsam für die Augen.
Seelisch: stärkt das Vertrauen in die Intuition und das Bauchgefühl; hilft Motivationen zu durchschauen.
Verfügbar: selten.

Chrysoberyll, Alexandrit

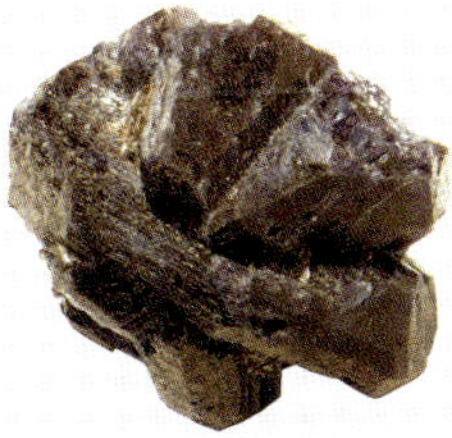

Körperlich: reguliert die Blutbildung und festigt die Blutgefäße; bessert entzündliche Erkrankungen der Bauchspeicheldrüse sowie hartnäckige Entzündungen aller Art; fördert die Entgiftung und Regeneration der Leber; lindert Beschwerden bei Magengeschwüren und Magenübersäuerung; bessert Nervenleiden und Sinnesstörungen.
Seelisch: hilft sich als Teil der Natur zu spüren und die eigene Mitte zu finden, bewirkt ein heiteres und freudvolles Gemüt; steigert die geistige Flexibilität und Kreativität; zeigt überraschende Lösungsmöglichkeiten auf; stärkt die Fantasie und lässt dadurch Intuition, Träume und Gefühle besser hervortreten; unterstützt Neuanfänge im Leben und stärkt das Charisma.
Verfügbar: selten.

Chrysokoll

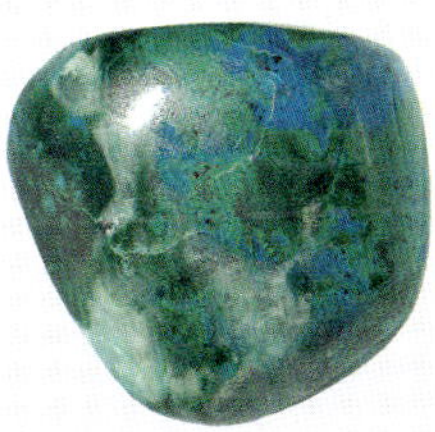

Körperlich: wirkt entkrampfend bei Menstruationsbeschwerden; wirkt blutdrucksenkend bei erhöhtem Blutdruck; beschleunigt die Heilung von Brandwunden; wirkt entzündungshemmend sowie fiebersenkend bei Infektionen der oberen Atemwege; bessert den Knochenaufbau und das Wachstum bei Kleinkindern, fördert die Nährstoffresorption, beruhigt Magen und Darmtrakt, stimuliert die Entgiftung; regeneriert gestörtes Narbengewebe.
Seelisch: hilft einen kühlen Kopf zu bewahren; wirkt psychisch ausgleichend; nimmt Angst- und Schuldgefühle, bringt die Gefühle ins Gleichgewicht; hilft »kopfigen« Menschen, Empfindungen und Gefühlen Raum zu geben; hilft emotionalen und aufgebrachten Menschen, sich nüchtern zu beobachten, ohne die Gemütsregungen abzuwerten; hilft gegen Gereiztheit, Nervosität und Übergenauigkeit.
Verfügbar: gering.

Chrysokoll-Chalcedon, Gem Silica

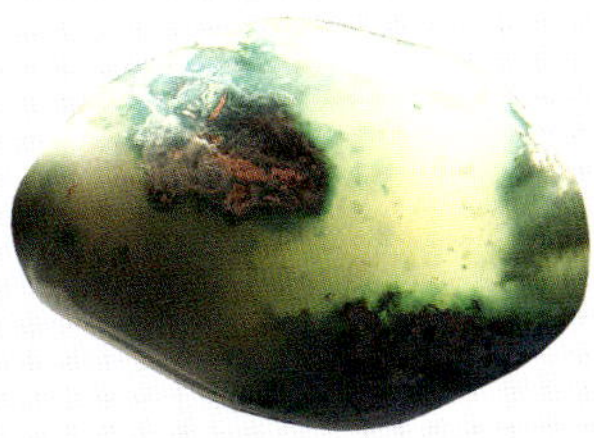

Körperlich: hilft bei Infektionen, Fieber und Krämpfen, fördert die Entgiftungsfunktion der Leber; senkt leicht den Blutdruck.
Seelisch: stärkt das Verantwortungsgefühl; schenkt Freude, Zartheit und Poesie; lindert Kritik und Wertungen; verfeinert die Wahrnehmung und macht sensibel gegenüber allen Gefühlsregungen.
Verfügbar: selten.

Chrysopras

Körperlich: regt die Entgiftung des Bindegewebes über die Nieren an; kann Übergewicht

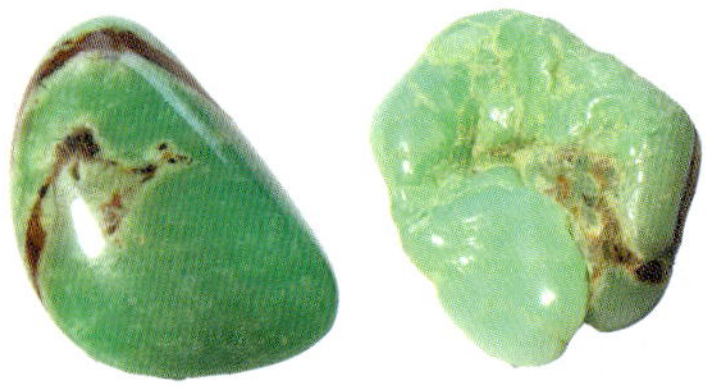

reduzieren; reduziert Ödeme und geschwollene Beine; bessert Krampfadern und Venenentzündung; lindert Hautallergien, Neurodermitis, Pilze und Warzen; wird bei Lebererkrankungen und Magengeschwüren eingesetzt; fördert die Fruchtbarkeit der Frau, wirkt krampflösend bei Menstruationsbeschwerden, lindert Hitzewallungen und Herzbeschwerden; wirkt blutdrucksenkend.
Seelisch: stoppt ständig wiederkehrende Albträume; hilft ängstlichen Kindern nachts durchzuschlafen, stärkt das Selbstvertrauen und das Urvertrauen; fördert Unabhängigkeit von äußerer Zuwendung und Bescheidenheit; lindert Anspannung bei innerer Unruhe; lässt bei Unzufriedenheit einen Ausgleich finden und stärkt Mitgefühl, Achtsamkeit und künstlerisches Empfinden.
Verfügbar: gering.

Chrysotil

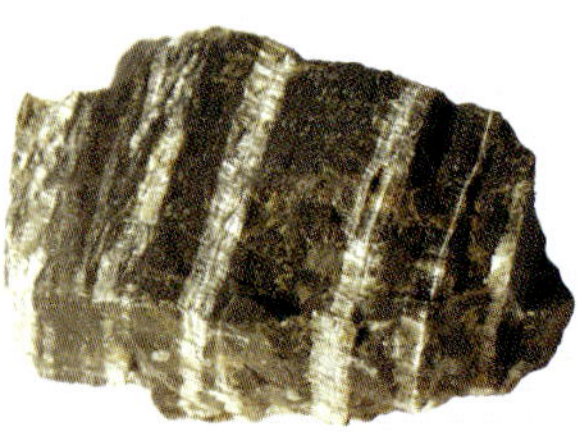

Körperlich: löst Blockaden des Bindegewebes und wird bei Muskelverhärtung eingesetzt; wird zur Behandlung von Venen- und Arterienbeschwerden sowie bei Hautabschürfungen und Entzündungen, auch bei Lungenbeschwerden und Husten angewendet.
Seelisch: hilft andere weniger kontrollieren zu wollen; schützt kurzfristig die Gefühlswelt; gibt Rückhalt und Selbstvertrauen.
Verfügbar: gering.

Citrin

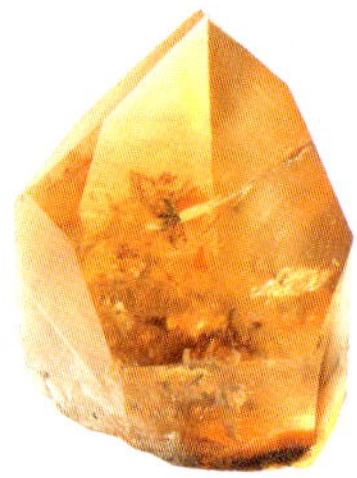

Körperlich: fördert die Funktion des zentralen Nervensystems und der Bauchspeicheldrüse, kann bei Diabetes im Anfangsstadium eingesetzt werden; bessert Durchblutungsstörungen und Raucherbeine; bessert Beschwerden bei Hautentzündungen, Arthritis und Gelenkentzündungen; hilfreich bei Krampfadern, Menstruationsbeschwerden, Verdauungs- und Stoffwechselstörungen sowie Potenzschwäche; lindert Wetterfühligkeit und Kälteempfindlichkeit.
Seelisch: macht extrovertiert, aktiv und dynamisch; stärkt Motivation und aktiviert die Kreativität; verbessert die Konzentration, das Gedächtnis und die Intelligenz; behebt depressive Verstimmungen; mildert Prüfungsangst und löst Überempfindlichkeit und Unentschlossenheit; gibt Selbstvertrauen und neuen Lebensmut; hilft kraftvoll und klar im Leben zu stehen.
Verfügbar: häufig.

Coelestin

Körperlich: bessert Asthmaanfälle; unterstützt die Rekonvaleszenz; erhöht niedrigen Blutdruck; stärkt den Knochenaufbau und die Muskulatur, löst Verhärtungen in Gewebe

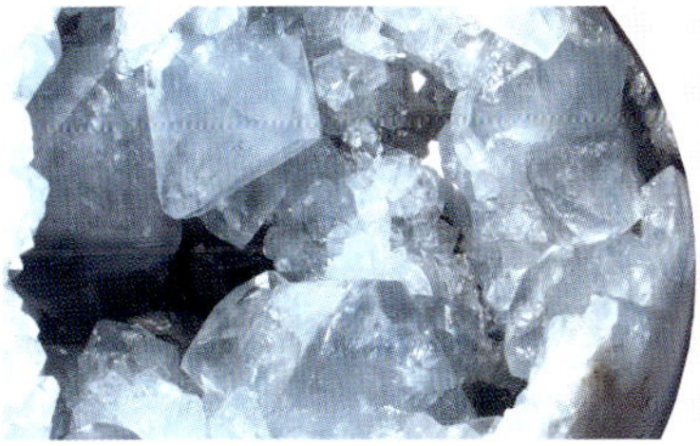

und Knochen; bessert chronische Muskelverspannungen; macht die Muskulatur geschmeidig; beschleunigt die Gewebebildung nach Operationen; wird bei Durchschlafstörungen eingesetzt; gibt Kraft bei Erschöpfungen; normalisiert die Monatsblutung.
Seelisch: macht optimistisch und zuversichtlich; wirkt antidepressiv; bringt Struktur ins Leben; hilft eine innere Stabilität der Gefühle zu gewinnen; wird eingesetzt bei dem Gefühl, trotz permanenter Anstrengung nichts ausrichten zu können und bei Perspektivlosigkeit; wird zur Kräftigung bei hypnotischen Rückführungen verwendet; fördert geistiges Wachstum und Entwicklung der Spiritualität.
Verfügbar: gering.

Cordierit, Iolith, Dichroit

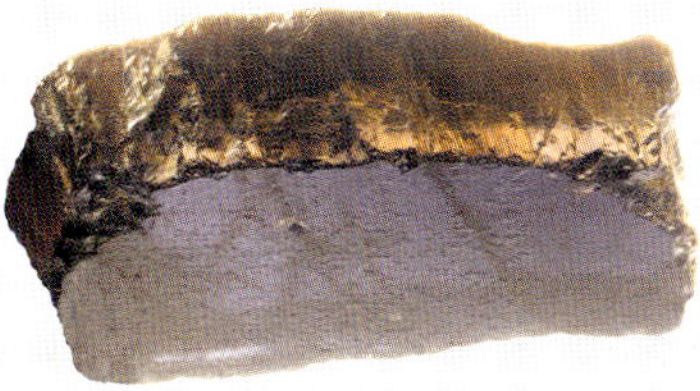

Körperlich: harmonisiert den Blutdruck; verbessert die Durchblutung; hilft bei Lähmungserscheinungen und Taubheitsgefühl der Extremitäten; entlastet die Nerven; steigert die Leistungsfähigkeit des Körpers, schwächt Asthmaanfälle ab; hilft Schmerzen besser zu ertragen; kann zur Vorbeugung und Besserung von Leberschäden, zum Abbau von Fettdepots und zur sanften Entgiftung des Körpers eingesetzt werden; kann Wasseransammlungen verhindern; wirkt Krampfadern entgegen.
Seelisch: verleiht zähe Ausdauer und Durchhaltevermögen; hilft unangenehme Situationen zu meistern und durchzustehen und erleichtert bei Routinearbeiten gefühlsmäßig bei der Sache zu bleiben und Widerwillen zu überwinden; führt zur geistigen Entspannung; erleichtert das Umschalten zwischen nüchternem Verstand und Vergnügen.
Verfügbar: selten.

Cordierit, Iolith-Sonnenstein

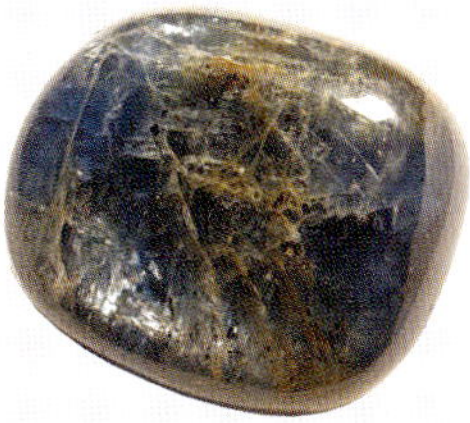

Körperlich: wirkt anregend; stabilisiert den Kreislauf und hilft bei Schwächeanfällen; wirkt krampflösend, steigert die Leistungsfähigkeit.
Seelisch: hilft sich an Gutem und Schönem zu erfreuen, macht zuversichtlich, und hilft, aus jeder Situation das Beste zu machen; erhellt durch große Selbstkritik ernüchterte Gemüte; hilft bei Schuldzuweisungen und löst Rechtfertigungsnot.
Verfügbar: selten.

Covellin

Körperlich: regt die Magensäure an; wird zur Unterstützung gegen Magersucht eingesetzt; schafft ein ausgewogenes, positives Verhältnis zur Sexualität, zum eigenen Körper und zum Thema Essen; verbessert die Beweg-

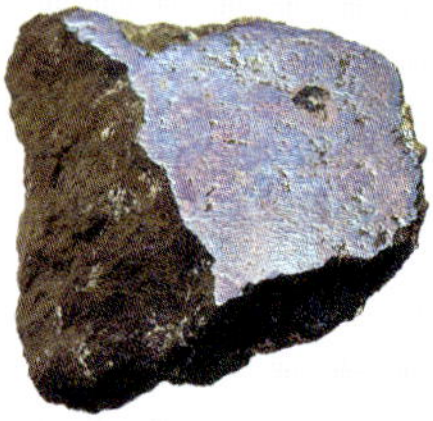

lichkeit und den Tonus; entgiftet das Bindegewebe und die tieferen Hautschichten; fördert harmonisches Zellwachstum; wird zur Unterstützung von Krebstherapien mitverwendet.
Seelisch: fördert Selbsterkenntnis; ermöglicht sich selbst so anzunehmen und zu lieben, wie man ist; macht falschen Ehrgeiz, Überheblichkeit und Abwehrhaltungen überflüssig; bessert Unzufriedenheit mit sich selbst und den Lebensumständen.
Verfügbar: selten.

Creedit

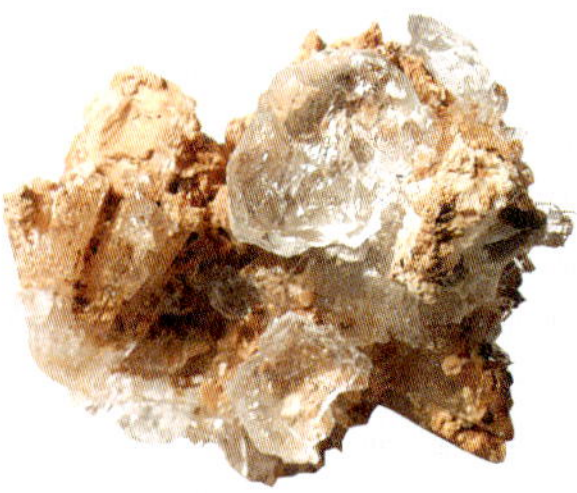

Körperlich: fördert die Zellteilung und das Gewebewachstum; kann zur schnelleren Kallusbildung bei Knochenbrüchen und bei Muskelzerrungen eingesetzt werden; unterstützt die Leberentgiftung.
Seelisch: fördert geistige und spirituelle Stabilität, bringt kontrolliertes Wachstum und Inspiration; hilft sich als freies geistiges Wesen zu verstehen und hellsichtige Fähigkeiten zu entwickeln; harmonisiert männliche und weibliche Eigenschaften; hilft beim Verstehen und beim Formulieren.
Verfügbar: selten.

Cuprit

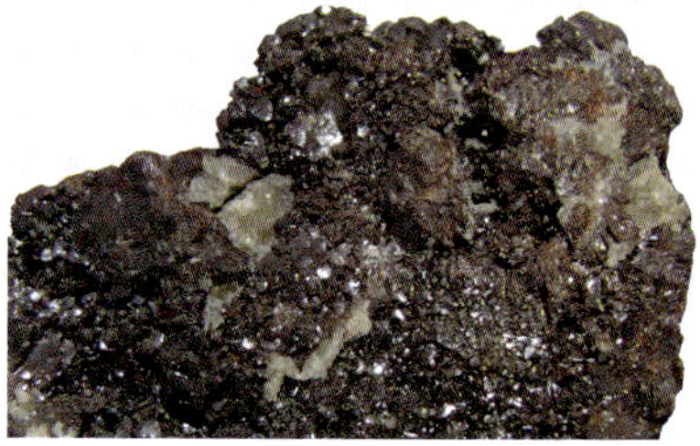

Körperlich: verbessert das allgemeine Wohlbefinden, mit Chrysokoll auch krampfhafte Menstruations- und Wechseljahrsbeschwerden; wirkt immunstärkend; fördert die Blutbildung und verbessert das Blutbild und fördert damit die Sauerstoffversorgung der Zellen.
Seelisch: wirkt erdend, fördert innere Ruhe; hilft das zu bekommen, was man zum Leben braucht; öffnet Männern das Herz; hilft Erlebnisse und Gefühle besser zu verstehen und einzuordnen; ruft alte Erinnerungen hervor; hilft wiederkehrende Probleme zu erkennen; verbessert die Beziehung zu den Eltern, besonders zum Vater, wenn karmische Belastungen zugrunde liegen.
Verfügbar: selten.

Cyprin

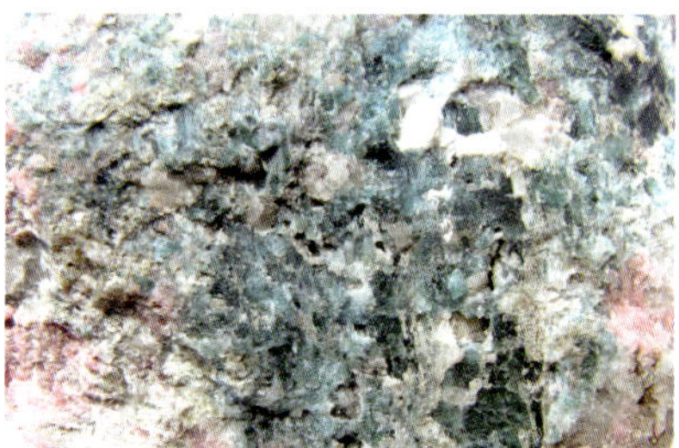

Körperlich: harmonisiert enzymatische Prozesse im Stoffwechsel; verbessert die Blutqualität; verbessert die Nierenfunktionen.
Seelisch: verbessert die Fähigkeit sich in andere Menschen hineinzuversetzen; hilft mit

Phantasie statt mit Verbissenheit seine Ziele zu erreichen.
Verfügbar: selten.

Dalmatinerstein

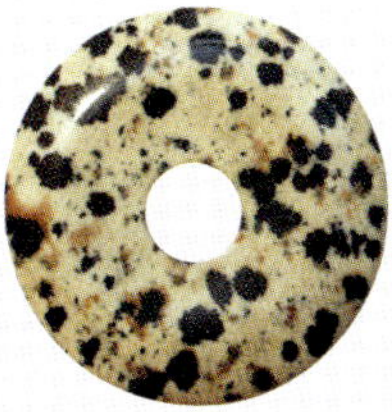

Körperlich: wirkt anregend auf das Nervensystem; beschleunigt Reflexe, Reaktionen, Rekonvaleszenz und Energieaufbau; verbessert den Schlaf und stärkt die Nerven; wirkt auf Kopfschmerzen; löst Verspannungen im Verdauungstrakt und im Bewegungsapparat; wirkt auf Schmerzen im Nacken und Rücken.
Seelisch: macht zurückhaltend bzw. eher abwartend und fördert eine gründliche Reflexion jedes einzelnen Arbeitsschritts; unterstützt bei besonnener und tatkräftiger Umsetzung; fördert Selbstbesinnung und Rückzug, die zur Klärung und zur Zielsetzung genutzt werden, gibt das Gefühl von Freiheit und fördert die Selbstbestimmung; sanft wirkender Heilstein, der auch in den Träumen Klärung bewirkt.
Verfügbar: häufig.

Danburit

Körperlich: wirkt allgemein belebend; fördert die Ausschwemmung von Giftstoffen aus dem Bindegewebe; ermöglicht mageren Menschen, an Gewicht zuzunehmen; hilft die Muskulatur zu entspannen; lindert Herzprobleme wie Beklemmung und Herzneurosen; bessert psychosomatische Erkrankungen, mitunter auch Magersucht und vegetative Dystonie.

Seelisch: erleichtert das Loslassen von besitzergreifendem Verhalten; hilft bei großer Sehnsucht; fördert selbstlose Liebe, Einfühlungsvermögen und Toleranz; ermöglicht es, gut mit anderen Menschen auszukommen; verbessert die Verbindung zur geistigen Welt; steigert die Ausdauer und den Durchhaltewillen; gibt den Mut, Dinge im Leben zu verändern; wirkt allgemein belebend, erfrischend und ermutigend.
Verfügbar: gering.

Datolith

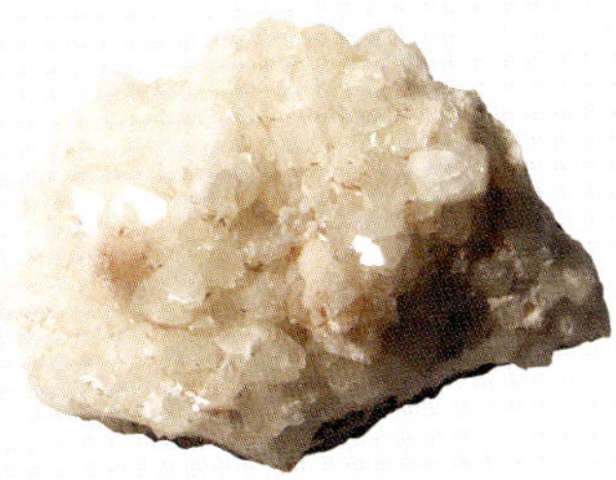

Körperlich: wird zur Behandlung von Diabetes und Vermeidung des Unterzuckerns eingesetzt; verbessert die Motorik.
Seelisch: verbessert die Erinnerungsfähigkeit, insbesondere für Details; hilft Entscheidungen zu treffen; vermindert Kontrollzwang; richtet die Aufmerksamkeit auf die Realität; vermittelt Respekt und wirkt sich positiv auf die soziale Position aus.
Verfügbar: selten.

Diamant

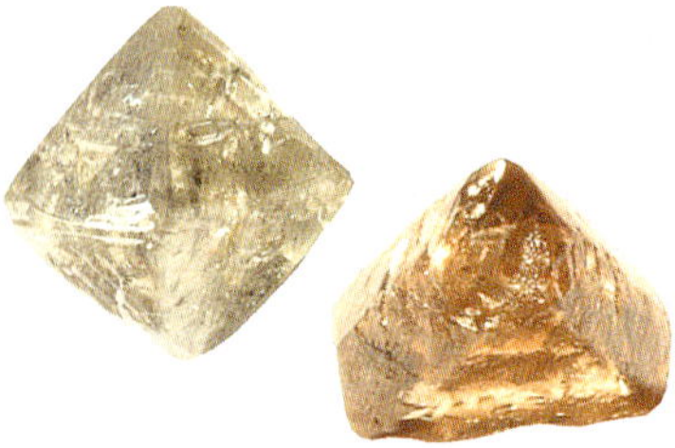

Körperlich: stärkt die Nerven, die Sinnesorgane, das Immunsystem und die Selbstheilungskraft; hilft Ablagerungen in den Gelenken, Gefäßen und bei Nierensteinen aufzulösen; harmonisiert den Hormonhaushalt; senkt erhöhten Cholesterinspiegel; verbessert die Nervenregeneration nach Schlaganfall; stärkt die Sehkraft und wirkt gegen Hornhautentzündung; wirksam bei Gleichgewichtsstörungen, Muskelverkrampfungen, Prostataerkrankungen, Schilddrüsenunterfunktion und Wirbelsäulenbeschwerden; lindert Schmerzen, besonders des Bewegungsapparates.
Seelisch: hilft mit dem Willen seinen Körper, die Emotionen und sein Leben zu kontrollieren; unterstützend bei Erinnerungsschwäche, Erschöpfung; lindert Angstzustände und hilft Trauer besser zu verarbeiten; steigert das Selbstwertgefühl; hilft Krisen zu bewältigen und die Ursache von Problemen zu durchschauen und konsequent zu lösen; wirkt von der höheren geistigen Ebene aus auf den stofflichen Körper, schützt die gesamte menschliche Aura; macht Menschen mit hartem Charakter noch unbeugsamer.
Verfügbar: gering.

Diaspor

Körperlich: bessert atrophische Hauterkrankungen und Altershaut; reguliert den Säurehaushalt; wirkt bei Sodbrennen und Übelkeit nach dem Essen; unterstützt die Verdauung;

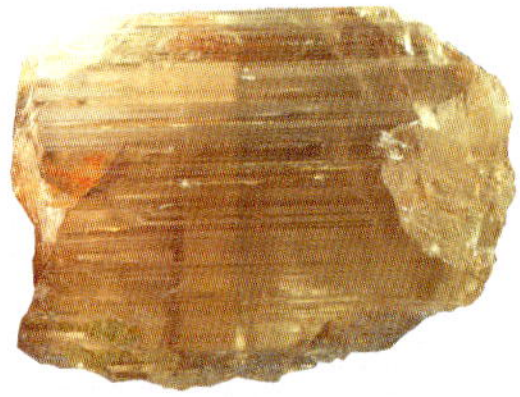

beugt vor allem periodisch erscheinenden Kopfschmerzen vor; beruhigt bei Nervosität.
Seelisch: beruhigt bei starker nervlicher Beanspruchung; hilft gegen Ängste und Schuldgefühle ohne erkennbaren Grund; löst Abgrenzungs- und Beziehungsprobleme; kann Träume lebhafter machen und die Erinnerung an sie verbessern; hilft gegen Grübelei; schenkt Durchblick und macht den Kopf klar; macht kontaktfreudig; vermittelt Disziplin, Konfliktbereitschaft und Kreativität; hilft Berge von Arbeit gelassen zu erledigen.
Verfügbar: selten.

Diopsid, allgemein

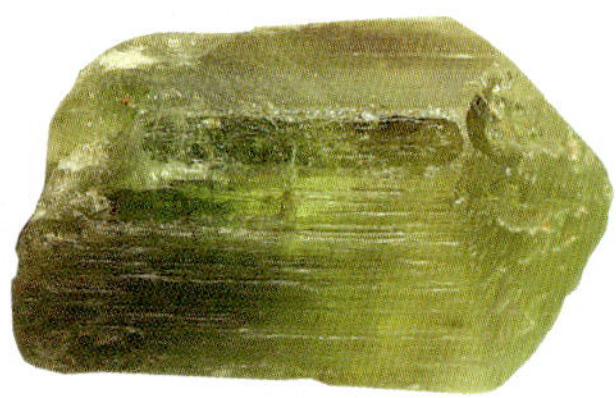

Körperlich: bessert körperliche Erschöpfung; stärkt alle Leberfunktionen; regt Herz und Nieren an; harmonisiert alle Regulationssysteme im Körper; stärkt Muskulatur und Nerven, erhöht die Reaktionsbereitschaft.
Seelisch: bringt die Erkenntnis, dass alles geistige Ursachen hat; zeigt den eigenen geistigen Ursprung auf; bessert Apathie und depressive Verstimmungen; hilft beim Abschalten von Problemen; fördert die Erholung; gegen Lebensunlust; wird bei starker emotionaler Un-

ausgeglichenheit und Stimmungsschwankungen aufgrund von negativen Erlebnissen angewendet; hilft nach seelischen Schmerzen und Verletzungen zu verzeihen.
Verfügbar: selten.

Diopsid, Chromdiopsid

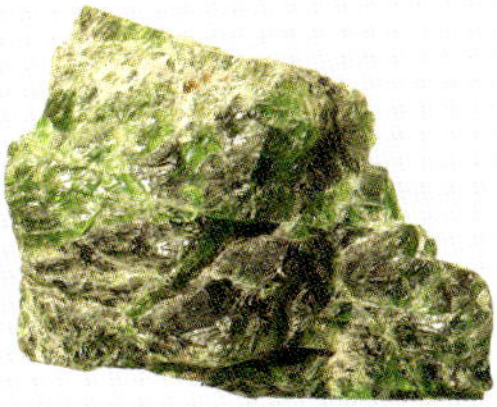

Körperlich: regeneriert die Leber besser als Diopsid; wirkt verjüngend; stärkt die Sehkraft; vermindert Muskelkrämpfe und Seitenstiche; lindert lokale Entzündungen.
Seelisch: unterstützt das Streben nach Glück; fördert die Vorstellungskraft und Kreativität; bringt Lebendigkeit, Charme, Harmonie und Lebensfreude; hilft mit Zorn und Verbitterung umzugehen.
Verfügbar: gering.

Diopsid, Sterndiopsid, Blackstar

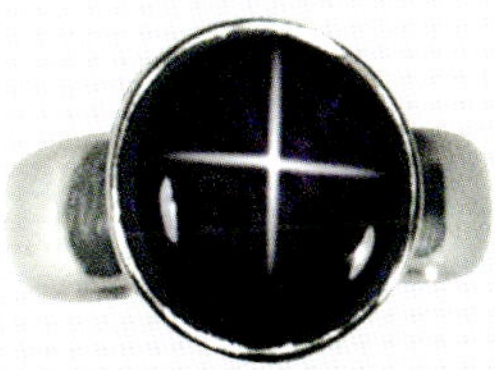

Körperlich: stärkt die Nerven und die Gehirnfunktionen; beugt Knochenerkrankungen vor; harmonisiert die Gerinnungsfaktoren des Blutes und baut blaue Flecken schneller ab.
Seelisch: lindert Stolz; hilft bei Gehemmtheit; gleicht extreme Stimmungsschwankungen aus, hilft Negativität und Trauer zu überwinden; beschleunigt die Reaktion; macht instinktsicher im Handeln; kann das mathematische Verständnis anregen.
Verfügbar: selten.

Dioptas

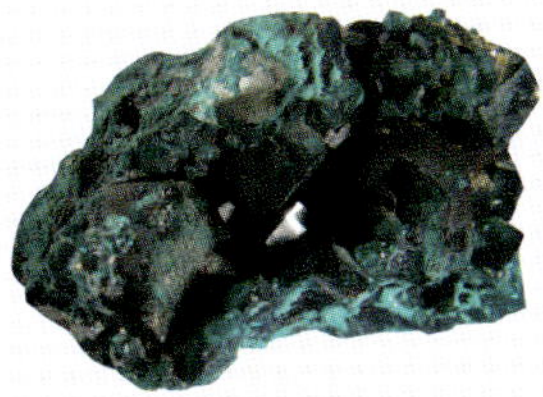

Körperlich: wirkt entzündungshemmend auf die Bindehaut, Blase und die Gelenke; wirkt regenerierend bei körperlicher Erschöpfung; unterstützt alle Heilungsvorgänge; angezeigt bei Gleichgewichtsstörungen mit Schwindel; beruhigt und kräftigt das Herz; regt die Leber und den Gallenfluss an; mildert Krämpfe und chronische Kopfschmerzen; hilft bei Nierenerkrankungen.
Seelisch: bessert Apathie, depressive Verstimmungen und Unausgeglichenheit; unterstützend bei seelischen Verletzungen; regt die Fantasie und Gehirntätigkeit an; hilft bei der realistischen Umsetzung der Träume oder der visualisierten Tagtraumbilder; lässt empfinden, wie reich, erfüllt und glücklich man eigentlich ist, und behebt das Gefühl von Mangel; hilft sich dem Schönen zu widmen und dafür die Sinne zu öffnen.
Verfügbar: selten.

Disthen siehe Kyanit

Dolomit, allgemein

Körperlich: hilft überschüssige Säuren zu neutralisieren und beruhigt dadurch Sod-

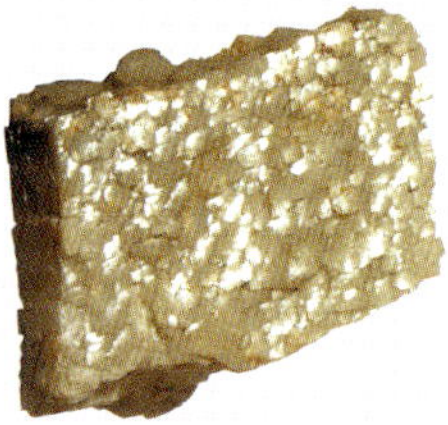

brennen und Magenbeschwerden; wirkt krampflösend auf die willkürliche Muskulatur; baut Blutzellen, Haut, Knochen, Knorpel und Muskulatur auf; bessert atrophische Hauterkrankungen, weicht verhärtetes Narbengewebe auf; bringt Stoffwechselfunktionen ins Gleichgewicht; entlastet die Verdauungsfunktion der Bauchspeicheldrüse; hilft bei häufigen Kopfschmerzen durch Stress und Verspannungen.
Seelisch: hilft Ziele leichter und spielerischer zu erreichen; hilft seinen Lebensrhythmus zu finden; wirkt ausgleichend auf das Gemüt und lässt akute Versagensangst überwinden; fördert die Selbstverwirklichung auf bodenständige Weise.

Dolomit, rot-gebändert

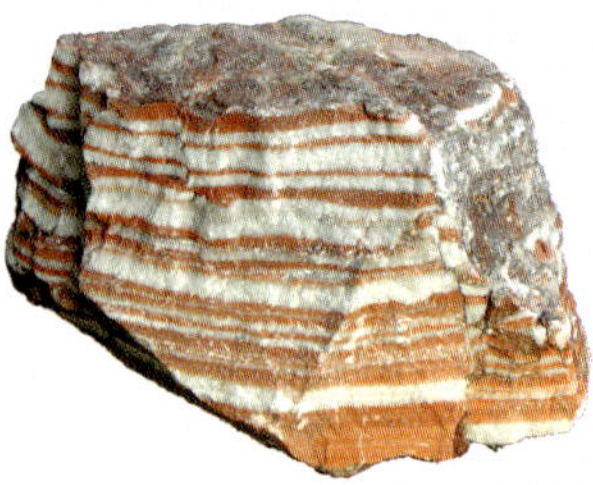

Körperlich: lindert anhaltenden Muskelkater; stärkt das Herz, entschlackt das Bindegewebe; stabilisiert den Kreislauf und fördert die Ausdauer.
Seelisch: sorgt für innere Stabilität und hilft bei plötzlichen und heftigen Gefühlsausbrüchen; ermöglicht es, gestellte Aufgaben zur Zufriedenheit zu verwirklichen und Talente reifen zu lassen.
Verfügbar: häufig.

Dolomit, orange

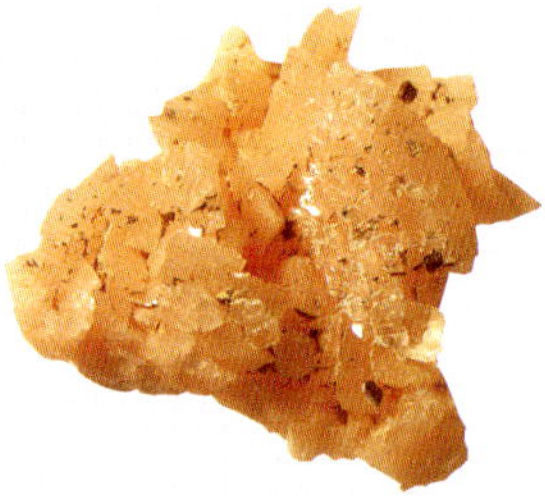

Körperlich: aktiviert den Kreislauf und stärkt das Herz in Zeiten starker Belastung.
Seelisch: bringt Freude ins Leben; wirkt stabilisierend bei häufigen Stimmungsschwankungen; hilft Alltägliches zu achten und zu genießen.
Verfügbar: häufig.

Dolomit, weiß, Zuckerdolomit

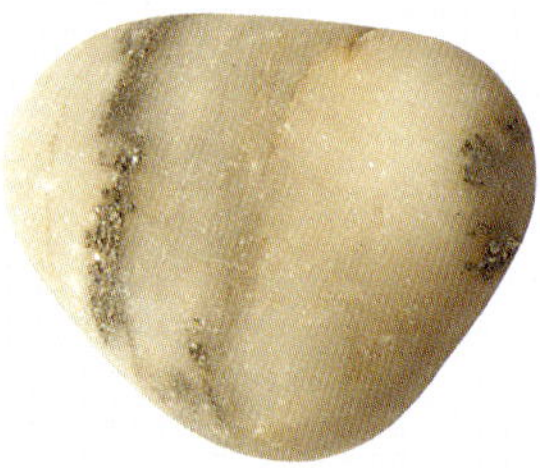

Körperlich: wirkt schmerzlindernd und erfrischend; lässt alte Narben wieder heilen und verbessert die Gewebedurchgängigkeit.
Seelisch: fördert einfache und vernünftige Lebenshaltungen; hilft eigene Ziele leicht und unkompliziert zu realisieren und beschleunigt somit Selbstfindung und Selbstverwirklichung.
Verfügbar: häufig.

Dumortierit

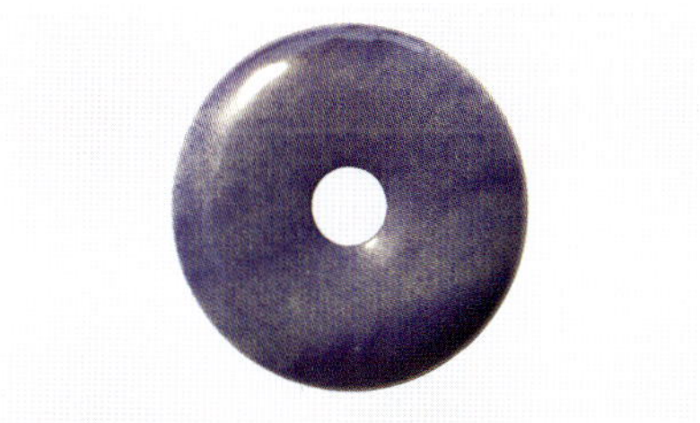

Körperlich: lindert zuverlässig Reizmagen und Magenkrämpfe; bessert Hautreizungen und -entzündungen, auch bei Sonnenbrand und Strahlung; wirkt fieber- und blutdrucksenkend; wirkt vorbeugend bei epileptischen Anfällen; bessert Ödeme der Beine und Krampfadern; mildert Symptome der Schilddrüsenüberfunktion; lindert Schmerzen, besonders bei Koliken und Migräne; wird erfolgreich zur Unterstützung von Suchttherapien und zur Raucherentwöhnung eingesetzt; fördert das Einschlafen und die Erholung.
Seelisch: entspannt und beruhigt; bessert Konzentrationsschwäche; hilft das Leben gelassen und mit Humor zu nehmen; macht leicht, beschwingt und etwas weise; lässt Stress und Zwanghaftigkeit abgleiten; hilft zu hohe Erwartungen und Ansprüche an seine Mitmenschen abzubauen, Freundschaft aufzubauen und zu bewahren.
Verfügbar: häufig.

Eisenkiesel

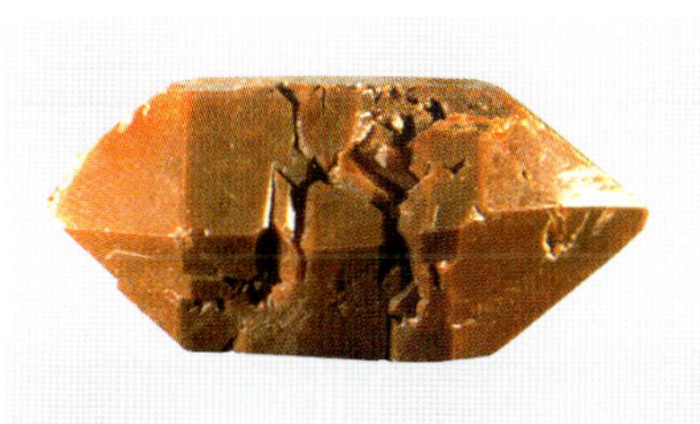

Körperlich: wirkt erwärmend, durchblutungsfördernd und kreislaufanregend; stärkt Blutgefäße und Muskeln; regt das Immunsystem und die Funktion der Nebennierenrinde an; verbessert die Regeneration von Narbengewebe.
Seelisch: ermutigt die eigene Kraft besonnen und nachhaltig einzusetzen; stärkt den Durchhaltewillen; hilft Beschlüsse konsequent zu verwirklichen; fördert Begeisterung, Mut, Entschlossenheit, Kreativität und Fantasie; behebt Potenzprobleme aufgrund allgemeiner Schwäche oder Erschöpfung.
Verfügbar: gering.

Eilatstein, Chrysokoll-Malachit-Türkis

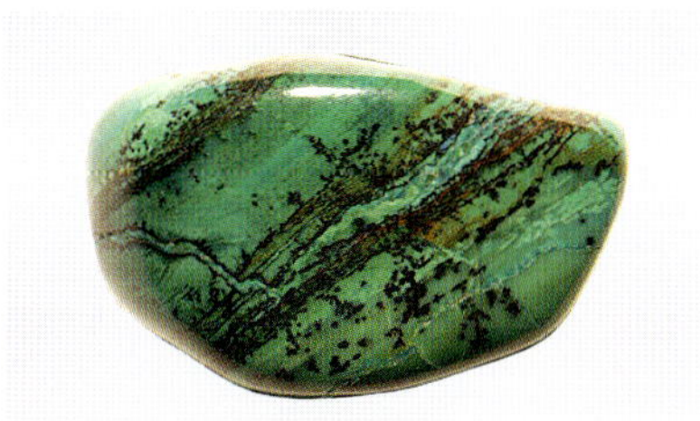

Körperlich: stärkt die Leber, reguliert disharmonisches Zellwachstum, lindert Menstruationsbeschwerden; hilft bei organischen Erkrankungen mit psychosomatischem und zwischenmenschlichem Hintergrund.
Seelisch: lässt Gefühle intensiv erleben und ehrlich ausdrücken; lässt einen sich ganz auf Menschen und Situationen einzulassen; hilft die Folgen negativer Erfahrungen zu überwinden; fördert Harmonie und Freude am Schönen.
Verfügbar: selten.

Eklogit

Körperlich: beschleunigt den Durchbruch und die Genesung bei schweren und langwierigen Erkrankungen; macht den gesamten Organismus belastbarer und kräftiger; ver-

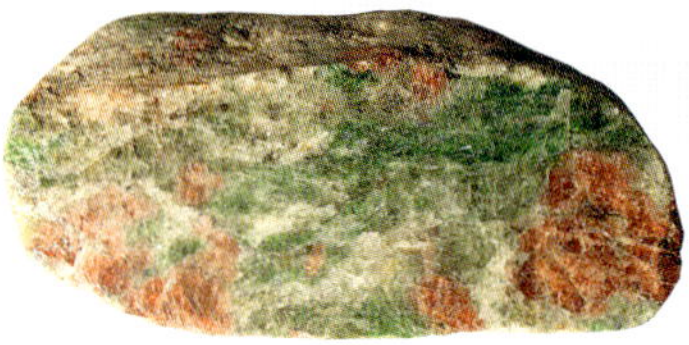

bessert die Selbstheilungskraft und die Regulationsfähigkeit.
Seelisch: fördert Überlebenswillen, Ausdauer, Zähigkeit und Hoffnung; hilft Belastungen zu ertragen; verbessert die Anpassungsfähigkeit; ermuntert Chancen zu ergreifen; zeigt die eigenen Wurzeln auf.
Verfügbar: gering.

Eldarit, allgemein

Körperlich: gut bei Schmerzen des Bewegungsapparats, besonders bei Verspannungen, krampflösend, verbessert die Beweglichkeit; wirkt auf das vegetative Nervensystem; vertieft die Regeneration, aktiviert Entgiftungs- und Reinigungsvorgänge; hilfreich bei Erkältungskrankheiten; wirkt auf Lymphe, Lymphknoten und die Blase.
Seelisch: hilft innerem und äußerem Druck zu begegnen, Ängste zu überwinden und verdrängte Persönlichkeitsanteile zu integrieren; hilft ganz man selbst zu sein und sich zu spüren.

Eldarit, Kabamba

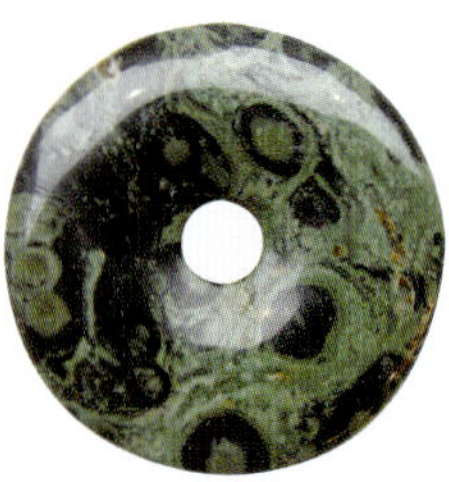

Körperlich: macht chronische Beschwerden akut oder deutlich besser; lindert oder aktiviert in den unterschiedlichsten Bereichen ohne erkennbare Schwerpunkte; bessert die Durchwärmung des Leibes; regt die Verdauung an.
Seelisch: wirkt sehr kraftvoll und widersprüchlich; intensiviert die Gefühle und deren Erleben; führt zu intensivem Traumleben mit starken Bildern.
Verfügbar: häufig.

Eldarit, Nebula-Stone

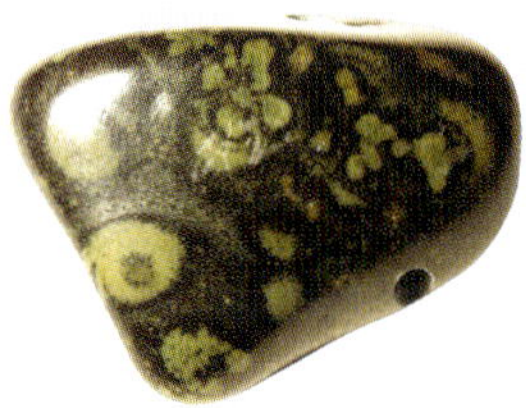

Körperlich: erleichtert bei chronischen Rückenschmerzen, besonders im Lendenbereich; hilft gegen Durchfall; gut bei schwerer Grippe; wirkt bei übermäßigem oder zu geringem Schwitzen.
Seelisch: guter Schutzstein gegen Druck, Ängste, Negativität und Fremdeinflüsse; hilft archaische und dunkle Seelenanteile zu leben; löst Zweifel und Sorgen auf.
Verfügbar: selten.

Enstatit

Körperlich: hilft den Säurehaushalt des Körpers auszugleichen; kann die Aufnahmefähigkeit von Eisen anregen; hält Gewebe und Gefäße elastisch; regt Lunge und Herz an und verbessert dadurch die Atmung; löst Verhärtungen des Hautgewebes, stärkt Herz, Lunge und Nieren.
Seelisch: bringt Freiheit und innere Ruhe; steigert das Selbstvertrauen bei Unsicherheit,

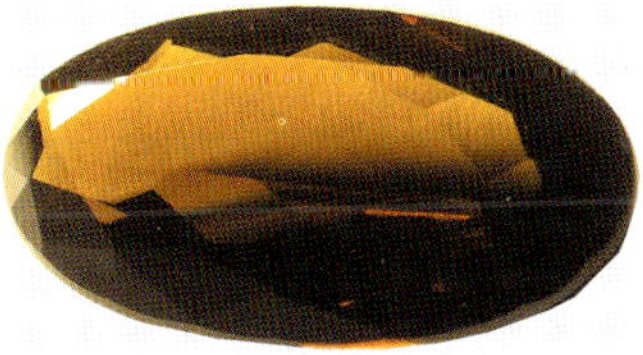

fördert die Entschlossenheit; entstresst Wettbewerbssituationen, wirkt zentrierend und hilft ein liebevolles Naturell auszubilden; hilft Konflikte leichter zu lösen; gibt ein Gefühl für das Wesentliche.
Verfügbar: selten.

Epidot, allgemein

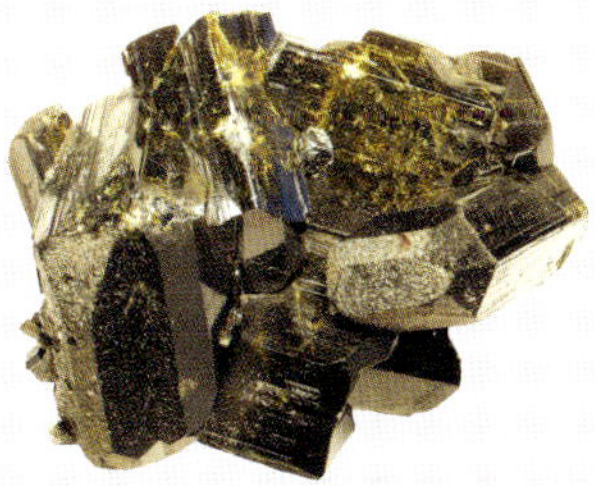

Körperlich: fördert Leistungsfähigkeit und Regeneration; wirkt allgemein stärkend und aufbauend; stabilisiert das Immunsystem; regt die Lebertätigkeit an und fördert die Fettverdauung.
Seelisch: intensiviert die Wahrnehmung; stärkt geistige und seelische Regeneration bei Zweifeln und Niedergeschlagenheit; unterstützt die Selbstfindung nachhaltig.
Verfügbar: gering.

Epidot-Quarz

Körperlich: hilft bei Prellungen, Verstauchungen und Zerrungen; stabilisiert den Gesundheitszustand.

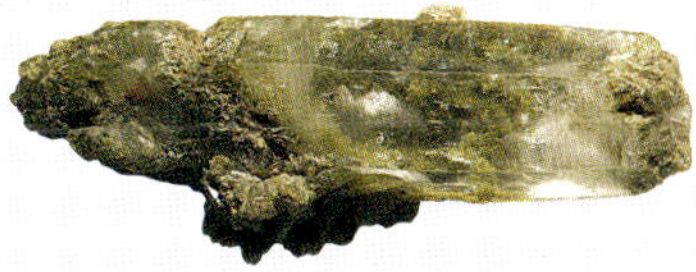

Seelisch: verbessert die Gabe, etwas richtig einzuschätzen; hilft mit der eigenen Energie gut hauszuhalten; hilft nach Misserfolgen sich hochzuarbeiten.
Verfügbar: selten.

Epidot-Quarz-Feldspat, Unakit

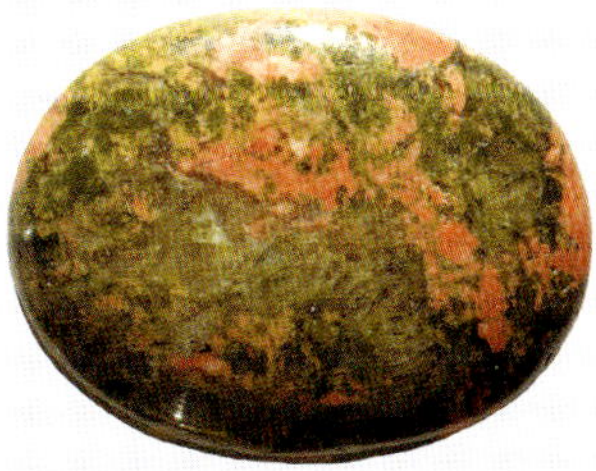

Körperlich: erhöht die Belastbarkeit; wirkt auf den Gallenfluss; beschleunigt erheblich die Rekonvaleszenz nach Infektionen und schweren Erkrankungen.
Seelisch: hilft sich nach Krankenhausaufenthalten oder nach der Entbindung nicht zu schnell wieder zu belasten und beugt Rückschlägen vor; stärkt alle Wesensbereiche; lindert Kummer und Selbstmitleid.
Verfügbar: häufig.

Erdbeerquarz

Körperlich: beruhigend bei nervösen Herzbeschwerden; löst Beklemmungen im Herz- und Brustbereich; stabilisiert und reguliert den

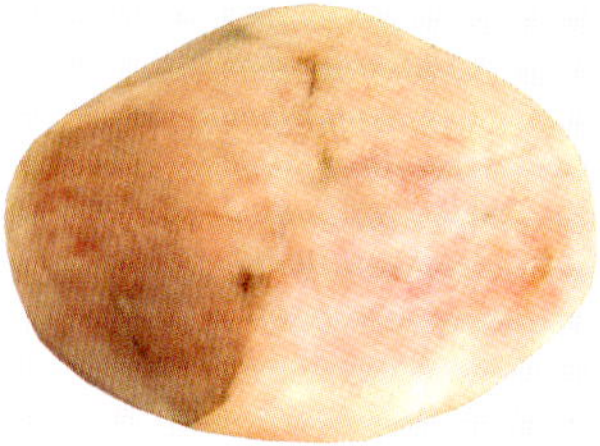

Kreislauf bei Schwächezuständen; stärkt das Immunsystem bei häufiger Infektanfälligkeit; verbessert das subjektive Körpergefühl.

Seelisch: hilft die eigenen Fehler anzuschauen und sich so anzunehmen, wie man ist; macht durch die Erfahrung von innerer Größe herzlich und offen, aber auch bescheiden und demütig; hilft sich nicht ganz so wichtig zu nehmen und auch mal über sich selbst zu lachen; verbessert eine depressive Grundhaltung bei Liebeskummer.

Verfügbar: häufig.

Erythrin

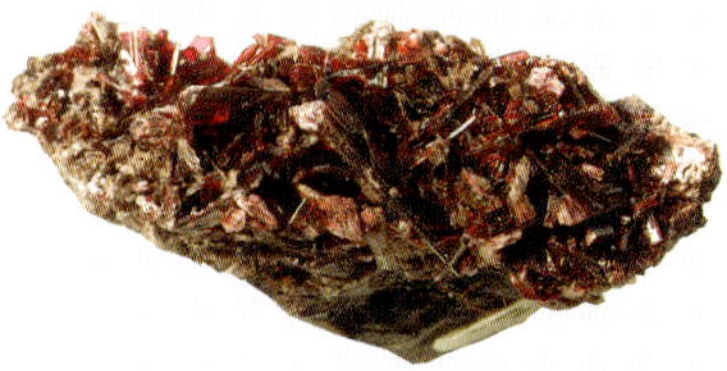

Körperlich: lindert atrophische Hauterkrankungen; kann Erkrankungen des Knochenmarks und der roten Blutkörperchen verbessern.

Seelisch: hilft verschiedene Perspektiven einzunehmen, um Dinge zu ergründen und interessante Erfahrungen zu machen, weckt den Wissensdurst und fördert den Gedankenaustausch.

Verfügbar: selten.

Eudialyt

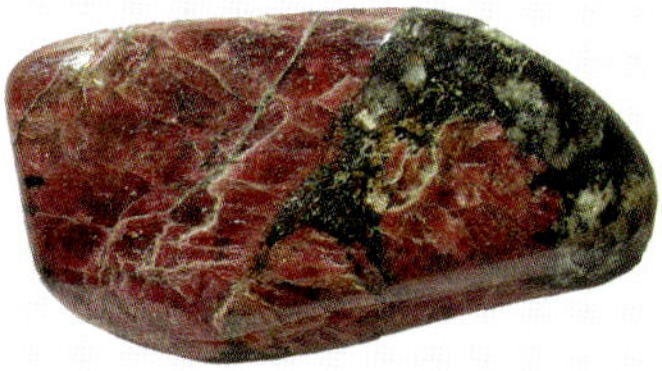

Körperlich: gegen chronische Schmerzzustände; baut Kraftreserven nach völliger Verausgabung wieder auf, stärkt die Leistungsbereitschaft, bessert das Reaktionsvermögen, aktiviert die Instinkte; regt die sexuelle Aktivität an; stärkt den Überlebenstrieb.

Seelisch: konfrontiert mit bestehenden Ängsten und Selbstzweifeln; verstärkt emotionales Verhalten, besonders Aggression und Freude; hilft aktiv Veränderungen einzuleiten und Widerstände zu überwinden; beschleunigt Entscheidungen und hilft diese kompromisslos und zügig umzusetzen; befreit von sexuellen Zwängen; intensiviert das Träumen; beschleunigt Entwicklungen und eröffnet tief wurzelnde Kraftquellen.

Verfügbar: selten.

Euklas

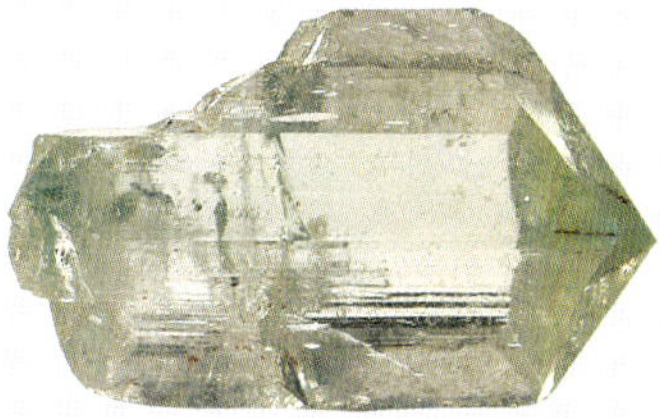

Körperlich: erweitert die Blutgefäße, bessert die Blutzirkulation; wirkt entzündungshemmend und lässt Schwellungen abklingen; mildert arthritische Schmerzen und Muskelverspannungen; wirkt krampflösend.

Seelisch: hilft Frieden zu schließen durch die Einsicht, dass das Leben gerecht ist und einen letztlich nur mit den Folgen seines Tuns konfrontiert; bewahrt davor, alte Fehler zu wiederholen, weckt Freude und Stolz über gelungene Vorhaben; macht klar, offen und vielseitig.
Verfügbar: selten.

Falkenauge

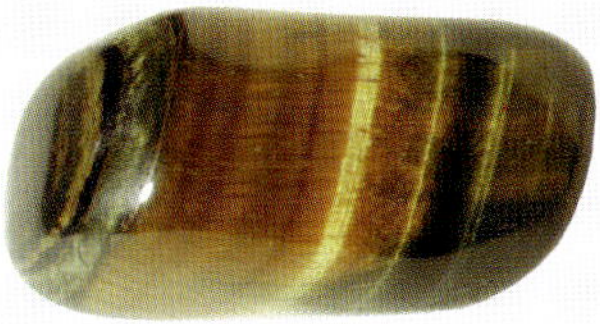

Körperlich: mildert hormonelle Überfunktion und Nervosität; stärkt und erhält die Sehkraft; beruhigt überanstrengte, übermüdete und gereizte Augen; lindert Nervenschmerzen und Zittern, mildert Kopfschmerz und Migräne; löst asthmatische Beschwerden.
Seelisch: hilft zur psychischen Stabilisierung, bei Entscheidungsschwierigkeiten und Stimmungsschwankungen; führt zu größerem Selbstvertrauen; verbessert die Intuition außerordentlich; verleiht intellektuelle Schärfe; schützt die Gefühlssphäre, indem mentale Störeinflüsse (zum Beispiel Mobbing) schnell erkannt werden; hilft in Prüfungen, die durch Nervosität und Lampenfieber gefährdet sind; macht vergessene Gefühle und Erfahrungen bewusst und zugänglich.
Verfügbar: häufig.

Feldspat, allgemein

Körperlich: fördert die Beweglichkeit der Muskeln, hält das Bindegewebe flexibel; lindert Hauterkrankungen; harmonisiert den Säure-Basen-Haushalt, stärkt das Herz.

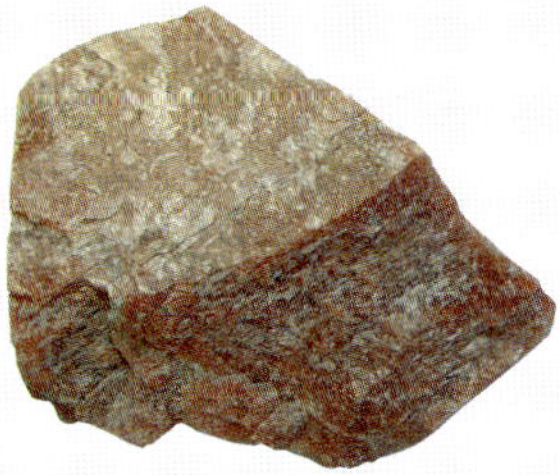

Seelisch: filtert die Wahrnehmung und hilft bewusstseinserweiternd eine persönliche Weltsicht zu entwickeln sowie neue Betrachtungsweisen und eine vertiefte Selbstwahrnehmung; baut ein gesundes Selbstwertgefühl auf.

Feldspat, Buntfeldspat

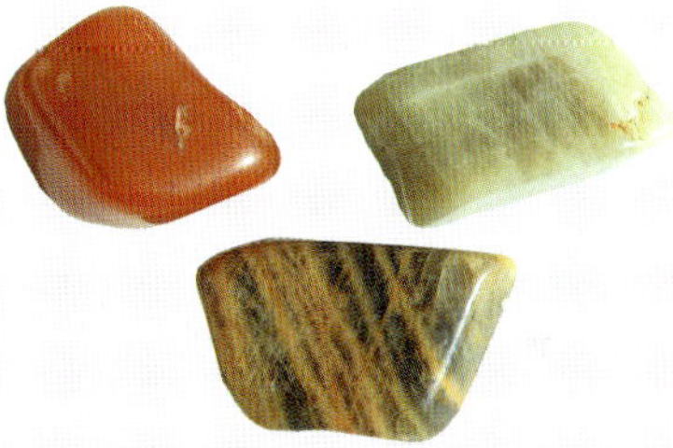

Körperlich: unterstützt Regeneration und Erholung, entlastet Atmung und Herz, löst stressbedingte Verkrampfung im Bauchraum und Tremor; unterstützt bei Verdauungsbeschwerden.
Seelisch: fördert das Interesse am Leben; ermöglicht neue Lebensbetrachtungen; vermittelt Ausgeglichenheit und allgemeines Wohlbefinden.
Verfügbar: gering.

Feueropal, rot

Körperlich: fördert die Durchblutung bei Kreislauferkrankungen und bei Schwindelan-

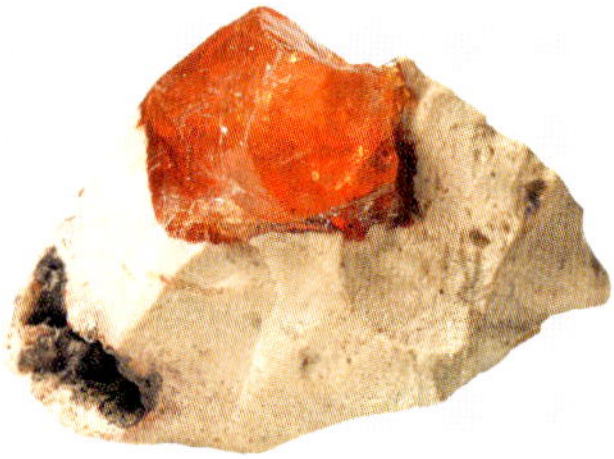

fällen; durchwärmt den Organismus; regt die Adrenalinproduktion der Nebenniere an; hilft gegen Energiemangel bei Müdigkeit, Erschöpfung und leichter depressiver Verstimmung; wirkt auf die Nieren, den Darm und das Herz; regt die Durchblutung der Geschlechtsorgane an; reguliert den Hormonfluss; hilft bei Frigidität und Potenzproblemen; steigert das Lustempfinden.

Seelisch: ermöglicht es, dem Impuls des Augenblicks zu folgen; macht reaktionsschnell; hilft instinktiv richtig zu handeln; erhöht die Begeisterungsfähigkeit und lässt mental größere Freiheit und Beweglichkeit entstehen; stärkt das Vertrauen in sich selbst, hilft auch das Gegenüber als Individuum zu respektieren; fördert die Kreativität; befreit unterdrückte Emotionen; macht offen und direkt; hilft seine Wünsche zu leben; hilft bei Antriebsschwäche und Freudlosigkeit; hilft Hemmungen abzubauen; fördert die Freude an der Sexualität.

Verfügbar: gering.

Flint, Feuerstein

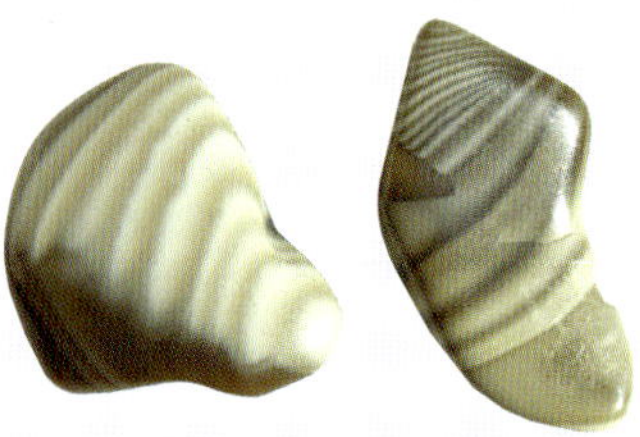

Körperlich: kräftigt und entgiftet das Bindegewebe; regeneriert und reinigt die Schleimhäute; regt den Blutkreislauf an; mindert Reizung bei großer Empfindlichkeit und häufigen allergischen Reaktionen; bei Gingivitis und Parodontose; regeneriert die Atemwege und die Lunge; hilft gegen trockene und rissige Haut; reguliert die Darmflora des Dickdarms; regt die Nierenausscheidung und den Lymphfluss an; verbessert die Nährstoffresorption.

Seelisch: hilft einen eigenen Standpunkt zu finden; hilft das Wesentliche zu erkennen; verbessert das Einfühlungsvermögen und Verständnis, gibt Gelassenheit, hilft sich von Ängsten und Sorgen nicht herunterziehen zu lassen und bessert Albträume, Ein- und Durchschlafstörungen.

Verfügbar: gering.

Fluor-Chrysopras

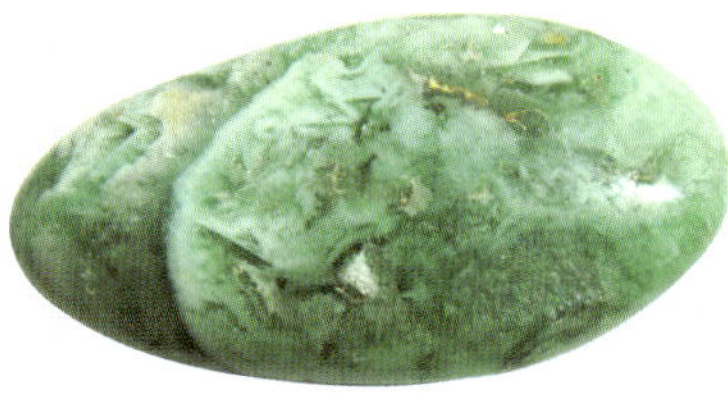

Körperlich: befreit die Atemwege; lindert allergische Erscheinungen der Schleimhäute und der Haut.

Seelisch: unterstützt die Trauerarbeit und hilft sich neu auszurichten; stabilisiert bei Gemütsschwankungen; hilft den Alltag zu bewältigen.

Verfügbar: selten.

Fluorit, allgemein

Körperlich: regeneriert Haare, Nägel, Zähne, Knochen und das Bindegewebe; korrigiert sowohl Verhärtung wie auch Erschlaffung;

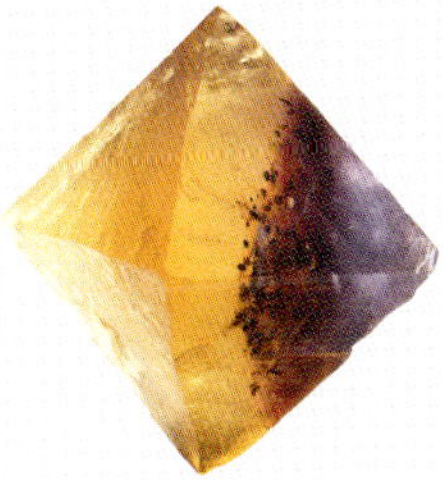

entwickelt einen elastischen und kräftigen Körperbau; hilft Verwachsungen zu vermeiden; bessert Gleichgewichtssinn und Schwindelgefühle; stärkt das zentrale Nervensystem und die Großhirnrinde; mildert Asthma und Allergien, besonders wenn diese einen psychischen Hintergrund haben; bessert Entzündungen, vor allem der Gelenke und macht diese beweglich; unterstützt Flüssigkeitsausleitungen, entschlackt und entgiftet.

Seelisch: hilft Zwangs- und Nützlichkeitsdenken, Empfindlichkeit, angstbesetzte Vorsicht und Humorlosigkeit zu überwinden; löst einengende Lebensmuster, Abhängigkeit und Süchte auf, hilft überkommene Denk- und Verhaltensstrukturen zu überwinden; schafft geistige Freiräume für sinnvolle und allgemein förderliche Ordnungen, in welchen Verantwortung übernommen wird; stärkt die Konzentration; hilft beim Lernen große Mengen an Wissen aufzunehmen und mit Überblick zu verwalten; hilft Konzeptionen zu erfassen, sich nicht in Details zu verlieren und den Realitätsbezug zu bewahren.

Fluorit, blau

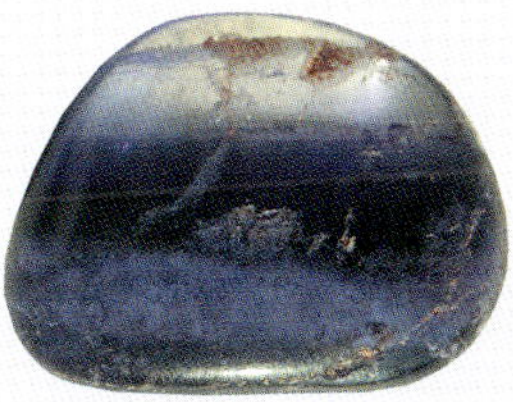

Körperlich: lindert trockenen Husten; wird bei Überbein und Verwachsungen eingesetzt.

Seelisch: steigert das Auffassungsvermögen und die Intuition; bessert die Gedächtnisleistung; macht wach, interessiert und präsent.

Verfügbar: häufig.

Fluorit, bunt, Regenbogenfluorit

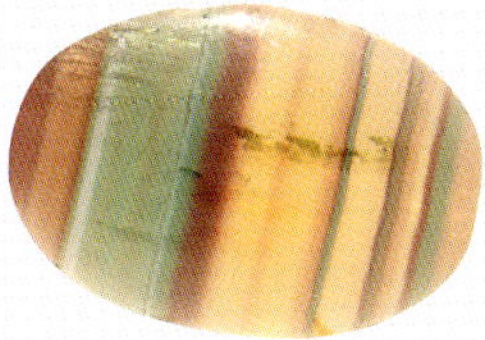

Körperlich: beschleunigt und verbessert das Knochenwachstum nach Knochenbrüchen; wird gegen Osteoporose eingesetzt; wirkt auf Bänder, Sehnen und die Beweglichkeit der Gelenke; wirkt aufbauend auf Haut, Großhirnrinde und Nerven.

Seelisch: erleichtert Neuanfänge im Leben, macht erfinderisch, entschlussfreudig und beweglich.

Verfügbar: häufig.

Fluorit, farblos

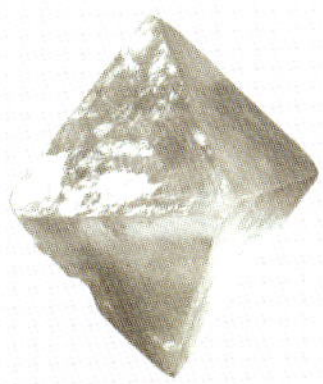

Körperlich: baut den Zahnschmelz der Kinder auf; stärkt Nerven und Gehirn.

Seelisch: klärt bei Schuldgefühlen, irrationalen Ängsten und fördert Organisation und Ordnung.

Verfügbar: häufig.

Fluorit, gelb

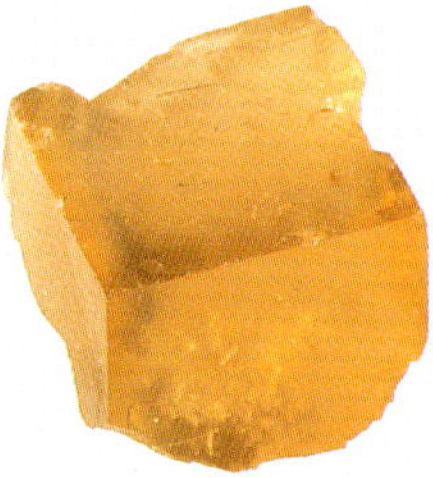

Körperlich: unterstützt die Säurebildung des Magens und verbessert die Verdauung, kann auch bei Essstörungen eingesetzt werden; hilft Knorpelsubstanz aufzubauen.
Seelisch: fördert eine positiv bejahende Lebenseinstellung; gibt eine sehr rasche Auffassungsgabe.
Verfügbar: selten.

Fluorit, grün

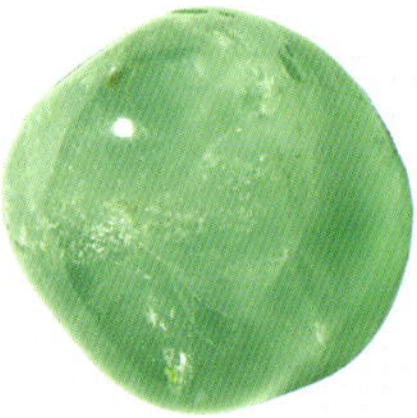

Körperlich: entgiftend; mobilisiert bei rheumatischen Erkrankungen; hilft bei Pilzinfektionen.
Seelisch: verstärkt, klärt und befreit Gefühle und Emotionen.
Verfügbar: gering.

Fluorit, rosa

Körperlich: reguliert den Hormonhaushalt, hilfreich bei funktionellen Herzbeschwerden.
Seelisch: macht gefühlsmäßig aufgeschlossen, verbessert die Selbstwahrnehmung; gibt

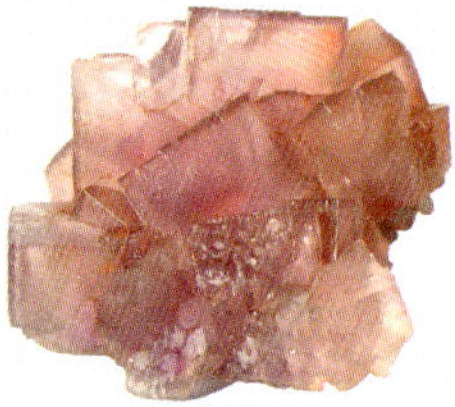

in Gefühlsangelegenheiten einen langen Atem.
Verfügbar: selten.

Fluorit, violett

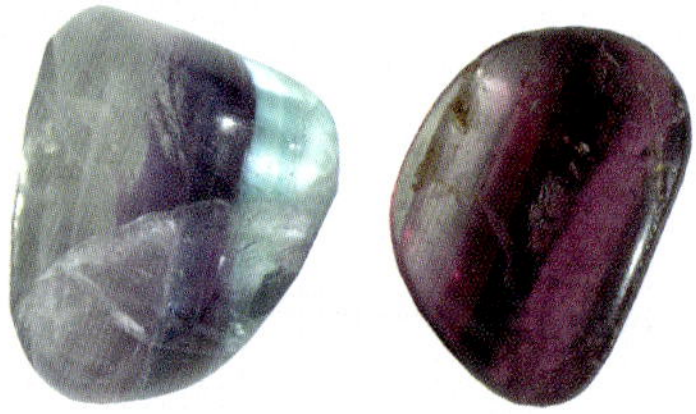

Körperlich: hilft bei Übergewicht durch falsche Essgewohnheiten; hilft bei eitrigen Wunden.
Seelisch: erleichtert die Befreiung von Fremdeinflüssen; hilft die eigene Spiritualität zu entwickeln; verbessert Konzentration und Lernfähigkeit.
Verfügbar: häufig.

Fluorit-Opal

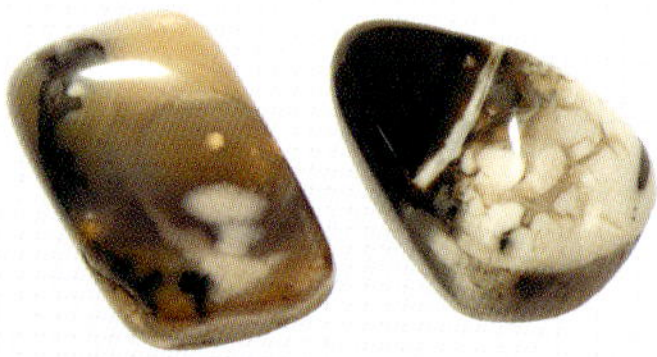

Körperlich: verbessert den Lymphfluss und die Atmung, lindert Beklemmung und Hustenreiz.

Seelisch: hilft weniger zu beurteilen und sich offen auf das Leben einzulassen; nimmt Anstrengung, Härte und Kontrollzwang und hilft bei Spannungen und Zerrissenheit; verbessert das emotionale Gedächtnis.
Verfügbar: selten.

Fuchsit

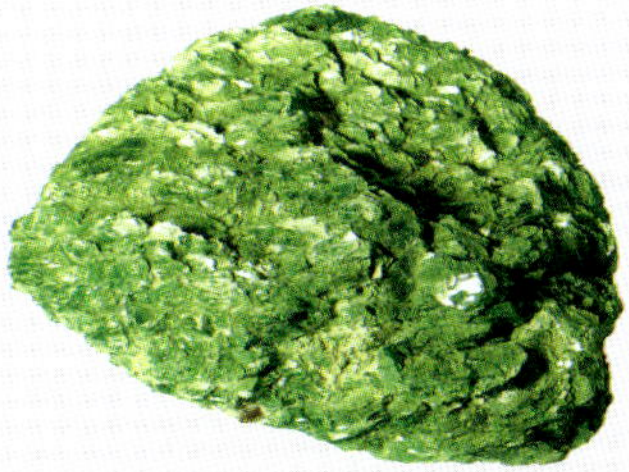

Körperlich: hilft bei Schuppenflechte, juckenden oder schuppenden Hautkrankheiten, bei allergischen Erscheinungen; steigert die Abwehrkräfte des Immunsystems; fördert die Entgiftungsfunktion der Leber; wirkt stark reizlindernd und entzündungshemmend bei Sinusitis; hilft bei Sonnenunverträglichkeit, Sonnenstich und Strahlenbelastung; wirkt entsäuernd auf den Stoffwechsel; wirkt wohltuend auf das Herz und regt die Nieren an.
Seelisch: hält geistig beweglich; ermöglicht es, die Dinge von einer anderen Warte aus und mit etwas Abstand zu betrachten; erleichtert das Fällen von Entscheidungen; hilft als Schutzstein, sich abzugrenzen; macht dennoch kompromissbereit und flexibel; hilft Stress, Druck und hohe Anforderungen zu ertragen.
Verfügbar: gering.

Fulgurit

Körperlich: stärkt und heilt angerissene Bänder, Sehnen und Nervengewebe; hilft bei Kältegefühl, Taubheitsgefühl und Narbenbeschwerden; hilft bei Beschwerden von Ohren,

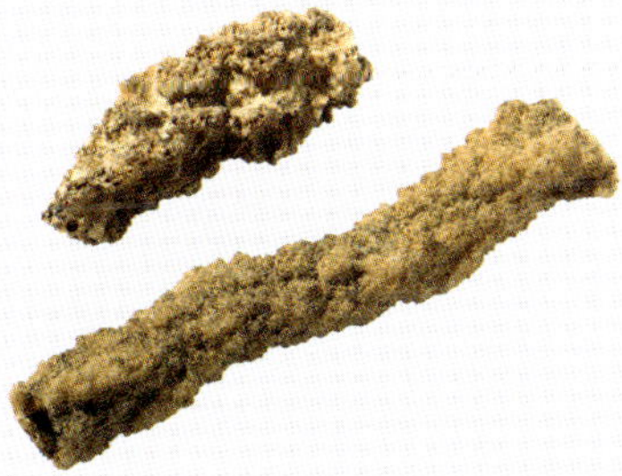

Nase, Kehle, Stimme, Speiseröhre und Verdauungstrakt; löst Schmerzen und Blockaden der Wirbelsäule und der Bandscheiben.
Seelisch: gibt raschen Überblick über Situationen; verbessert mediale Wahrnehmungsfähigkeiten; hilft sachlich zu bleiben und gesunden Egoismus zu entwickeln; macht zielgerichtet.
Verfügbar: selten.

Gabbro, Blackstone

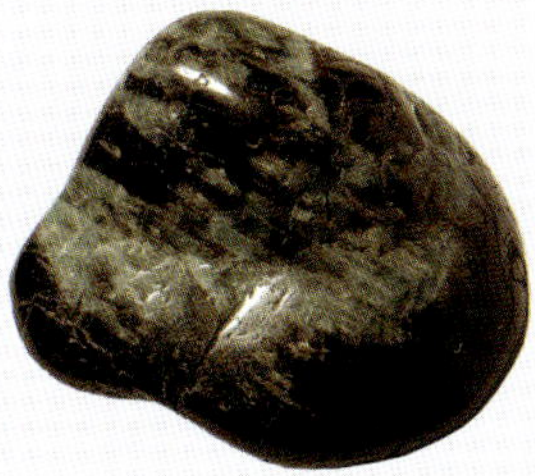

Körperlich: stärkt die Regenerationsfähigkeit und die Selbstheilungskraft des Gewebes; wirkt aufbauend bei Frühjahrsmüdigkeit und körperlicher Anstrengung.
Seelisch: regt an, in sich hineinzuhorchen und die eigenen Bedürfnisse wahrzunehmen; hilft Neues sorgfältig zu planen und vorzubereiten motiviert in die Gänge zu kommen und stärkt den Durchhaltewillen.
Verfügbar: gering.

Gagat

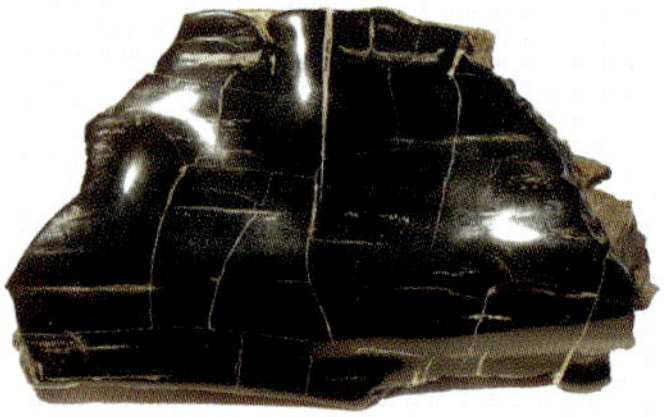

Körperlich: lindert Entzündungen des Zahnfleischs, verbessert Mundgeruch und lindert Soor; unterstützt die Lösung von Kieferverspannungen und Zähneknirschen; erleichtert ähnlich wie Bernstein das Zahnen bei Kleinkindern; hilft bei wieder aufkommenden Ekzemen, auch bei Pilzbefall; ist allgemein reizlindernd; angenehm bei Durchfall und Darmbeschwerden; schmerzmildernd bei Kopf- und Magenschmerzen; leicht fiebersenkend; wirkt entzündungshemmend bei Arthritis; gibt körperliche Beweglichkeit und Leichtigkeit, absorbiert Spannungen, verbessert Gelenke und Rückgratbewegungen.
Seelisch: heilt sanft Depressionen, Kummer, Trauer; erweist sich als eine gute Unterstützung bei der Trauerarbeit; hilft gegen Melancholie, Stimmungsschwankungen und instabile psychische Zustände, da er die Selbstwahrnehmung verbessert, Negativität absorbiert und Leichtigkeit gibt; bringt eine ausgeglichene Innerlichkeit, sodass man sich zuversichtlich der Welt wieder zuwenden möchte; stärkt Charakter durch Einsicht und Standfestigkeit und hilft, wenn nur gejammert, aber nichts getan wird.
Verfügbar: selten.

Galenit

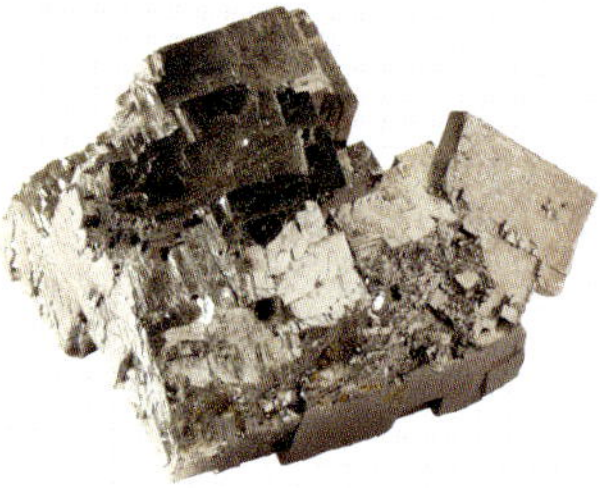

Körperlich: regt die Ausscheidung von Schwermetall, insbesondere von Blei über den Darm an; unterstützt die Behandlung von Blutvergiftungen; regt das parasympathische Nervensystem an; wirkt kräftigend auf Lunge und Schilddrüse; wirkt absterbenden, sklerotischen und austrocknenden Prozessen entgegen; hemmt Entzündungen; hilfreich bei Steifheit und Unbeweglichkeit; verbessert die venöse Durchblutung.
Seelisch: verbessert Gestaltungskraft, Selbstkontrolle, Körperbeherrschung und Pflichtbewusstsein; lindert Existenzängste; hilft bei Druckgefühlen und schweren Belastungen; lindert das Gefühl der Aussichtslosigkeit und Schwere; wirkt gegen Wahnvorstellungen.
Verfügbar: gering.

Gaspeit

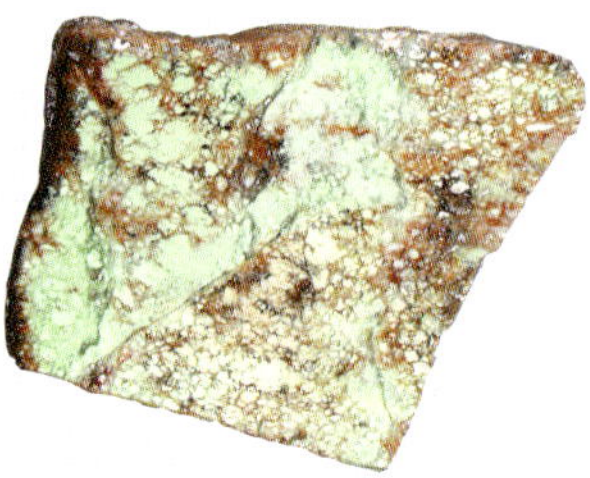

Körperlich: hilft das Nervenkostüm zu sanieren; wirkt kräftigend und entspannend; entsäuert das Bindegewebe; forciert die Entgiftung und Reinigung des Gewebes; bringt Erholung nach langen Krankheitsphasen.
Seelisch: lehrt ohne Übermut sich auf positive Weise zu vergnügen; hilft Lethargie und Resignation in Offenheit und gelassenen Optimismus zu verwandeln; lässt Erschöpfung, Trauer, Mutlosigkeit und Einsamkeit überwin-

den; verstärkt Reinlichkeit und macht gesundheitsbewusst.
Verfügbar: selten.

Gedrit

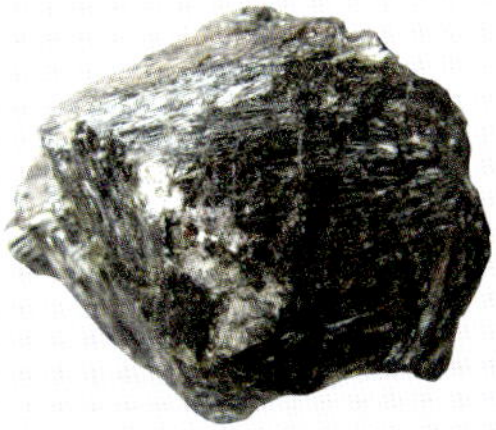

Körperlich: fördert die Festigkeit und Stabilität der Knochen; hält Sehnen und Muskulatur kraftvoll und elastisch.
Seelisch: erhöht die seelische Belastbarkeit; wirkt unterstützend um Freundschaften trotz Krisen aufrechtzuerhalten und zu pflegen; hilft auch für sich selber zu sorgen.
Verfügbar: selten.

Gips, allgemein

Körperlich: beschert tiefen und erholsamen Schlaf; verbessert das Körpergefühl; erneuert, festigt und verbessert die Elastizität des Gewebes und der Knochen; beruhigt die Nerven bei Stress; wirkt schmerzlindernd und entkrampfend; festigt das Gewebe, kann aber auch auf Dauer die Muskulatur verhärten; kann hormonelle Schwankungen lindern.
Seelisch: vermittelt übersensiblen Menschen Stabilität; nimmt Ängste, insbesondere vor Sexualität; wirkt beruhigend, erdet, stärkt die Vernunft, vermindert Reizbarkeit und Launenhaftigkeit; hilft eigene Muster zu durchschauen und seine Energie auf Wesentliches auszurichten.

Gips, Alabaster Engelberg

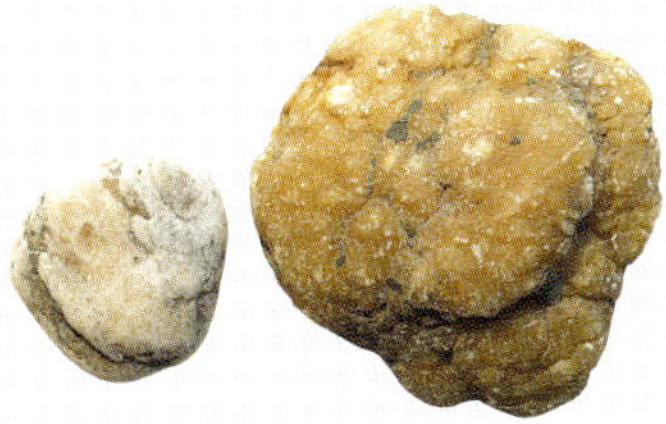

Körperlich: wirkt schmerzlindernd und spannungslösend auf die verspannte Muskulatur; verbessert die Schlaftiefe und das Körpergefühl.
Seelisch: lenkt die Aufmerksamkeit auf die eigene Innenwelt, wodurch Eindrücke der Außenwelt deutlich abgedämpft werden und es gelingt, sich ganz auf wesentliche Aufgaben zu besinnen; macht zufrieden, entspannt und heiter, auf Stress reagiert man mit Gelassenheit; intensiviert Träume; hilft alte Denk- und Verhaltensmuster zu überwinden.
Verfügbar: selten.

Gips, Fasergips und Selenit

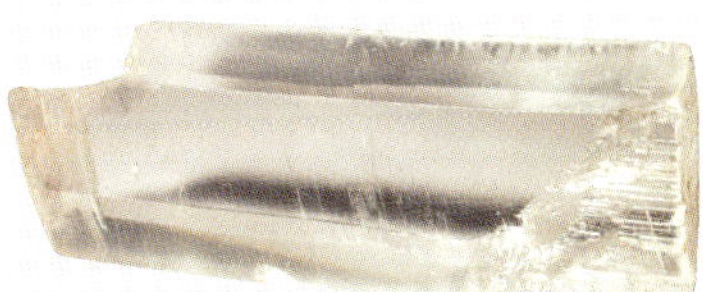

Körperlich: entspannt angespannte und überreizte Nerven und die Augenmuskulatur; lockert verkürzte, verkrampfte Sehnen; versorgt den Körper mit Licht.

Seelisch: hilft schnell, wenn Energie im Kopf gestaut ist, wenn man »nicht mehr runter kommt« und bei starkem Stress; gegen Hyperaktivität, Reizüberflutung und hysterische Erscheinungen; hilft stereotype Denk- und Verhaltensweisen aufzulösen.
Verfügbar: häufig.

Gips, Marienglas

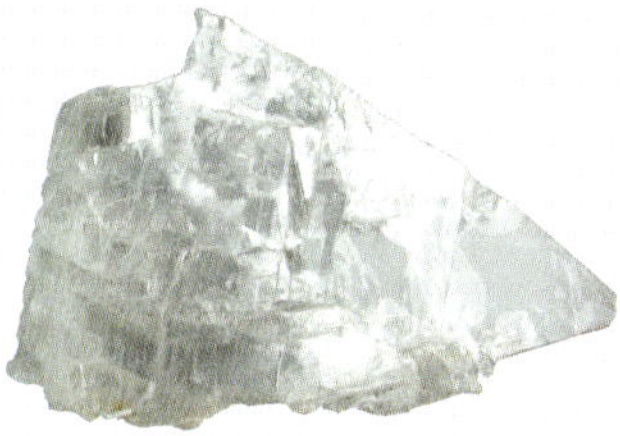

Körperlich: wirkt entspannend und ausgleichend bei Energieüberschüssen.
Seelisch: löst die Abhängigkeit und Identifikation von Emotionen auf; bringt Ernüchterung bei übersteigerten Gefühlen, öffnet jedoch für zarte Empfindungen; bewirkt Gelassenheit und Neutralität sowie Schutz durch Unbeeinflussbarkeit.
Verfügbar: gering.

Gips, Sandrose, Wüstenrose

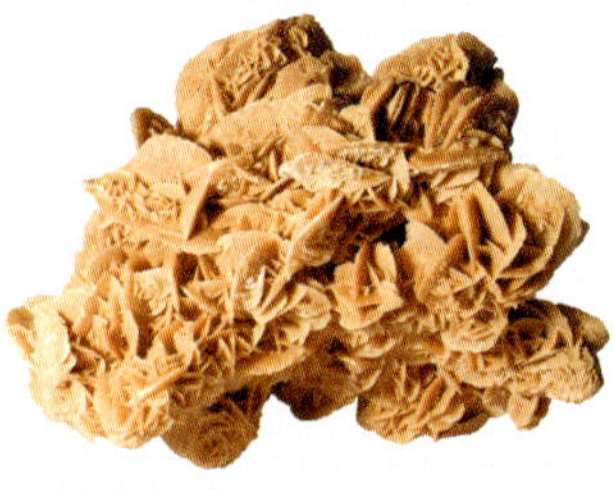

Körperlich: entkrampft die Muskulatur und nimmt den Schmerz bei chronischen Verspannungen, zum Beispiel des Rückens- und des Lendenbereichs.
Seelisch: fördert Kreativität und Anpassungsfähigkeit; verdeutlicht die Vielfalt des Lebens; beruhigt bei heftigen emotionalen Reaktionen.
Verfügbar: häufig.

Girasol-Quarz, Nebel-Quarz

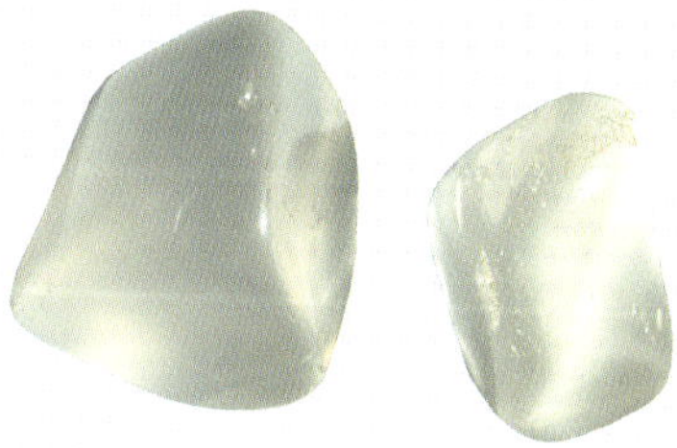

Körperlich: stärkt die Abwehrkraft; lässt Lymphknoten abschwellen und regt den Lymphfluss und die Milchbildung an; angenehm bei trockener Haut, besonders bei trockenen Augen; hilft Verspannungen und Muskelkater zu vermeiden; harmonisiert alle Bewegungsabläufe; macht die Art, sich zu bewegen, bewusst und vermittelt Leichtigkeit; stärkt den Energiefluss in allen Körperbereichen.
Seelisch: wirkt aufhellend auf das Gemüt; steigert Selbstbestimmtheit und Selbstbewusstsein, macht belastbarer und verleiht in Stresssituationen Überblick und Gelassenheit; schenkt inneren Frieden; hilft die Vergangenheit besser zu verstehen.
Verfügbar: häufig.

Glaukophan

Körperlich: mobilisiert enorme Kräfte; hilft lange durchzuhalten; kann schwere Akne auslösen; kann sowohl Durchfall als auch Verstopfung begünstigen; hebt den Blutdruck; macht Schwachstellen und Blockaden deutlich; verstärkt Reinigungsprozesse.

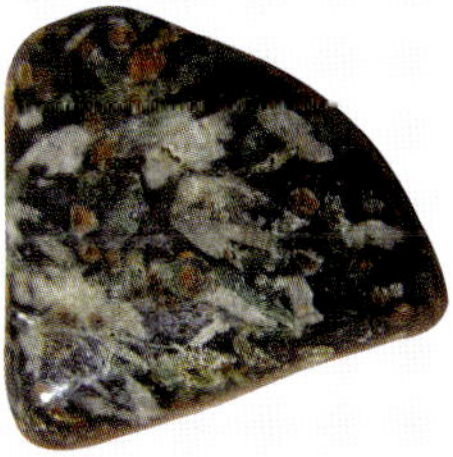

Seelisch: rührt an eigenen Lebensthemen, umso gründlicher, je tiefer sie verschüttet waren; setzt bei den größten Defiziten an; erhöht die Bereitschaft sich mit dem Unangenehmen auseinanderzusetzen und mit Nachdruck dranzubleiben; intensiviert die Emotionen; stärkt die Willenskraft; intensiviert das Traumerleben; sollte nicht unterschätzt werden.
Verfügbar: gering.

Gneis

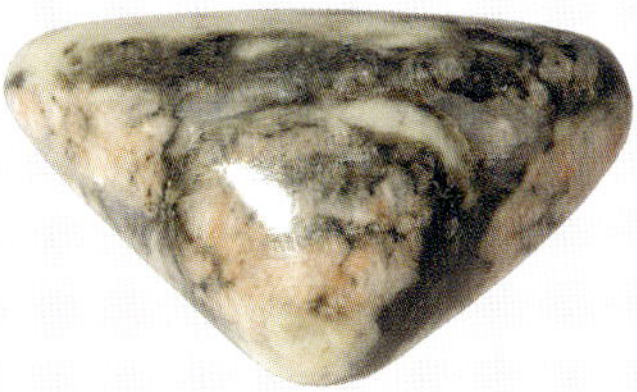

Körperlich: fördert die Verdauung und Ausscheidung, stabilisiert die Haut.
Seelisch: hilft Umbrüche und Krisen durchzustehen, Belastungen zu ertragen und das Beste aus der Situation zu machen; hilft Gepflogenheiten und persönliche Muster zu akzeptieren.
Verfügbar: selten.

Goethit-Quarz, Cakoxenit

Körperlich: mildert Beklemmungen, Entzündungen und Infektionen der Atemwege, lin-

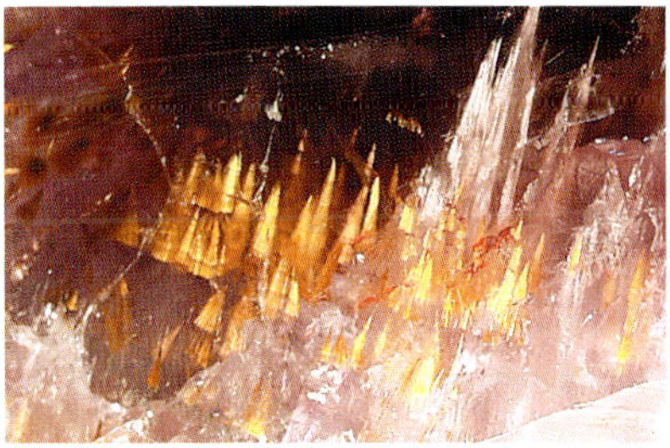

dert Hustenreiz; beeinflusst die endokrine Drüsentätigkeit, vor allem Hypophyse und Hypothalamus.
Seelisch: lindert Ängste, Beklemmungen und Befangenheit; fördert Ausdruckskraft, auch die stimmliche; gibt gute Laune; macht extrovertiert, gibt Entschlossenheit und Tatkraft, sodass man seine Vorhaben konsequent, aber ohne Verbissenheit durchführen kann; fördert Urteilsvermögen, Wachheit und Taktgefühl; fördert die Einheit von Körper, Seele und Geist.
Verfügbar: selten.

Gold

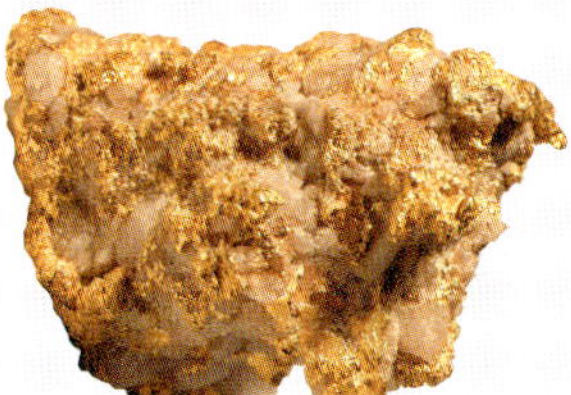

Körperlich: unterstützt die Leitfähigkeit der Nerven; lindert arthritische und rheumatische Schmerzen; bessert Herzbeschwerden und Hautprobleme; wirkt durchwärmend und belebend; hilft Besitz von seinem Körper zu ergreifen; regt den Kreislauf an; regt die Funktion der Sexualorgane an.
Seelisch: bei depressiven Verstimmungen aufgrund von Sonnenmangel, Überbeanspruchung und nervösem Stress, Minderwertigkeitsgefühlen und Mangel an Erfolg, Erfül-

lung und Sinn; hilft gegen Ängste, Einsamkeit, Lebensunlust und Destruktivität; stärkt den eigenen Wesenskern und bringt verborgene Handlungsmotive und Sehnsüchte ans Licht, repräsentiert das Prinzip Haben; Schattenseite ist Besitzdenken, Habgier, Eitelkeit und Selbstverliebtheit.
Verfügbar: häufig.

Gold kolloidal

Körperlich: wirkt anregend auf das hormonelle Drüsensystem, besonders auf die Schilddrüse; wirkt sexuell sanft anregend, wirkt anfeuernd und erleichtert so das Abnehmen; unterstützt bei Alkohol-Entziehungskuren.
Seelisch: hat eine zentrierende und fokussierende Wirkung, verhindert Abschweifen; macht in herausfordernden Situationen gelassen und souverän; wirkt innerlich aufhellend.
Verfügbar: gering.

Goldquarz, Tigeraugenquarz

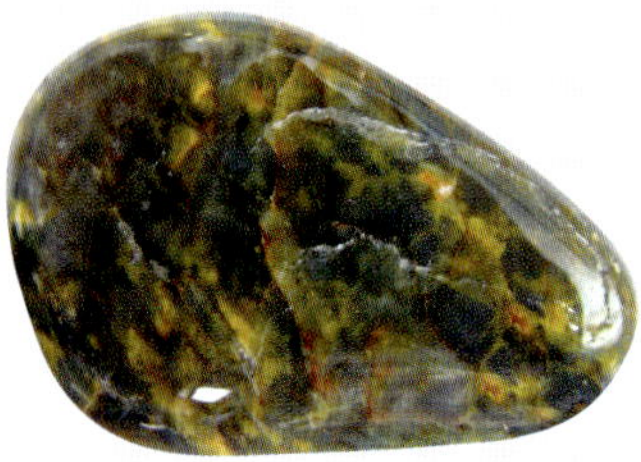

Körperlich: löst körperliche Spannungen; hilft bei Asthmaanfällen den Anfall zu mildern; stärkt die Belastbarkeit der Nerven.
Seelisch: stärkt Intuition und Verstand; vermittelt Selbstsicherheit durch Distanz, hilft Grenzen zu respektieren; hilft sich nicht zu stark beeindrucken zu lassen und die eigenen Vorhaben nicht aus den Augen zu verlieren.
Verfügbar: selten.

Granat, allgemein

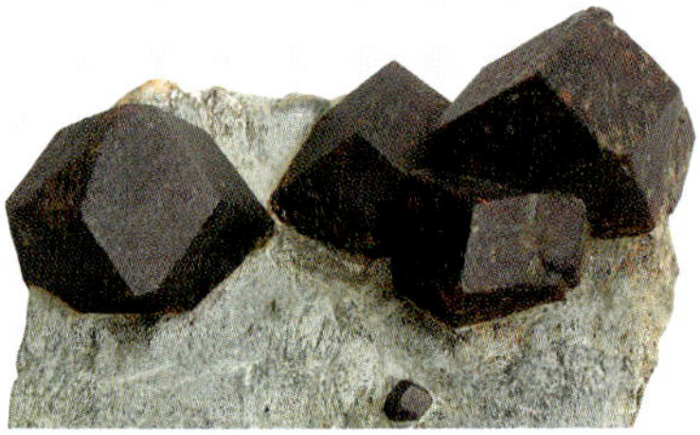

Körperlich: wirkt stoffwechselanregend, allgemein belebend sowie organregenerierend, bessert die körperliche Leistungsfähigkeit, Widerstandskraft, allgemeine Konstitution und Ausdauer stärkend und das Körperbewusstsein verbessernd; erschließt neue Kraftquellen.
Seelisch: erhöht Widerstand, Durchhaltevermögen und Durchsetzung eigener und übergeordneter Ideen; wird im Alltag meist als melancholisch und schwer empfunden, setzt in erdrückenden und hoffnungslosen Situationen jedoch unglaubliche Kräfte frei; stärkt die Selbstüberwindung, führt zu Konfrontation mit persönlichen Tabuthemen, deren Bewältigung neue Kräfte freisetzt, transformiert Triebkräfte und verbindet Seele und Geist zu willensstarkem Charakter; unterstützt das Individuum, sich für die Gemeinschaft stark zu machen.

Granat, Almandin

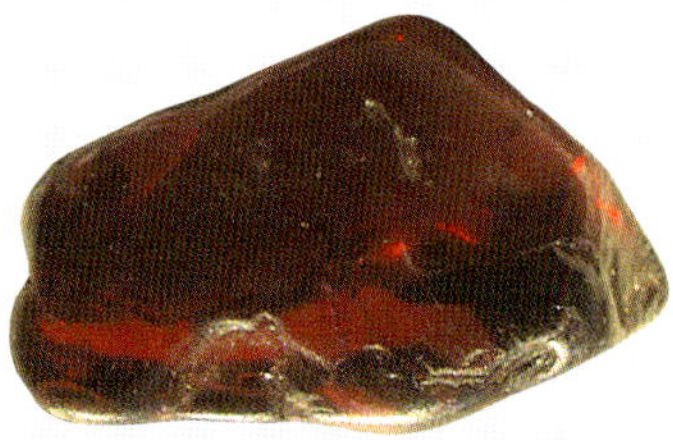

Körperlich: wirkt blutbildend; verbessert die Eisenresorption im Dünndarm; hilfreich bei Potenzschwäche, Furunkeln, Geschlechtskrankheiten und offenen Beinen.
Seelisch: zeigt wo die Lebensenergie blockiert ist; gibt Kraft, die inneren Widerstände zu konfrontieren, um Einstellung und Verhalten zu ändern; hält geistig jung und wirkt Verknöcherung und festgefahrenen Gewohnheiten entgegen; vermittelt Erfolgserlebnisse, welche die Selbstachtung weiter steigen lassen.
Verfügbar: häufig.

Granat, Almandin in Matrix

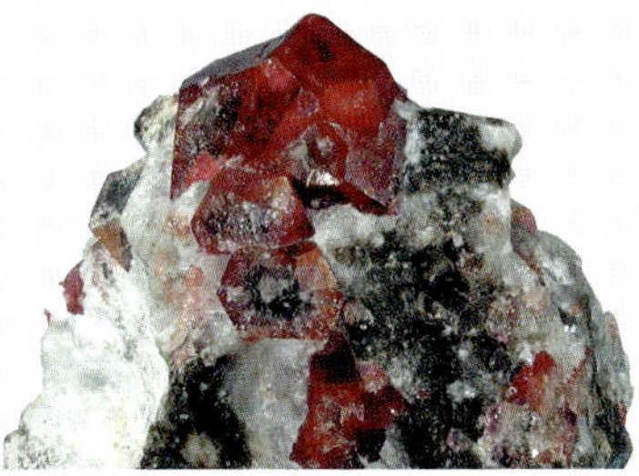

Körperlich: bewirkt körperliche Leistungsfähigkeit und Schwung, unterstützt die Ausscheidung; hilft mit Fremdkörpern umzugehen.
Seelisch: mobilisiert die notwendige Energie, klar gesetzte Ziele allen Schwierigkeiten zum Trotz entschlossen anzugehen und zu erreichen.
Verfügbar: gering.

Granat, Andradit

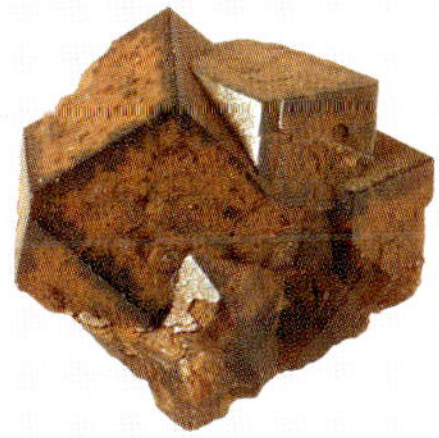

Körperlich: wirkt leberanregend und blutbildend; lässt bei ausbleibender Menstruation die Regelblutung einsetzen; fördert den Bewegungsdrang.
Seelisch: verbessert die Kreativität; regt zur Kurskorrektur an, wenn unnachgiebig zu lange an bestimmten Ideen festgehalten wurde; regt die sexuelle Vorstellung an, schwächt unbegründete Ängste ab; angezeigt bei depressiver Verstimmung und geistiger Erschöpfung.
Verfügbar: selten.

Granat, Chromgrossular

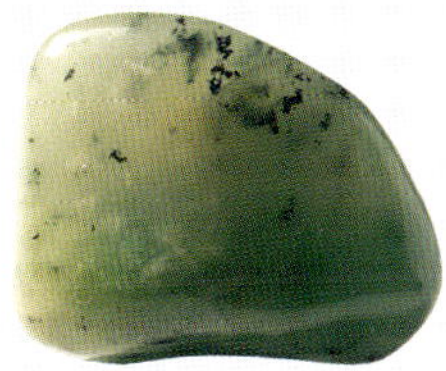

Körperlich: stärkt die Leber, fördert den Gallenfluss und entgiftet dadurch; lindert Entzündungen, reguliert den Fettstoffwechsel, beugt Arteriosklerose vor.
Seelisch: hilft blockierende Gedanken durch Kreativitätsschübe und Elan zu überwinden.
Verfügbar: selten.

Granat, Grossular

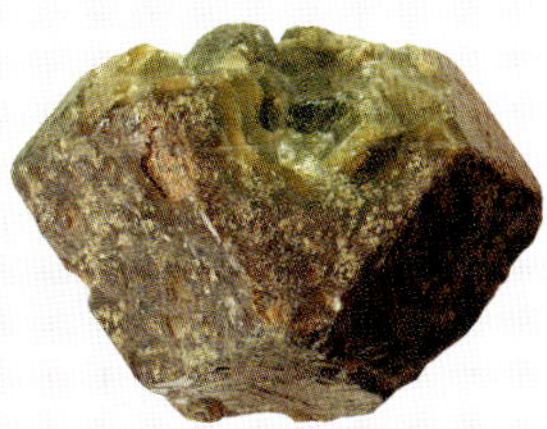

Körperlich: wirkt auf Potenzschwäche; ist entzündungshemmend und schmerzlindernd bei rheumatischen Beschwerden; gegen Entzündungen der Haut und Schleimhaut, auch bei Pilzinfektionen.
Seelisch: fördert die Gestaltungskraft, die Entwicklung und Umsetzung eigener Ideale; stärkt den Überlebenswillen und die Fähigkeit zur Zivilcourage; verleiht Entschlossenheit und Konsequenz; hilft Prioritäten zu setzen.
Verfügbar: gering.

Granat, Grossularit

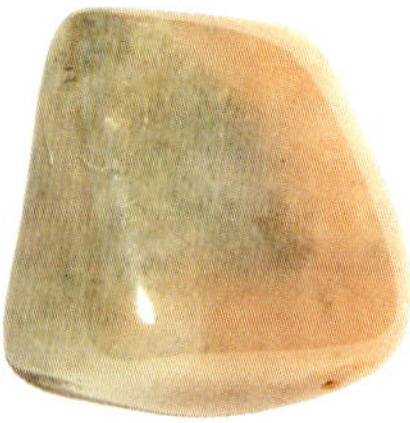

Körperlich: lindert Entzündungen am Bewegungsapparat, Schmerzen und rheumatische Beschwerden; bessert die Durchblutung der Haut und Schleimhäute.
Seelisch: beruhigt und entspannt die Nerven, wenn man sich unter Druck gesetzt fühlt; stärkt den Gemeinschaftssinn.
Verfügbar: selten.

Granat, Hessonit

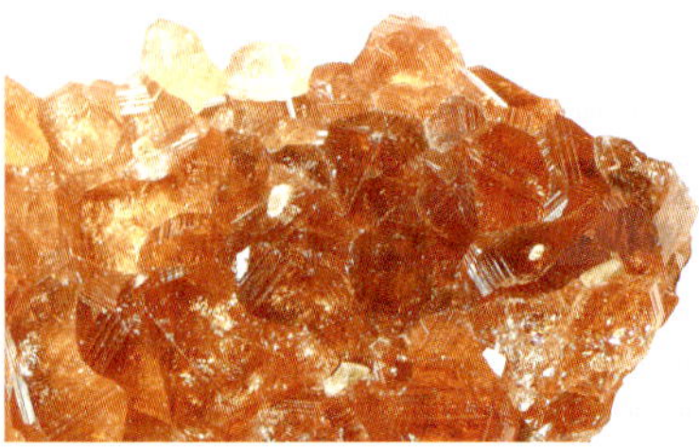

Körperlich: wirkt hormonregulierend bei Über- und Unterfunktion der Schilddrüse, mit sekundärer Wirkung auf Hypophyse und Hypothalamus.
Seelisch: verändert pessimistische Einstellungen zum Leben und stärkt mangelndes Selbstbewusstsein; unterstützend bei Nervosität; fördert Gelassenheit, geistige Widerstandskraft und Selbstachtung.
Verfügbar: selten.

Granat, Hydrogrossular

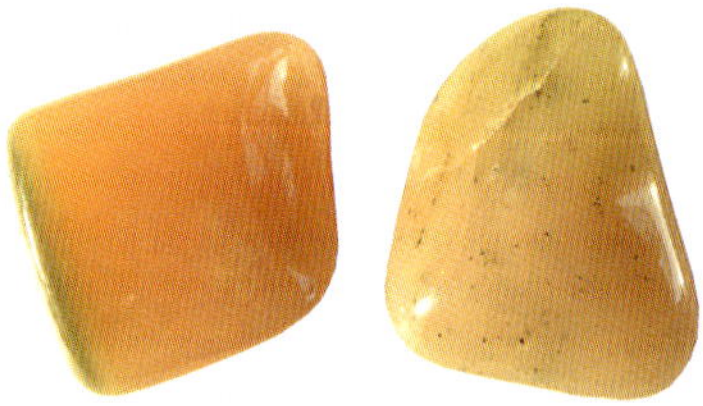

Körperlich: entschlackt und leitet Giftstoffe aus, fördert die Funktion von Leber, Nieren und Galle.
Seelisch: hilft die Dinge realistisch und angemessen einzuschätzen und das eigene Wertesystem nicht zum Maß aller Dinge zu machen; unterstützt Versöhnung mit sich und anderen, ohne Sentimentalität.
Verfügbar: selten.

Granat, Melanit

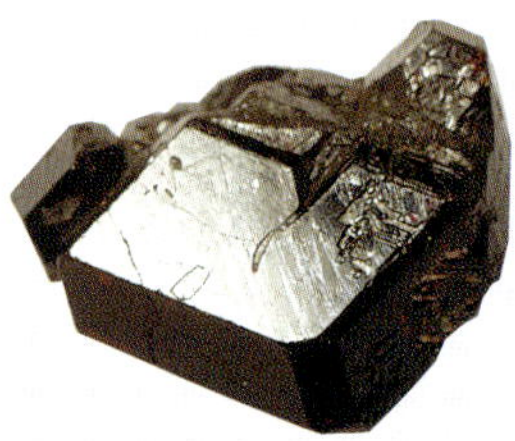

Körperlich: kräftigt das Knochenwachstum, speziell der Wirbelsäule; fördert das Größenwachstum; wirkt unterstützend bei Rückenschmerzen und Verspannungen.

Seelisch: lindert das Helfersyndrom (sich für andere aufzuopfern); hilft in allen Situationen auf sein Gewissen zu hören, gibt Standfestigkeit, Integrität und einen klaren Standpunkt.
Verfügbar: selten.

Granat, Pyrop

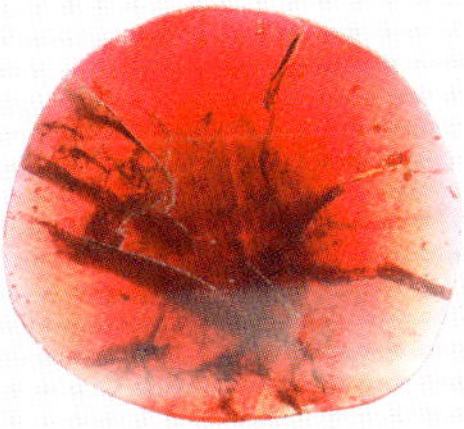

Körperlich: lindert Blasen- und Harnwegsentzündung; verbessert die Blutqualität, die Durchblutung und wirkt kreislaufstärkend; mildert Hinterhauptkopfschmerzen; reagiert durch sexuelle Stimulation auf die Potenz.
Seelisch: lässt Liebe wieder aufleben, hilft zu verzeihen und erleichtert Hilfe anzunehmen; macht gelassen und mutig.
Verfügbar: häufig.

Granat, Rhodolith

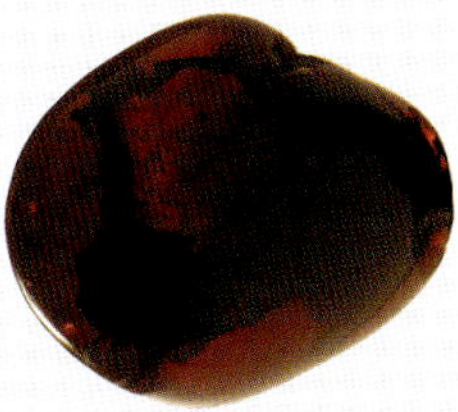

Körperlich: wirkt kreislaufanregend; kann bei Durchblutungsstörungen des Herzens und Angina-Pectoris-Anfällen eingesetzt werden; verbessert die Nährstoffresorption über den Dünndarm.
Seelisch: wirkt sexuell stimulierend; verbessert das Verhältnis zur Leiblichkeit und zum Genuss; stärkt die Ausstrahlung und die Lebensfreude.
Verfügbar: selten.

Granat, Spessartin

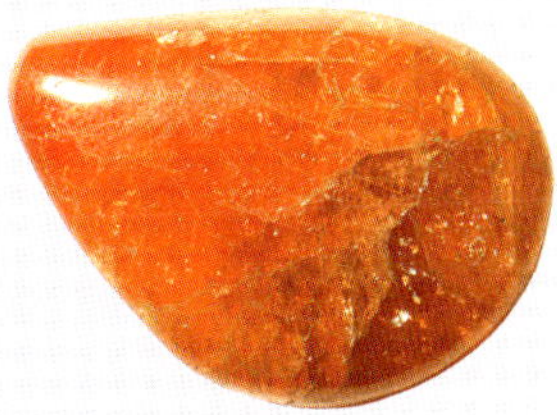

Körperlich: wirkt sexuell stimulierend; herzstärkend und durchblutungsfördernd; verbessert die Nährstoffresorption vor allem der Metalle über den Dünndarm.
Seelisch: mildert Albträume; gegen depressive Verstimmungen; hilft über Unangenehmes, Schmerzliches oder Peinliches zu sprechen; fördert Herzlichkeit und Anteilnahme.
Verfügbar: gering.

Granat, Tsavorit

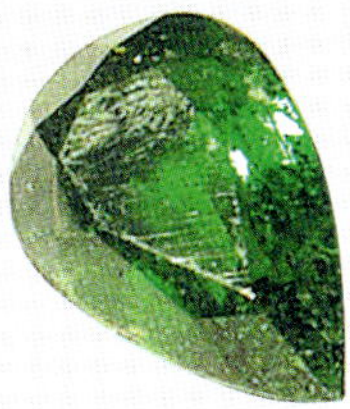

Körperlich: gegen Entzündungen der Haut und Schleimhaut; kann bei Störungen der Sinneswahrnehmung von Hören, Sehen, Riechen und Schmecken eingesetzt werden; bei verschleppten und chronischen Erkrankungen und zur Rekonvaleszenz.
Seelisch: gibt neue Kraft in schwierigen Lebensabschnitten.
Verfügbar: selten.

Granat, Uwarowit

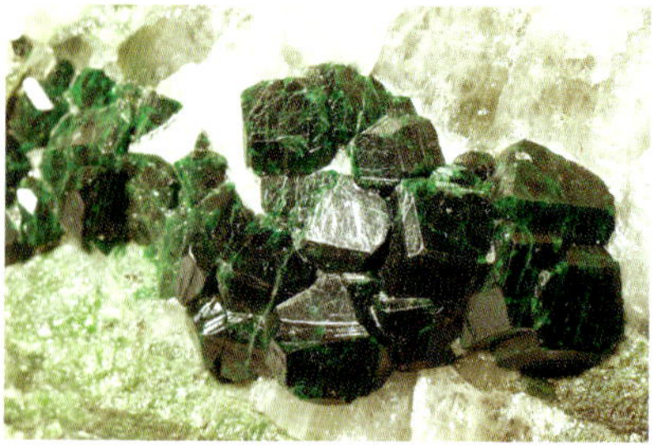

Körperlich: verbessert die Nierenausscheidung und damit die Entgiftung; wirkt entzündungshemmend und temperaturerhöhend bei Untertemperatur.
Seelisch: erfrischt die Sinne und die Gefühlswelt, macht kreativ, fördert Neugierde und Optimismus; hilft das Edle in allen Dingen zu sehen.
Verfügbar: selten.

Granit

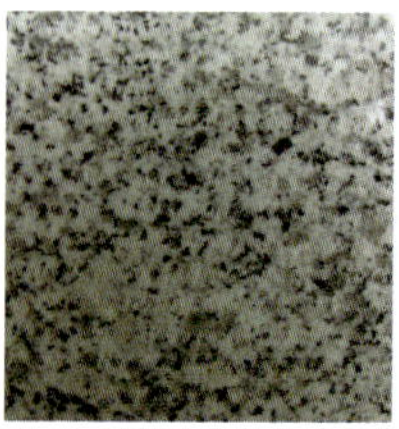

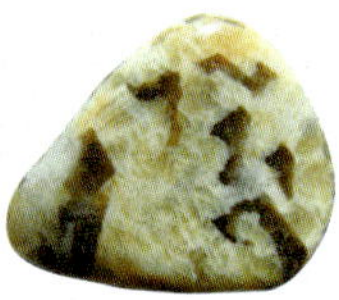

Körperlich: belebt Herz und Kreislauf; wirkt generell anregend auf die Stoffwechselfunktionen; wirkt allgemein anregend auf den Energiehaushalt, erdet, gibt Kraft und stärkt die Nerven; verstärkt die bestehende gesundheitliche Tendenz.
Seelisch: gibt Wachheit; unterstützt und stabilisiert die bestehende Entwicklung; festigt das Gelernte; fördert die konkrete Umsetzung neuer Ideen; hilft seine Wurzeln zu achten und den Wert von Erfahrungen, Gepflogenheiten und Traditionen schätzen zu lernen.
Verfügbar: häufig.

Halit, allgemein, Steinsalz

Körperlich: wirkt desinfizierend und antibakteriell; hilft bei Hautbeschwerden, allergischen Erscheinungen, Kopfschmerz, Schwindelgefühlen; lindert Verbrennungen und Insektenstiche; harmonisiert das vegetative Nervensystem, regt die Niere an, gleicht den Wasserhaushalt aus; aktiviert den Kreislauf, unterstützt die Blutbildung und erhöht den Blutdruck.
Seelisch: neutralisiert negative Emotionen, Ängste, Kummer und hilft zu verzeihen; hellt das Gemüt auf; wirkt stark antidepressiv; belebt bei Verschlossenheit, Isolation, Grübelei und Zerstreutheit; hilft bei Unterdrückung und Fremdbestimmung, auch bei Verliebtheit; hilft Kraft und Aufmerksamkeit in sinnvolle, bewusste Bahnen zu lenken; verbessert das Erinnerungsvermögen; steigert die Konzentration; löst gebundene Energien; zum Abblocken emotionaler oder energetischer Übergriffe; reinigt und schützt die Atmosphäre eines Raumes.
Verfügbar: häufig.

Halit, derbes oranges Steinsalz

Körperlich: verbessert die Resorption wichtiger Mineralstoffe; unterstützt die Aufnahme von Jod und dadurch die Behandlung von Thymus-, Schilddrüsen- und Thalamuserkrankungen.

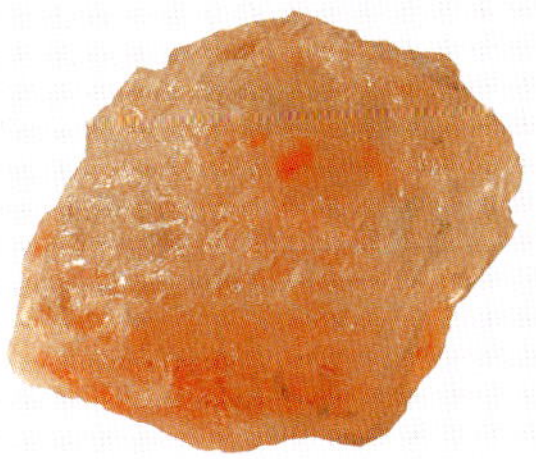

Seelisch: hilft bei emotionaler Unsicherheit; gibt Lebenswärme und Lebendigkeit; macht tolerant, wirkt gemütsaufhellend.
Verfügbar: häufig.

Halit, makrokristallin, klar

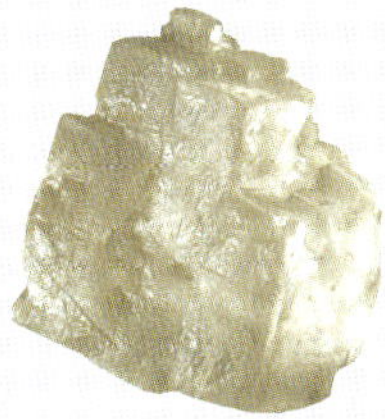

Körperlich: schützt den Körper vor lebensfeindlichen Energien wie Mobilfunkstrahlung; verstärkt die Selbstheilkräfte und das innere Heilbild, entstört und stärkt auf zellulärer und energetischer Ebene; gleicht Überschüsse und Mangel von Lebensenergie aus.
Seelisch: stärkt die Form- und Ordnungskraft, hilft sich an zeitloser Wahrheit zu orientieren und sich der Bedingtheit des Lebens bewusst zu sein; klärt und erhellt Gefühl, Verstand und unbewusste Verhaltensmuster.
Verfügbar: gering.

Halit, Salzsole

Körperlich bei äußerer Anwendung: reduziert leichte Hautreizungen, bei Neurodermitis und Psoriasis, verbessert die Hautdurchblutung; wirkt gewebeentsäuernd; keimtötend; nervenberuhigend; bei Herz-Kreislauf-Beschwerden; bei rheumatischen Beschwerden; bei Kinderkrankheiten.
Körperlich bei innerlicher Anwendung: bei Antriebslosigkeit, Entzündungen im Mundraum; bei Erkältungen; bei Asthma; bei Blasen- und Nierenbeschwerden; zur Darmreinigung.
Verfügbar: häufig.

Hämatit, allgemein

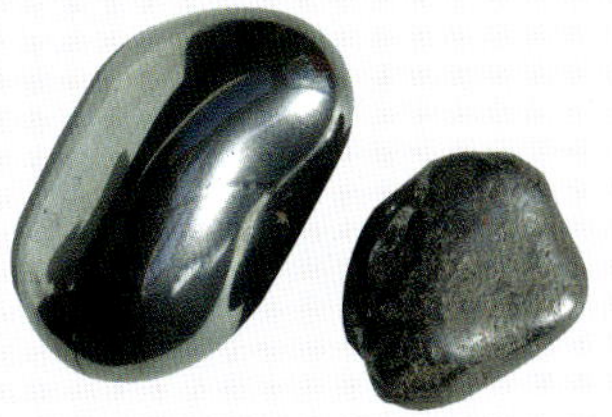

Körperlich: fördert die Eisenaufnahme im Darm und damit die Bildung roter Blutkörperchen; hilft bei Verletzungen, Anämie, niedrigem Blutdruck, hohem Blutzuckerspiegel, bei Krampfadern, Hämorrhoiden, Gefäßverengungen und Arteriosklerose; bessert Muskelkater und Potenzstörungen; verbessert die Sauerstoffversorgung der Zellen und regt den Zellaufbau an; stärkt die Leber und die Milz; kann Entzündungen verstärken.
Seelisch: irdischer und stärker auf den Körper bezogen als Magnetit; bringt Kraft, beherzte Entschlossenheit, Standfestigkeit, Bodenständigkeit, Körperlichkeit, Ausdauer und Kampfgeist.

Hämatit mit Magnetit

Körperlich: verstärkt zu geringe Tränenbildung; erhöht die Regenerationsfähigkeit des Körpers, regt Drüsen, Leber und Galle an.
Seelisch: bringt erholsamen Schlaf; fördert Beharrlichkeit, Tatkraft, Durchsetzung, Wil-

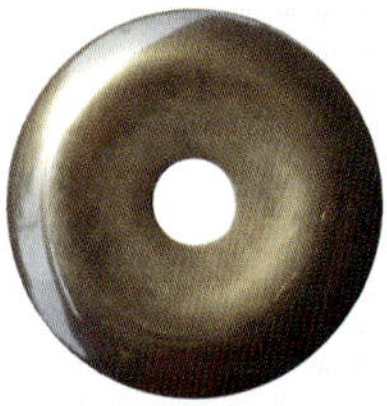

lensstärke und Konfrontationsvermögen; hilft die eigene Umwelt nach seinen Vorstellungen zu gestalten.
Verfügbar: häufig.

Hämatit, gebändert

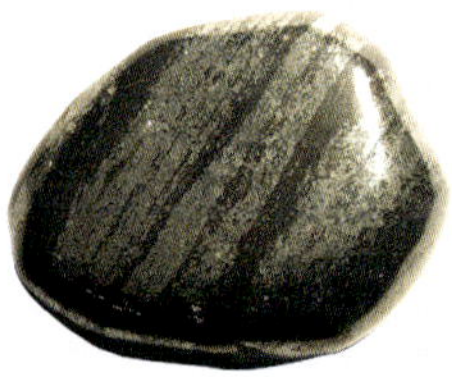

Körperlich: gibt langen Atem bei starker körperlicher Beanspruchung, unterstützt die Blutbildung.
Seelisch: hilft sich stärker mit der Materie zu verbinden; hilft für seine Bedürfnisse einzustehen; stärkt den Lebenswillen.
Verfügbar: selten.

Hämatit, Glaskopf, nierige Knollen

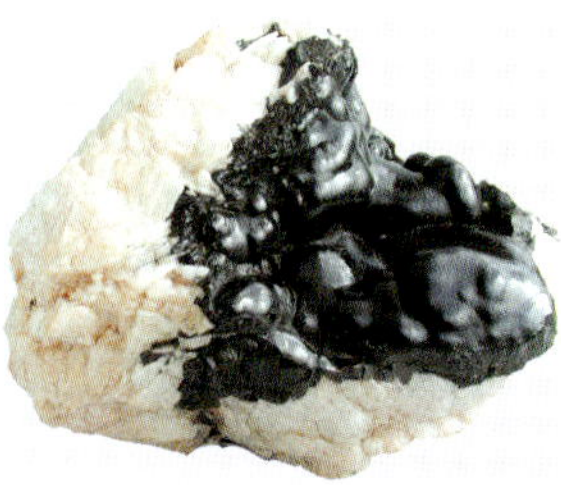

Körperlich: stärkt körperliche Abwehrmechanismen, lindert Beschwerden von Dünndarm, Dickdarm, Herz, Knien und Waden; verdeutlicht die vitalen Bedürfnisse des Körpers.
Seelisch: mindert Ängste, fördert Dynamik, Lebensqualität und Vitalität; wirkt gegen Lebensunlust und Resignation; fördert Selbstwertgefühl, Mut und Tatkraft bei Entscheidungsschwäche, Passivität und Unselbständigkeit; greift in das Traumgeschehen ein und fördert ungelebte Wünsche zutage.
Verfügbar: selten.

Hämatit, Einzelkristall

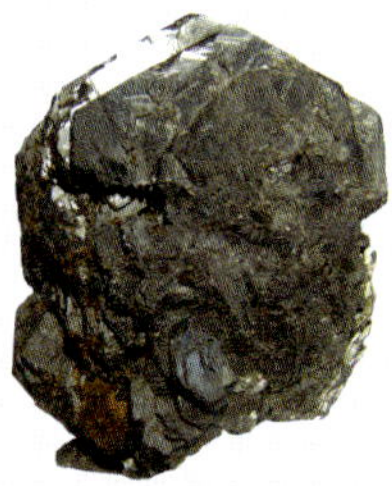

Körperlich: bewirkt gezielten und ökonomischen Krafteinsatz, hilft Verletzungen zu vermeiden.
Seelisch: gibt praktische Orientierung, richtet die Vernunft auf das Machbare und Notwendige aus; hilft so gegen Verwirrung; neutralisiert alle Einflüsse und Energien, entlädt und entzaubert; kann gegen Erd- und Wasserstrahlungen sowie tektonische Verwerfungen helfen.
Verfügbar: gering.

Hämatit-Quarz

Körperlich: verbessert die Sauerstoffversorgung des Blutes, bessert die Beweglichkeit; kräftigt die Muskulatur; erfrischt energetisch unterversorgte Körperbereiche; verbessert

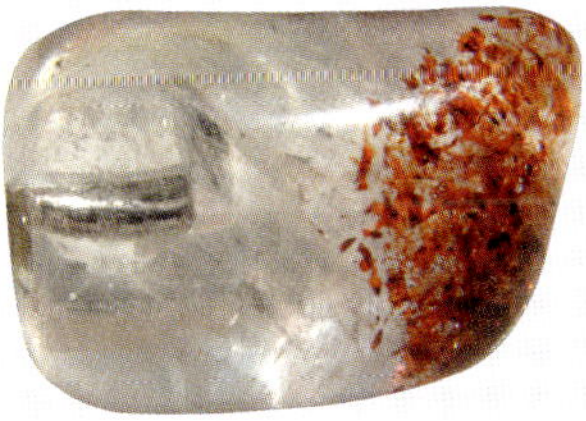

die Reaktion der Nerven und Sinne; verbessert die Motorik; weckt Freude an Sport und Bewegung.

Seelisch: aufmunternd, belebend, inspirierend; weckt vielseitige Interessen, hilft jedoch auch, mit seiner Kraft und Aufmerksamkeit hauszuhalten; verlängert mit der Zeit die Aufmerksamkeitsspanne; weckt handwerkliches Geschick und Technikverständnis.

Verfügbar: gering.

Haüyn

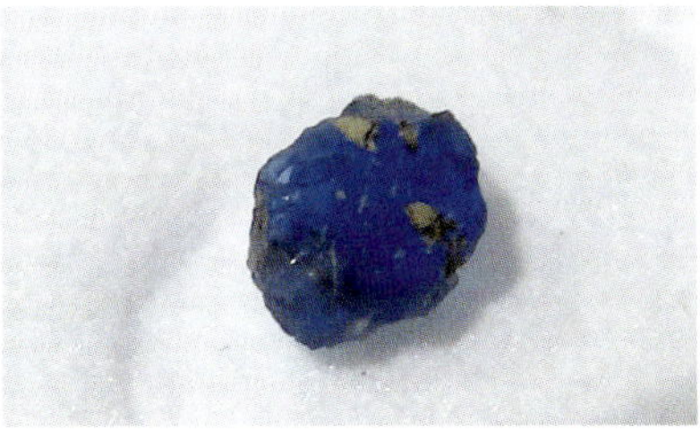

Körperlich: wirkt befreiend auf Nase und Nebenhöhlen.

Seelisch: lehrt von Herzen geben zu können; verbessert die Konzentration; hilft zu fokussieren und Dinge auf den Punkt zu bringen; hilft Ordnung zu halten und Strukturen zu entwickeln.

Verfügbar: selten.

Hedenbergit

Körperlich: strafft das Bindegewebe; wirkt unspezifisch auf das vegetative Nervensystem.

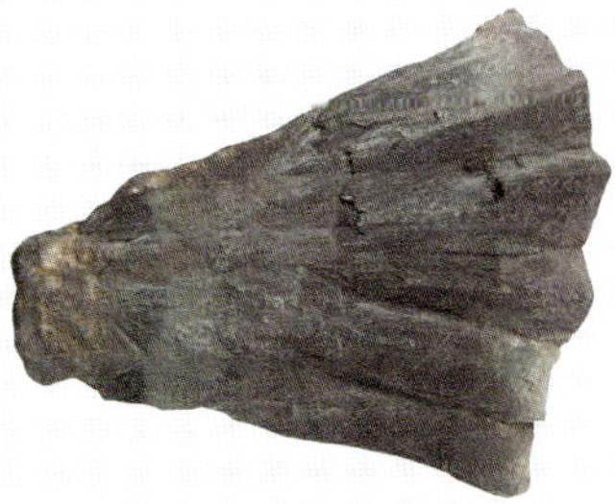

Seelisch: fördert Antrieb und Begeisterungsfähigkeit; stärkt das Gedächtnis für Situationen.

Verfügbar: selten.

Heliotrop

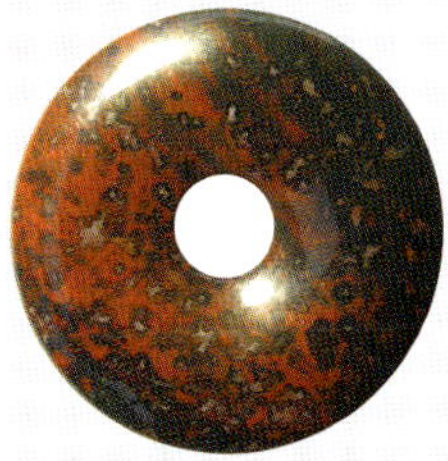

Körperlich: regt die Durchblutung an; wirkt gegen Entzündungen und eitrige Prozesse; stärkt die unspezifische Immunabwehr; heilsam bei allen Herz- und Blasenbeschwerden, Erkältungs- und Infektionskrankheiten; hilft bei rheumatischen Erkrankungen weitere Ablagerungen in den Gefäßen zu verhindern.

Seelisch: verbessert die Konzentration, die Kommunikation und den Gefühlsausdruck; bessert Abgespanntheit, Gereiztheit, beruhigt bei Nervosität, steigert die psychische Belastbarkeit; sensibilisiert für Probleme anderer, ohne sich hineinziehen zu lassen; hilft in allen Situationen die Kontrolle zu bewahren, sich gegenüber seelischen Problemen abzugrenzen; stärkt den Realitätssinn.

Verfügbar: häufig.

Hemimorphit

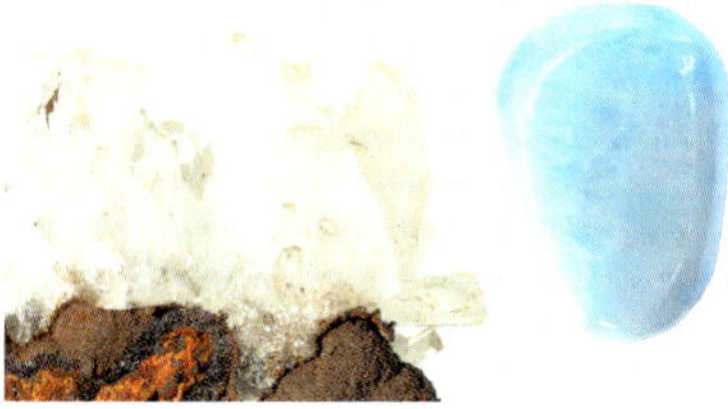

Körperlich: stimuliert die Haarwurzeln; fördert die Geweberegeneration nach Operationen; hilft bei Hautunreinheiten, Ekzemen und Warzen sowie bei Sonnenbrand und Verbrennungen; unterstützt das Durchhaltevermögen bei Diäten.
Seelisch: hilft Aggressionen ab- und positive Charaktereigenschaften aufzubauen; schwächt das Ego und stärkt das Wesen, wodurch er eine offene und anziehende Ausstrahlung fördert; lässt ein positives Selbstkonzept von sich entwickeln; verstärkt die Ausrichtung auf das eigene Ziel; hilft Fremdbeeinflussung zu erkennen.
Verfügbar: selten.

Hermanover Kugel
siehe Anthophyllit

Heulandit siehe Zeolith

Hiddenit siehe Spodumen

Hilutit, Quarz mit Granat, Zirkon, Goethit

Körperlich: hilft trotz wenig Schlaf viel Energie zu mobilisieren; bessert die periphere Durchblutung und stärkt den Kreislauf; löst Verkrampfungen der Muskulatur und kann so ideal zur Rückenmassage eingesetzt werden; bessert die Symptome bei Reizblase und Blasenentzündung sowie bei Prostatabeschwer-

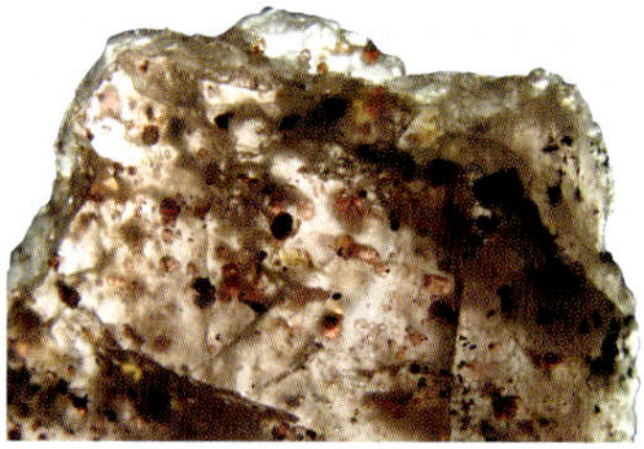

den und Potenzproblemen; verstärkt die Nierenausscheidung; fördert den Muskelaufbau; verbessert die Körperwahrnehmung.
Seelisch: hilft sich zu erden; unterstützt die aktive Konfliktbewältigung und Durchsetzung, verbessert die Rhetorik; hilft große Arbeitsaufkommen zu bewältigen; stärkt die Willenskraft und Selbstüberwindung; fördert maskuline Eigenschaften; weckt sexuelles Interesse.
Verfügbar: gering.

Hornblende

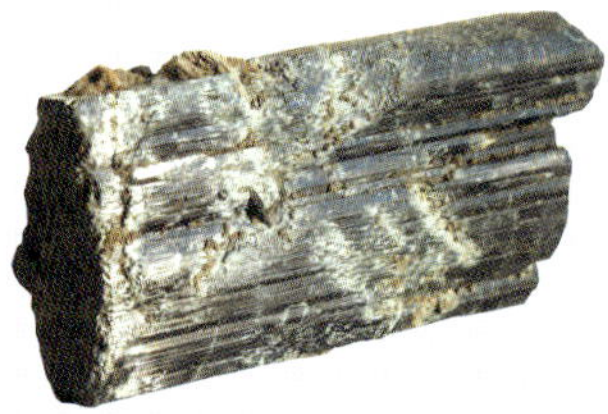

Körperlich: fördert die Aufnahme von Vitaminen im Dünndarm; unterstützt die Nieren darin, den Elektrolythaushalt des Körpers stabil zu halten; wird bei Innenohrerkrankungen oder Mittelohrentzündung eingesetzt.
Seelisch: erleichtert es Kritik anzunehmen und zu äußern; verleiht allen zwischenmenschlichen Beziehungen Wärme; fördert von Herzen kommende Kreativität und Unternehmungen, die der Selbstverwirklichung dienen; ermöglicht es Gegensätze zu verbinden sowie geistige Anspannungen abzubauen; unterstützt das Ausleben wider-

sprüchlicher Wesensanteile, Interessen und Lebenssituationen.
Verfügbar. gering.

Hornstein

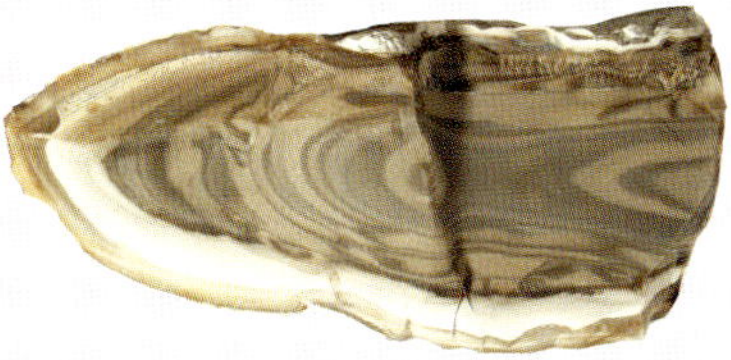

Körperlich: kräftigt und entgiftet das Bindegewebe, die Schleimhäute und die Haut; mindert Reizung bei Allergieneigung; interessant bei Zahnfleischproblemen; regeneriert die Atemwege; reguliert die Darmflora des Dickdarms und hilft bei Verstopfung wie bei Durchfall.
Seelisch: hilft der Einsicht auch Taten folgen zu lassen; stärkt das Selbstvertrauen; fördert Kreativität und Selbstausdruck frei zu leben, hilft sich nicht stressen zu lassen.
Verfügbar: gering.

Howlith

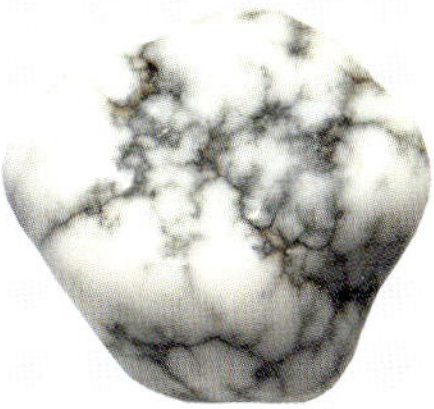

Körperlich: unterstützt das Abnehmen und Entschlacken über das Bindegewebe; verhindert Flüssigkeitseinlagerungen im Körper und wirkt harntreibend; verbessert den Gleichgewichtssinn; regt bei Übelkeit den Brechreiz an; lindert Hautreizungen durch Kontaktgifte; lindert Folgen von Vergiftungen; wirkt auf Knochenstruktur, Zähne und weiches Gewebe.
Seelisch: stärkt den Willen und das Durchhaltevermögen; hilft aus seelischer Starre herauszukommen; regt an das eigene Leben zu gestalten; fördert die bewusste Kontrolle der eigenen Handlung; stärkt Beobachtungsgabe, Gedächtnis, Urteilsfähigkeit und Wissensdurst, hilft bei Ungeduld wie auch Zögerlichkeit, stärkt das ethische Verhalten und schützt vor Arroganz, Grobheit und Stress.
Verfügbar: selten.

Hypersthen

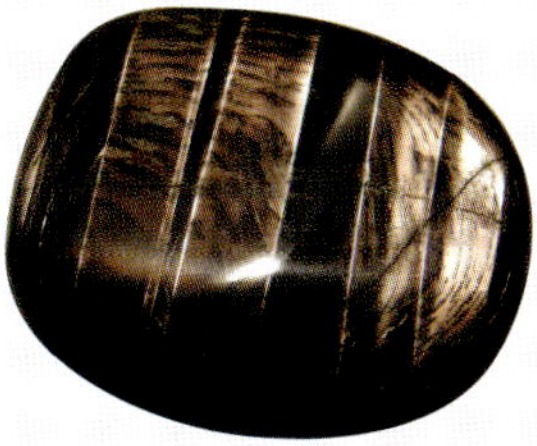

Körperlich: lindert Magenschmerzen, wird bei Magenschleimhautentzündung eingesetzt; hilft bei Übersäuerung des Gewebes; wirkt auf Sehnen und Bänder, löst akute und chronische Verspannungen und Gelenkschmerzen; kühlt bei Fieber; mindert nervöse Reizbarkeit.
Seelisch: löst Hochmut auf; fördert das Urteilsvermögen; lehrt Kritik anzunehmen und gleichzeitig die eigene Überzeugung zu vertreten, harmonisiert das Verhältnis zwischen Ruhe und Aktivität und löst dadurch viele Probleme; erleichtert introvertierten Menschen einen besseren Zugang zur Mitwelt und hilft seine Gefühle besser mitteilen zu können; verbessert den Zugang zu Sprache und Kunst.
Verfügbar: selten.

Idokras siehe Vesuvian

Ilmenit

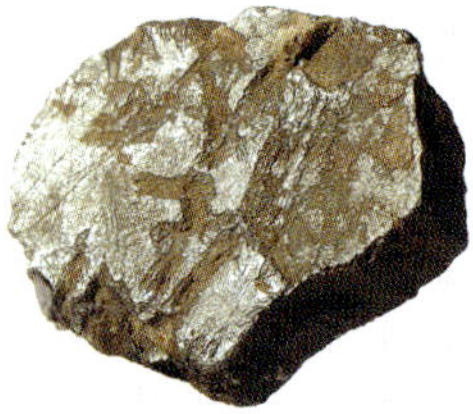

Körperlich: fördert die Selbstheilungskräfte des Körpers, kann zur Behandlung aller Disharmonien und Ungleichgewichte verwendet werden; energetisiert alle betroffenen Bereiche im Körper und Energiesysteme.
Seelisch: hilft Trug, Illusion und Fehlinterpretation zu durchschauen und sich im praktischen Leben zu orientieren und Hindernisse entschlossen auszuräumen; lehrt Einbildung und Eingebung zu unterscheiden und löst veraltete Einstellungen wie Mutlosigkeit, Opferhaltung und Minderwertigkeit auf.
Verfügbar: selten.

Ilvait

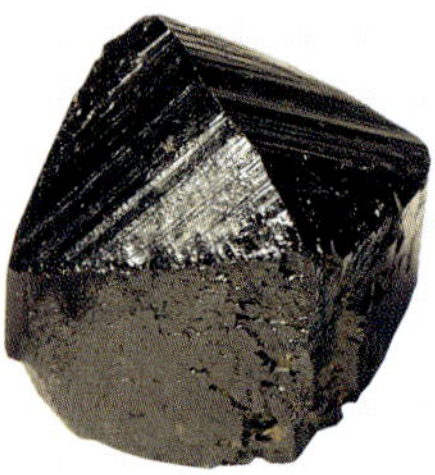

Körperlich: bessert Magengeschwüre; kann bei der Behandlung von Fieber, einschließlich Typhus, Durchfall, Blutungen und Geschwürbildung eingesetzt werden, wird zur Darmreinigung sowie als Brechmittel verwendet.
Seelisch: stärkt Geduld und Ausdauer; fördert die Entwicklung des kreativen Potenzials, Originalität und die Fantasie; harmonisiert die feinen Energiekörper; verleiht emotionale Stabilität und hilft Anerkennung und Profil zu gewinnen.
Verfügbar: selten.

Iolith siehe Cordierit

Jadeit, allgemein

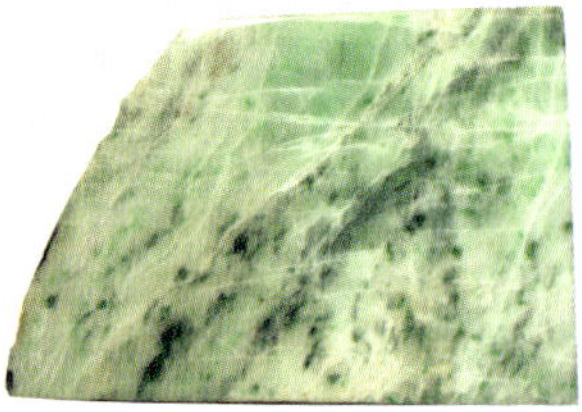

Körperlich: erhöht die Reaktionsfähigkeit durch die Stimulation der Nerven und Nebennieren; beugt Krampfadern und Besenreisern vor; hilfreich bei Appetitlosigkeit, Magersucht und Adipositas sowie bei erhöhtem Cholesterinspiegel und Diabetes; kann Fieber senken; wirksam bei Erkältung und Husten; mildert Menstruationsbeschwerden, Migräne und Schwangerschaftsbeschwerden; regt die Nierenfunktion an; gleicht die Meridiane und das gesamte Energiesystem aus.
Seelisch: schafft Einklang und Frieden zwischen physischen, emotionalen und gedanklichen Strukturen; verwandelt Negativität; diente in vielen Kulturen als starker Schutzstein, für gefahrlose Jenseitskontakte, insbesondere im Sterbeprozess; hilft tiefste innere Bedürfnisse und lang gehegte Wünsche zu verwirklichen; befähigt innere Harmonie und das rechte Maß zu finden.

Jadeit, Lavendeljade

Körperlich: wirkt entzündungshemmend und schmerzlindernd; kann bei Herz-, Nerven- und Zahnbeschwerden eingesetzt werden.

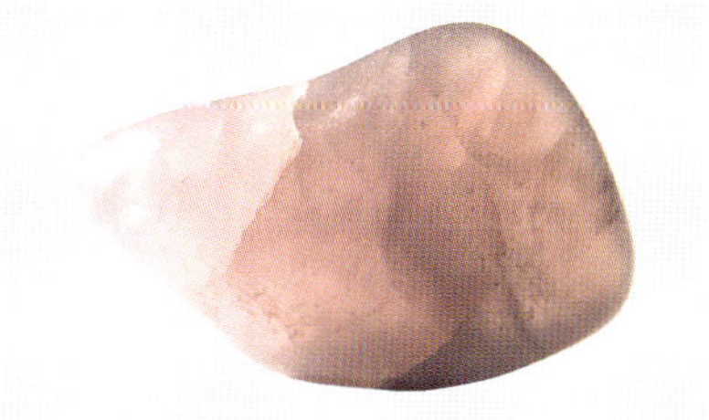

Seelisch: hilft bei Kummer, Gemütsverstimmung, Lebensunlust, mangelndem Selbstbewusstsein, Enttäuschung und Problemen in der Beziehung; macht dynamisch und geistig beweglich.
Verfügbar: gering.

Jadeit, weiß

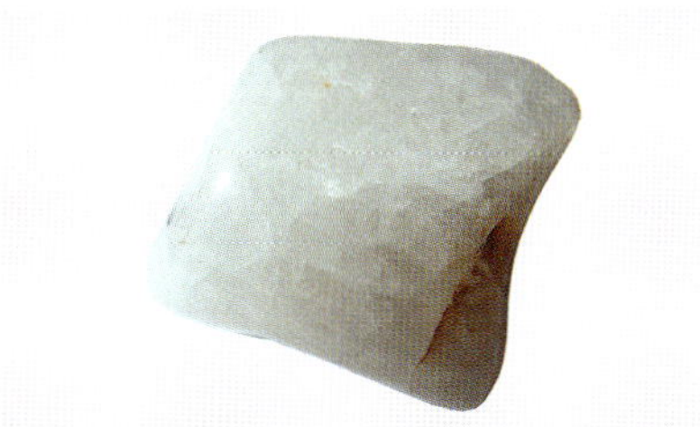

Körperlich: hilft bei Schilddrüsenerkrankungen; entgiftet das Bindegewebe; stärkt die Nieren, reinigt Lymphknoten, lässt Schwellungen abklingen, hilfreich bei Ödemen, stärkt die weißen Blutkörperchen und das Immunsystem; hilft nach Zusammenbrüchen wieder neue Kräfte zu mobilisieren; bessert Potenzschwäche.
Seelisch: wirkt geistig und emotional reinigend, fördert soziales Bewusstsein, Kunstsinn sowie Liebe zu Reinheit und Schönheit, schenkt Mut und Durchsetzungskraft und hilft sich rasch und richtig zu entscheiden.
Verfügbar: selten.

Jadeit-Albit

Körperlich: verbessert die Beweglichkeit und macht die Muskulatur geschmeidig; baut

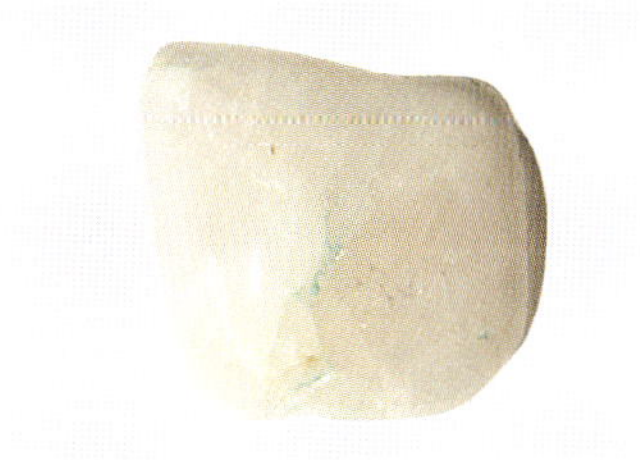

Knorpel, Sehnen und Bindegewebe auf; wirkt kühlend bei Verspannungen und Schmerzen.
Seelisch: schenkt Gelassenheit, nimmt Ängste; erlaubt sich auf andere einzulassen, ohne sich zu verlieren.
Verfügbar: selten.

Jamesonitquarz

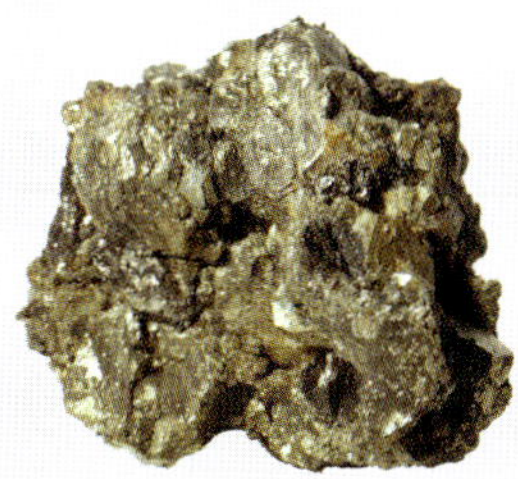

Körperlich: hilft bei Erkrankungen des sympathischen Nervensystems; senkt Fieber; lindert Entzündungen und Schwellungen; stabilisiert die Knochenstruktur; lindert Hautreizungen.
Seelisch: lehrt mit seiner Energie und Aufmerksamkeit bewusst hauszuhalten und macht nüchtern und diszipliniert; hilft Pflichten zu erfüllen, Notwendigkeiten zu erkennen und Verantwortung zu übernehmen.
Verfügbar: selten.

Jaspis, allgemein

Körperlich: wirkt immunstärkend, verdauungsanregend, fördert Entschlackung und

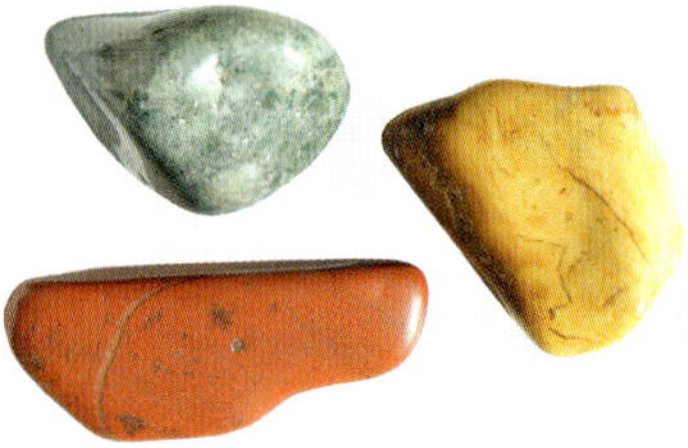

Ausscheidung; aktiviert sanft Stoffwechsel und Kreislauf; gut für Bindegewebe und Haut.
Seelisch: macht wach, aufmerksam, interessiert, im Denken flexibel, aber bodenständig; vereinheitlicht Denken und Handeln; stärkt den eigenen Standpunkt; vergrößert den Handlungsspielraum; hilft Menschen mit großem Potential ins Tun zu kommen.
Verfügbar: häufig.

Jaspis, beige, Elfenbein-Jaspis

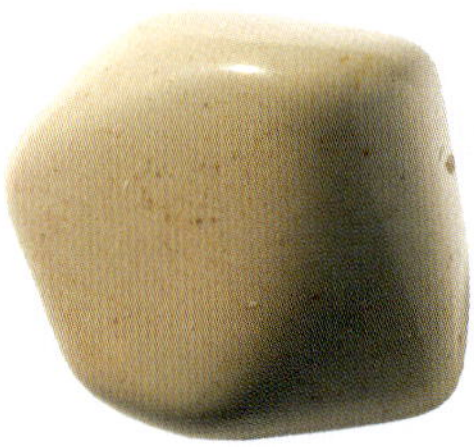

Körperlich: lindert allergische Hauterscheinungen; macht trockene und rissige Haut elastischer.
Seelisch: hilft sich von unreflektiert übernommenen Meinungen zu lösen.
Verfügbar: häufig.

Jaspis, beige-braun, Cappuccino-Jaspis

Körperlich: stärkt Magen und Dickdarm und bessert die Ausscheidung.

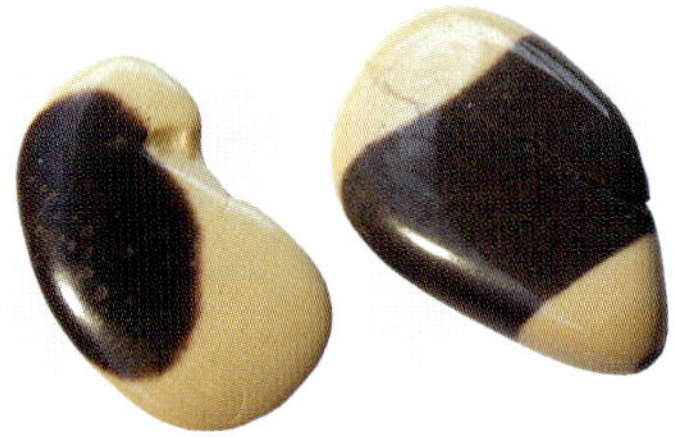

Seelisch: hilft durch realistisches Organisieren effizienter zu werden.
Verfügbar: gering.

Jaspis, braun-grau, Bilder-Jaspis

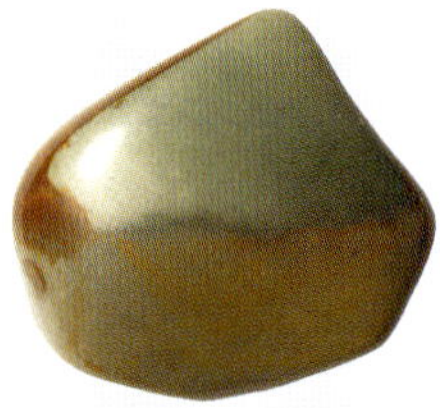

Körperlich: entschlackt das Bindegewebe.
Seelisch: regt schöpferische Visualisierungen an und bringt verborgene Gefühle und Gedanken ans Tageslicht; hilft sich in anstrengenden Phasen an einfachen Dingen zu erfreuen.
Verfügbar: häufig.

Jaspis, braun

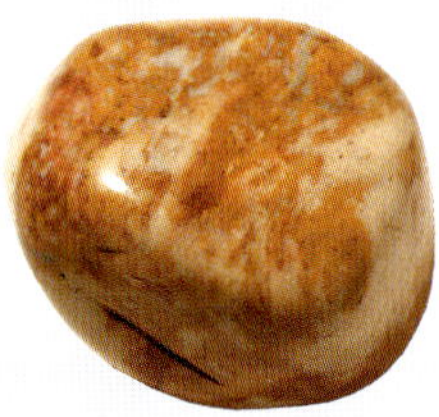

Körperlich: stärkt langfristig das Immunsystem über den Verdauungstrakt, wird bei Ver-

dauungsstörungen, Durchfall wie Verstopfungen und Magengeschwüren eingesetzt; wirkt stärkend bei großer Verausgabung.
Seelisch: gibt Ausdauer und Kontinuität in allen Bestrebungen; macht etwas konservativ.
Verfügbar: häufig.

Jaspis, Brekzien-Jaspis

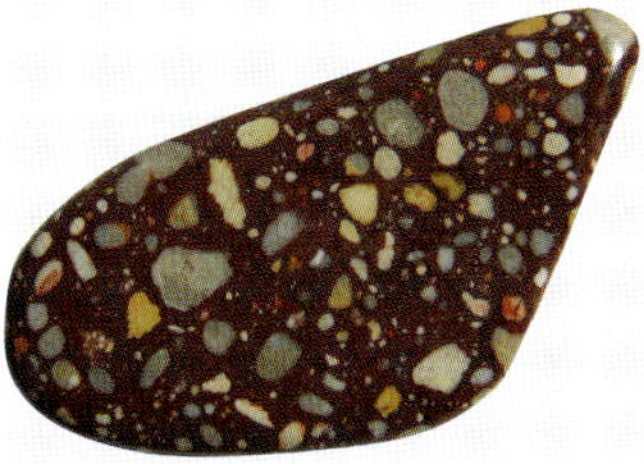

Körperlich: stärkt die Regeneration und Selbstheilungskräfte.
Seelisch: hilft das Ganze nicht aus den Augen zu verlieren und sich nicht zu verzetteln; hilft Fehler wieder gutzumachen und daraus zu lernen.
Verfügbar: häufig.

Jaspis, bunt

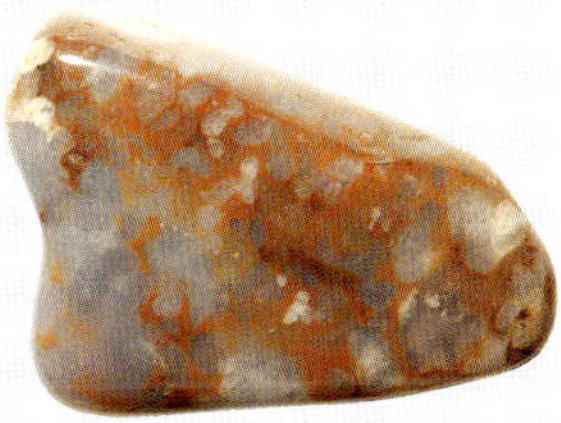

Körperlich: regeneriert das Funktionsgewebe der inneren Organe.
Seelisch: fördert Kreativität und Fantasie; hilft Ideen umzusetzen; vermittelt eine interessierte und freudige Lebenshaltung.
Verfügbar: häufig.

Jaspis, gelb, Eisen-Jaspis

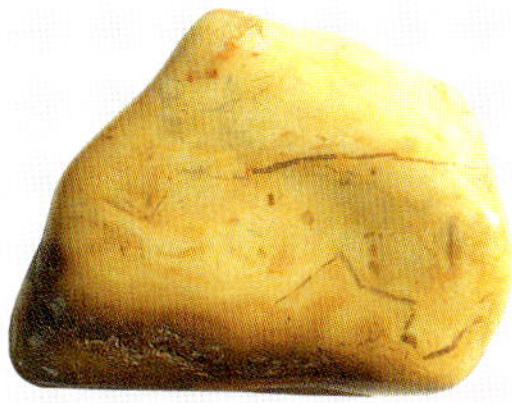

Körperlich: wird gegen Bandscheibenbeschwerden eingesetzt; regt die Tätigkeit der Bauchspeicheldrüse an; kann bei Gallensteinen diese austreiben helfen; stärkt langfristig Immunsystem und Bindegewebe; wirkt gegen Lymphknotenschwellungen; hilft strapazierte Haut zu regenerieren und lindert leichten Juckreiz.
Seelisch: bringt Ausdauer, Sammlung und innere Ruhe; stärkt die Nerven und verbessert die intellektuelle Aufnahmefähigkeit, hilft Informationen besser zu verknüpfen und zu sortieren; hilft negative Erfahrungen besser zu verarbeiten.
Verfügbar: häufig.

Jaspis, grün

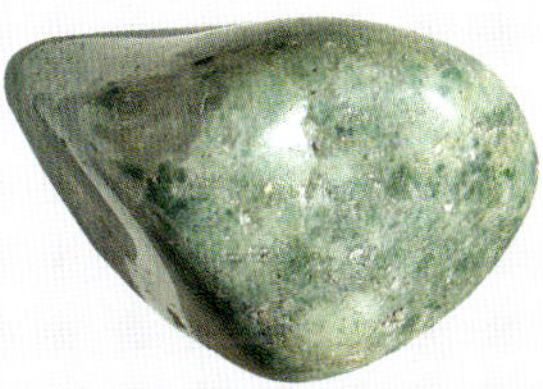

Körperlich: entgiftet das Bindegewebe über die Leber; wirkt hautreinigend; bessert Schilddrüsenüberfunktion und dadurch auch Schlaflosigkeit; wirkt entzündungshemmend bei Schleimbeutelentzündungen.
Seelisch: fördert Harmonie und Ausgeglichenheit; hilfreich bei Ängsten und Apathie;

stärkt bei mangelndem Erinnerungsvermögen das emotionale Gedächtnis; lindert Nervosität, Schreckhaftigkeit, Stress, Unbesonnenheit; unterstützend bei Ziellosigkeit; gibt Standhaftigkeit und hilft ehrlich die eigenen Gefühle wahrzunehmen und sie auch nach außen zu vertreten.
Verfügbar: gering.

Jaspis mit Hämatit, Eisen-Jaspis

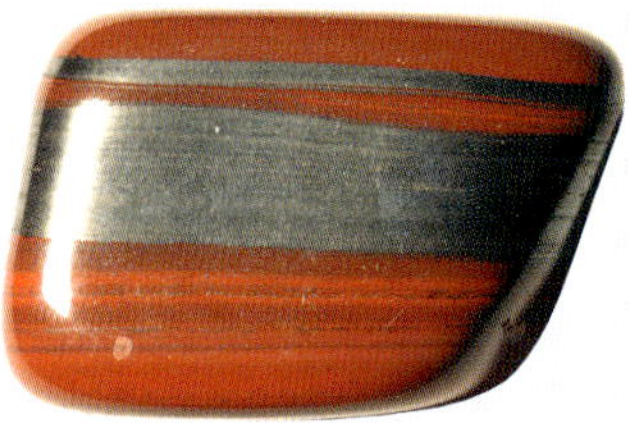

Körperlich: verbessert die Resorption von Eisen im Darm; erhöht die Leistungsfähigkeit und die Anpassungsfähigkeit des Organismus.
Seelisch: fördert Durchsetzungskraft, Ehrgeiz und Konfrontationsvermögen.
Verfügbar: häufig.

Jaspis, Landschaftsjaspis

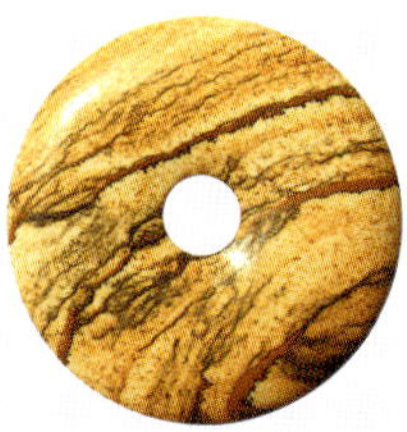

Körperlich: bessert Allergien der Haut und die Schuppenflechte; regt die Darmtätigkeit an und löst Verstopfung; beruhigt bei Nervosität und Aufregung.
Seelisch: stärkt Willenskraft und Durchsetzungsvermögen; fördert Realitätssinn und eine auf das Machbare ausgerichtete Fantasie, macht konservative Menschen tolerant und offen.
Verfügbar: gering.

Jaspis, Poppy-Jaspis

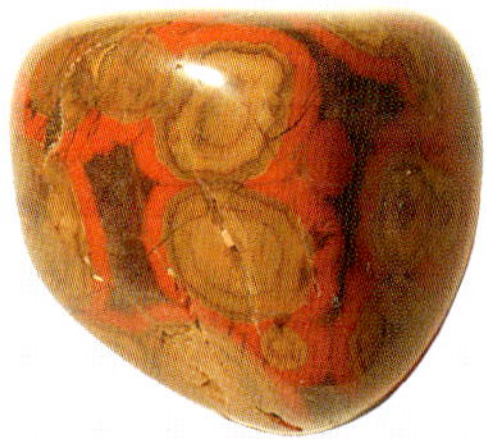

Körperlich: verbessert die Zusammensetzung des Blutes, belebt und stärkt Kreislauf, Regenerationsfähigkeit und das humorale Immunsystem.
Seelisch: weckt schöpferische Kräfte, bringt Abwechslung und Freude ins Leben.
Verfügbar: gering.

Jaspis, rot, Peru Jaspis

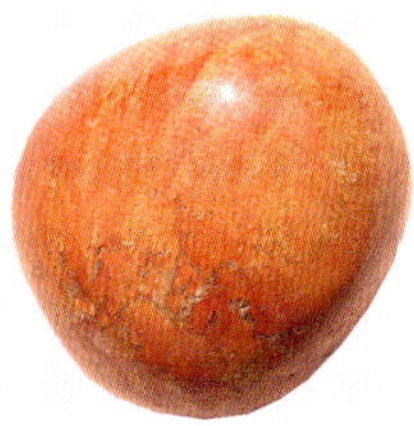

Körperlich: regt den gesamten Stoffwechse an und gibt körperliche Kraft; wird geger Bauchschmerzen, Blähungen bei Kindern unc gegen Durchfall eingesetzt; regt den Kreislau an, verbessert die Durchblutung der Hände und Füße; wird zur Anregung der Sexualitä

und Empfängnisbereitschaft eingesetzt; lindert Menstruations- und Wechseljahrsbeschwerden sowie schmerzhafte Unterleibskrämpfe.
Seelisch: macht dynamisch und tatkräftig; fördert Konfliktbereitschaft, Mut und Willenskraft; verleiht gleichzeitig innere Zufriedenheit und wirkt gegen innere Unruhe; unterstützt die Arbeit mit Träumen.
Verfügbar: selten.

Jaspis, rotbraun

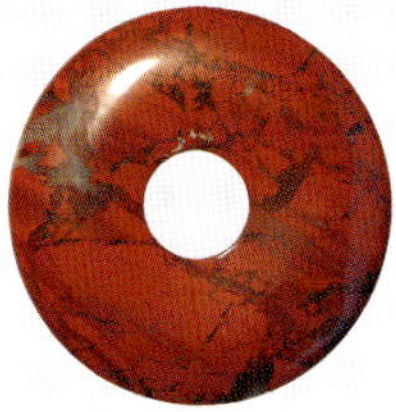

Körperlich: stärkt die Leber, fördert die Verdauung und damit den Stuhlgang; bessert den Geschmacks- und Geruchssinn; regelt das körperliche Gleichgewicht.
Seelisch: gibt Ruhe für seelische und geistige Arbeit, erleichtert das Verarbeiten von Emotionen und hilft mit beiden Beinen im Leben zu stehen und den Alltag zu bewältigen, wirkt gegen Benommenheit und Wirklichkeitsflucht.
Verfügbar: häufig.

Jaspis, Turitella-Jaspis

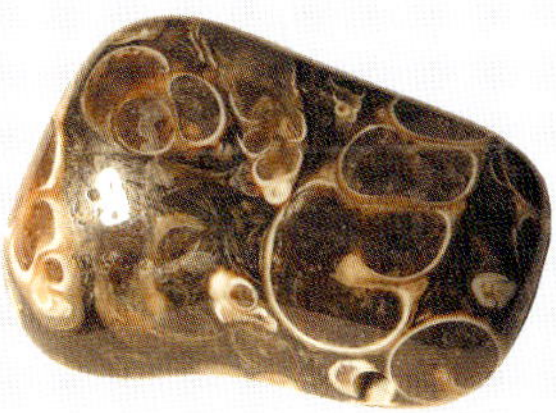

Körperlich: erhöht die Widerstandskraft gegen Elektrosmog, Strahlung und Temperaturschwankungen.
Seelisch: hilft Groll, Ärger und Schuldgefühle zu überwinden, sich auf seine Stärken zu besinnen und etwas zurückzuziehen; fördert die innere Stabilität.
Verfügbar: selten.

Jaspis, violett, Lavendeljaspis

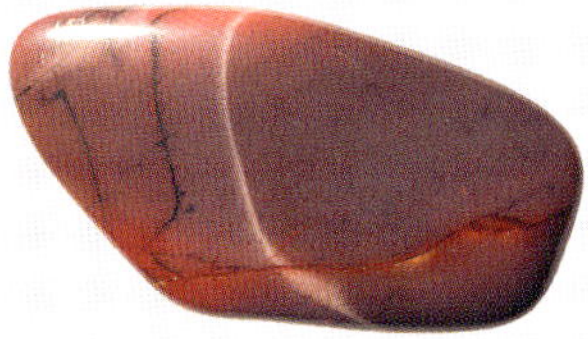

Körperlich: stärkt die Regenerationskraft des Körpers, die Lungen, die Haut und den Dickdarm.
Seelisch: wirkt entspannend und beruhigend, ohne dass Aktivität und Achtsamkeit nachlassen.
Verfügbar: gering.

Jaspis, Vulkanjaspis

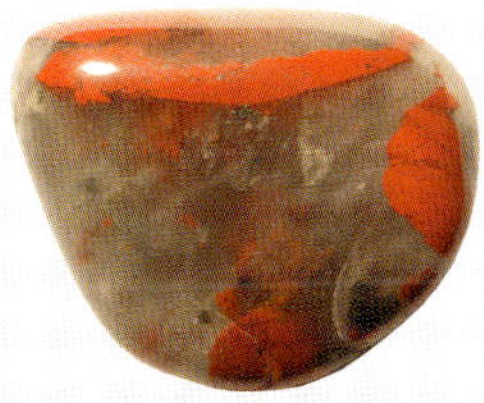

Körperlich: reinigt das Blut, hilft in der Leber Giftstoffe abzubauen.
Seelisch: hilft Chancen und Risiken frühzeitig und richtig einzuschätzen und bei akuter Gefahr schnell zu reagieren.
Verfügbar: selten.

Kämmererit

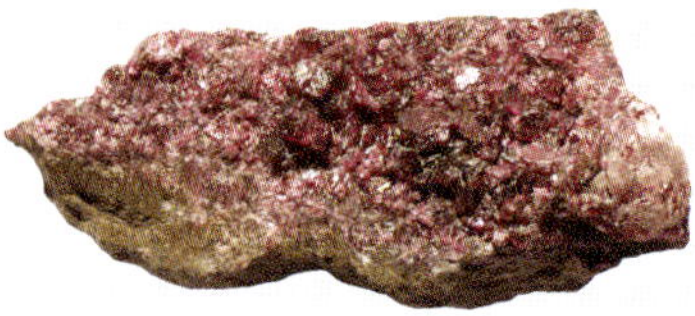

Körperlich: gegen Schmerzen und Steifheit des Muskelgewebes und der Gelenke; hilft bei Unfruchtbarkeit des Mannes; gut bei bakteriellen Infektionen der Geschlechtsorgane.

Seelisch: bringt Flexibilität in die eigenen Glaubensstrukturen; hilft eigene Überzeugungen aus einem anderen Blickwinkel zu betrachten.

Verfügbar: selten.

Kalkoolith, Margarita

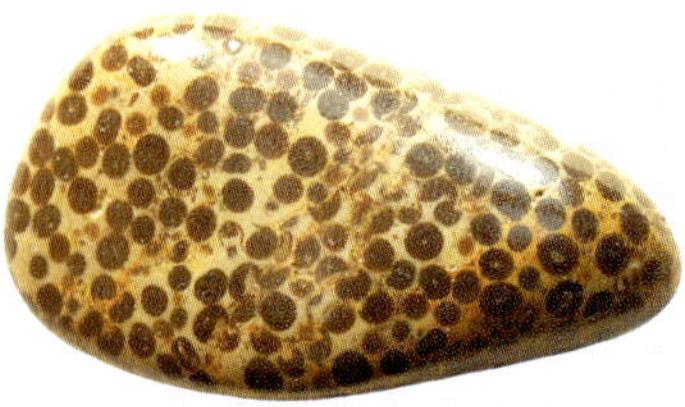

Körperlich: wirkt fiebersenkend, entschlackend und entgiftend; lindert stoffwechselbedingte Kopfschmerzen.

Seelisch: hilft sich auf sich selbst zu besinnen, erleichtert Innenschau und stille Meditation, lässt Gedanken langsam reifen und heranwachsen, vermittelt eine gelassene weise Lebenshaltung, unterstützt die Verbindung mit der Erde und dem weiblichen Prinzip.

Verfügbar: selten.

Karneol, allgemein

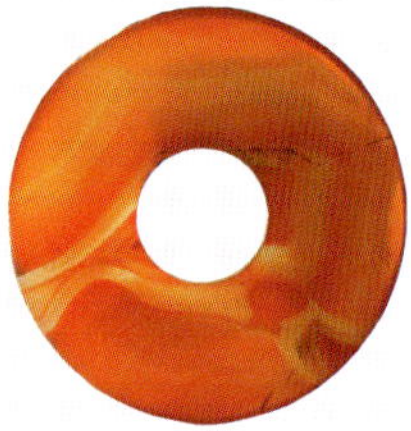

Körperlich: stärkt den Kreislauf; verbessert den Tastsinn; aktiviert den Hautstoffwechsel; lässt Wunden schneller heilen; senkt den Cholesterinspiegel; verbessert die Mineral- und Nährstoffresorption im Dünndarm; angezeigt bei entzündlichen Prozessen und rheumatischen Beschwerden; schmerzlindernd bei Prellungen und Rückenschmerzen.

Seelisch: gibt frohen Lebensmut; lehrt das Schöne zu genießen; hilft gegen Verwirrung und schlechte Konzentration; hilfreich bei Ängsten; vermittelt Realitätssinn; fördert ein gesundes Selbstvertrauen; vermittelt Standfestigkeit, Verantwortungs- und Gemeinschaftssinn; verbessert die Beziehungen in der Familie und fördert den Zusammenhalt; regt die Kreativität an.

Verfügbar: häufig.

Karneol, gelb, Chalcedon gelb

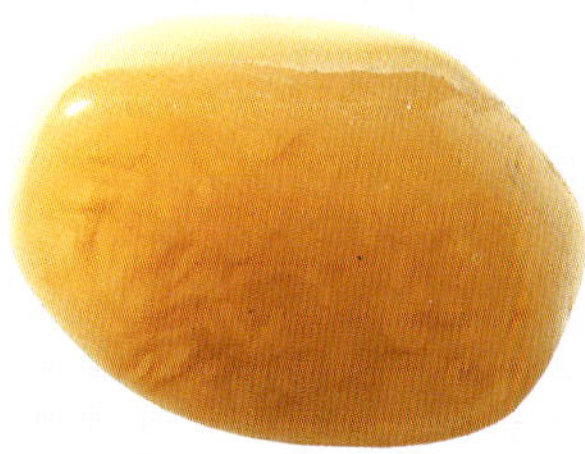

Körperlich: hilft bei Kreislauf- und Nervenschwäche.

Seelisch: fördert Zufriedenheit und Freude; bringt Beständigkeit in Gedanken und Tun, hilft einfache Lösungen zu finden und diese zu vermitteln.
Verfügbar: häufig.

Karneol, gebändert, Karneolachat

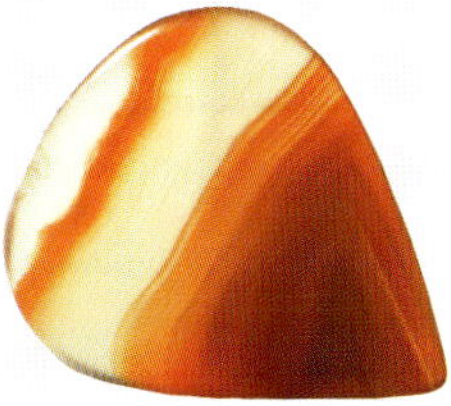

Körperlich: stärkt Haut und Bindegewebe, unterstützt die inneren Organe.
Seelisch: hilft seine Mitte zu finden, seinen Willen zu stärken und mit der Aufmerksamkeit stärker bei der Sache zu bleiben, hilft Schritt für Schritt seine Grenzen zu erweitern.
Verfügbar: gering.

Karneol, orange

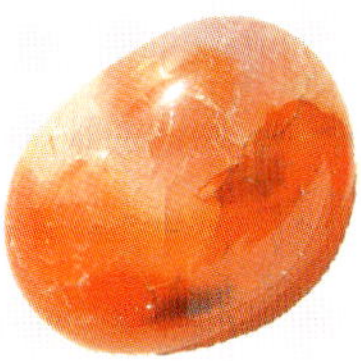

Körperlich: bessert das Blutbild; hilft bei Blutstauungen, Durchblutungsstörungen und stillt Blutungen; wirkt bei Erkältung und hilft Fieber senken; bessert Parodontosebeschwerden und Zahnfleischbluten.
Seelisch: stärkt den Lebensmut, die Zuversicht und das Vertrauen in das Leben; verstärkt den Sinn für das Praktische.
Verfügbar: gering.

Kassiterit

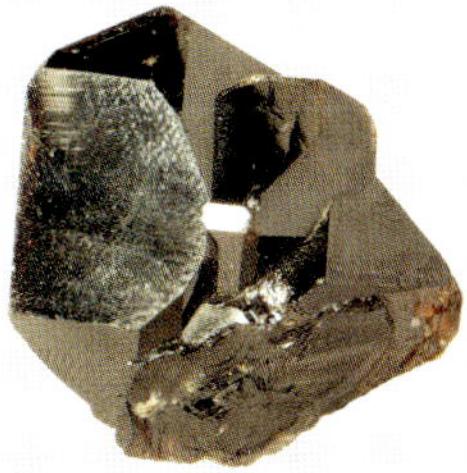

Körperlich: wird zum Fettabbau und zur Regulierung der Hormonproduktion verwendet; hilft das gesunde Gewicht zu erreichen.
Seelisch: hilft Hindernisse und Selbsteinschränkungen aufzulösen, um sich selbst näher zu kommen; dadurch gelingt es, mit Isolation, Abweisung und fremden oder den eigenen Zurückhaltungen besser umzugehen; unterstützt bei Suchtproblemen; erleichtert es, ohne Bewertung vieles gleichzeitig zu erfassen, unterstützt mathematisches Denken.
Verfügbar: selten.

Kernit

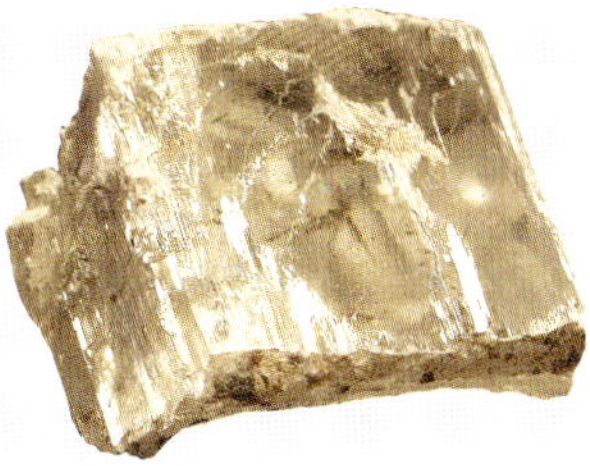

Körperlich: trägt zur Entgiftung des Körpers über das Bindegewebe bei; bessert Entzündungen und Schwellungen; beeinflusst Thymus- und Schilddrüsenstörungen; löst Wassereinlagerungen aus dem Bindegewebe und schwemmt diese aus.
Seelisch: stärkt das Selbstvertrauen, sodass Hemmungen überwunden und greifbare Ziele erreichbar sind; erhöht das Wahrneh-

mungsvermögen und löst unbewusste Überzeugungen auf.
Verfügbar: selten.

Kimberlit

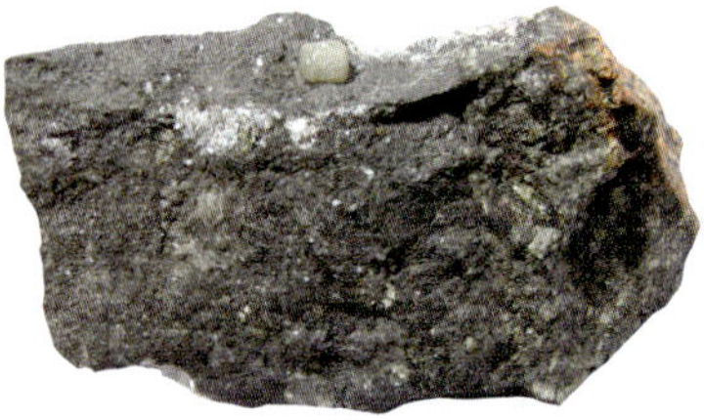

Körperlich: unterstützt die Mineralstoffresorption im Darm.
Seelisch: hilft sich mit allen Gegebenheiten zu arrangieren; erleichtert den Verlust von Sicherheit, Strukturen und Gepflogenheiten; hilft Fremdes zu akzeptieren und zu integrieren.
Verfügbar: gering.

Klinochlor, Seraphinit

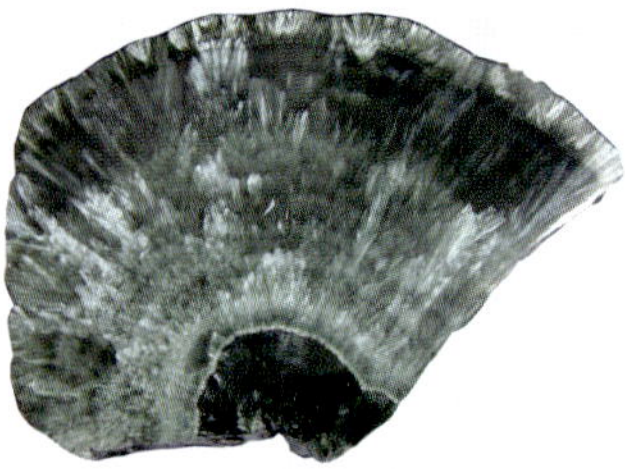

Körperlich: entsäuert und entgiftet das Bindegewebe; aktiviert und regeneriert Leber; verstärkt mild die Entstehung des Gallensaftes; gegen ermüdete Augen; wirkt entspannend und durchlichtend; strafft das Bindegewebe; bringt allgemeines körperliches Wohlbefinden und Leichtigkeit; baut langsam Leistungsfähigkeit auf.
Seelisch: hilft konstruktive Lösungen für Probleme zu entwickeln und entschlossen Gelegenheiten zu ergreifen; erleichtert eigene Veränderung; verbessert die Konfliktfähigkeit, die Verständigung und hilft zu verzeihen; beschleunigt das Denken, macht neugierig und einsichtig, reduziert Stimmungsschwankungen, lässt Stress und Sorgen abgleiten, macht wach trotz Müdigkeit; weckt Interesse an besonderen Themen, ermöglicht die Wahrnehmung höherer Realitäten; schenkt inneren Frieden.
Verfügbar: selten.

Klinoptilolith, allgemein

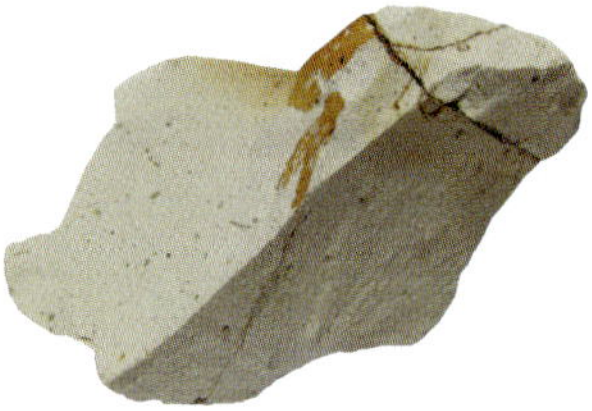

Körperlich: wirkt zellstoffwechselaktivierend sowie säure-basenregulierend; fördert die Selbstregulation des Organismus; aktiviert verschiedene Enzymtätigkeiten, entlastet die Nieren; reguliert Durchfall sowie Verstopfung; baut Alkohol im Blut schneller ab.
Seelisch: stärkt die Konzentration und Leistungsfähigkeit; verbessert den Erholungswert des Schlafes bei psychischem Stress.
Verfügbar: gering.

Klinoptilolith als Pulver

Körperlich: wirkt in Wasser eingenommen antientzündlich, antibakteriell, antiviral, antimykotisch und immunstimulierend; wirkt auf noch unbekannte Weise auf Autoimmunprozesse; bessert Schmerzzustände unklarer Ursachen; reguliert den Elektrolythaushalt, ent-

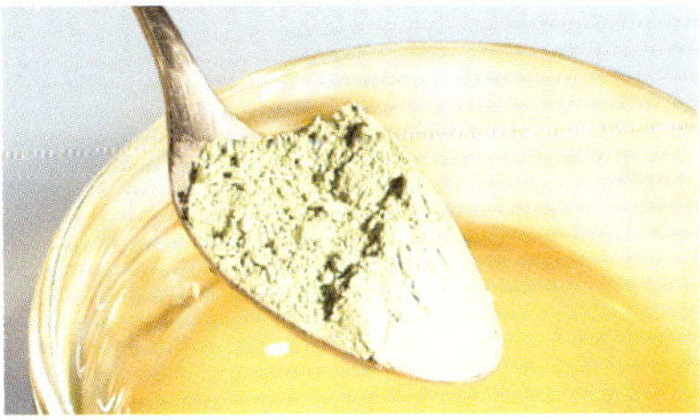

giftet Schwermetalle, Stoffwechselschlacken und freie Radikale; unterstützt konventionelle Krebstherapien und macht die Chemotherapie verträglicher; senkt und stabilisiert einen erhöhten Zuckergehalt des Blutes; regeneriert die Leber bei chronischer Leberentzündung; verbessert die Lebensqualität von Dialysepatienten; mildert die Hauterscheinungen bei Schuppenflechte; stoppt Durchfall; lässt Alkohol im Blut problemloser abbauen.

Verfügbar: gering.

Konichalcit

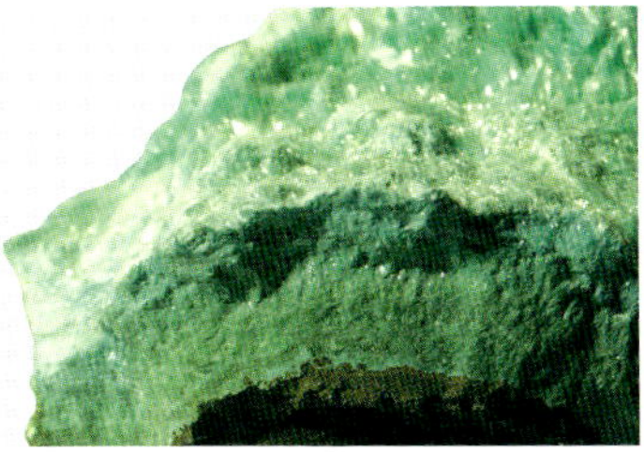

Körperlich: fördert die Entgiftung über die Wasserausscheidung; hilft bei Nieren- und Blasenerkrankungen, lösend bei erhöhter Schleimabsonderung.

Seelisch: stabilisiert und stärkt bei Veränderungen; hilft sich von irdischen Sorgen frei zu machen; fördert Intuition, Vorstellungskraft; macht kompromissfähig und fördert die Anpassungsfähigkeit; verstärkt neu getroffene Beschlüsse.

Verfügbar: selten.

Kopal

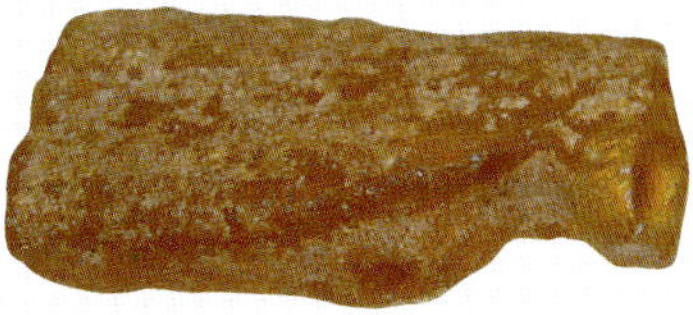

Körperlich: schleimlösend, durchblutungsfördernd, leicht stoffwechselanregend, fördert die Funktion von Niere und Blase; stärkt Magen und Haut; bessert Sonnenverträglichkeit; verbessert den Schlaf.

Seelisch: bringt Sorglosigkeit, Heiterkeit und Naturverbundenheit; lässt das Leben gelassen nehmen.

Verfügbar: häufig.

Koralle, allgemein

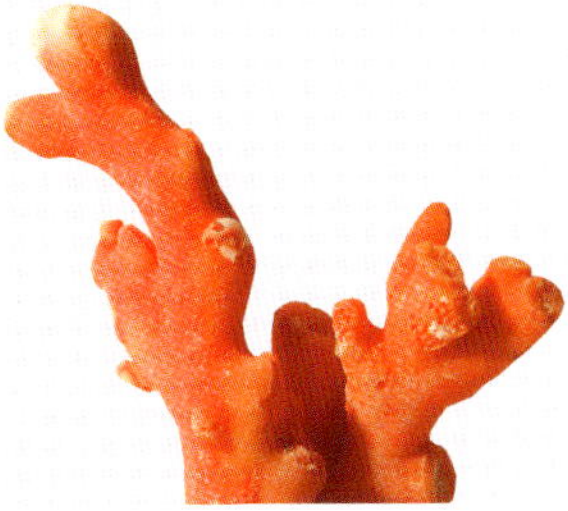

Körperlich: stärkt die Meridiane und versorgt sie mit Energie, wirkt auf die Wirbelsäule und vitalisiert das Knochenmark, verbessert die Stützkraft und Stabilität der Knochen; verbessert die Geweberegeneration.

Seelisch: stärkt den Gemeinschaftssinn, hilft sich als Teil eines Ganzen zu begreifen; erleichtert es, Dinge aus ihrem Werdegang heraus zu verstehen; fördert beim Menschen wie in Projekten eine natürliche und vitale Entwicklung.

Verfügbar: gering.

Koralle, blau

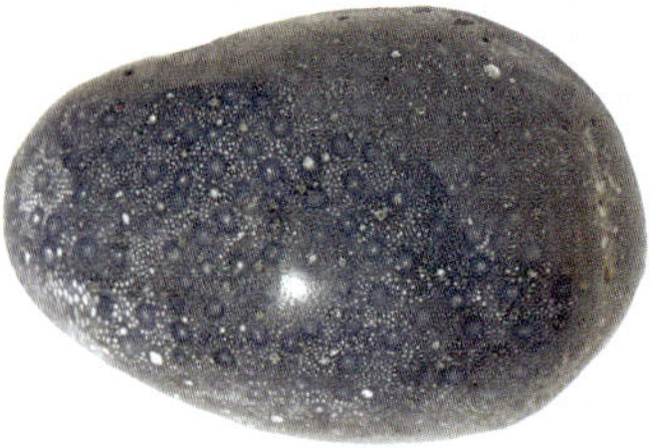

Körperlich: schwemmt Wasser aus dem Gewebe; stärkt die Bronchien, verbessert die Atmung bei Beklemmung und zu geringer Sauerstoffversorgung; optimiert die Nährstoffresorption und stärkt die Darmfunktion; verbessert die Sinnesfunktionen; fördert taktiles Geschick und Koordination.
Seelisch: vermittelt Gemeinschaften ein Gefühl der Verbundenheit, hilft größere Zusammenhänge ins Bewusstsein einzubeziehen; hilft Konkurrenzdenken zu überwinden; sorgt für eine konstruktive und optimistische Einstellung.
Verfügbar: selten.

Koralle, rosa

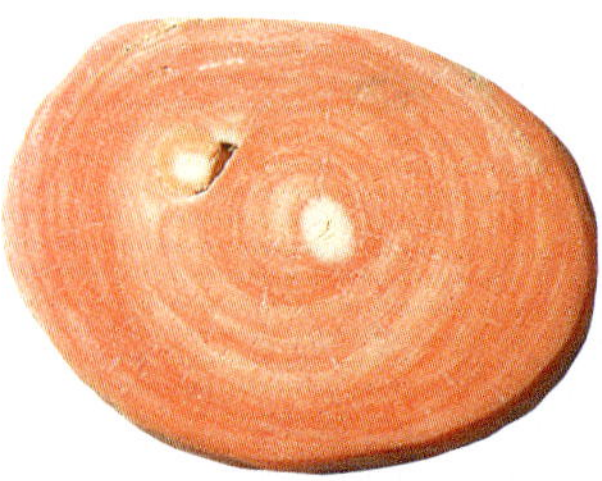

Körperlich: wirkt stärker auf Milz, Thymusdrüse, Lymphe und weiße Blutkörperchen als Rote Koralle; regt die Tätigkeit der Schilddrüse an; wirkt sanft aphrodisisch.
Seelisch: erhöht die Sensitivität des Herzens; verbessert die Beziehungsfähigkeit.
Verfügbar: selten.

Koralle, rot, Schaumkoralle

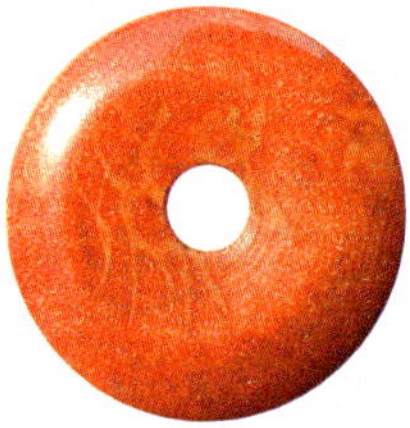

Körperlich: stärkt Herz und Kreislauf; lindert Anämie, Blutungen, Krampfadern und die Kontraktionen der Blutgefäße; stärkt den Stoffwechsel durch die Aktivierung der Schilddrüse; hilft bei Atemnot und krampfhaftem Husten; regt die Entwicklung von roten und weißen Blutkörperchen an; bessert die Reaktion des Immunsystems.
Seelisch: fördert gefühlsmäßige Ausgeglichenheit; gibt Lebensfreude; lindert seelische und soziale Spannungen und Ängste; stärkt den Selbstausdruck.
Verfügbar: gering.

Koralle, weiß

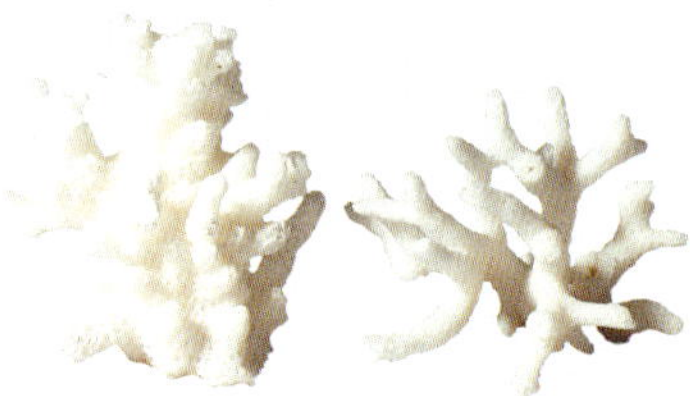

Körperlich: gleicht Senilität und Konzentrationsschwäche aus; fördert die Geweberegeneration; reguliert den Lymphfluss und ist bei Lymphdrüsenerkrankungen hilfreich einzusetzen.
Seelisch: bewirkt Leichtigkeit; gibt ein Gefühl der Reinheit und Unversehrtheit; macht wählerisch.
Verfügbar: gering.

Krokoit

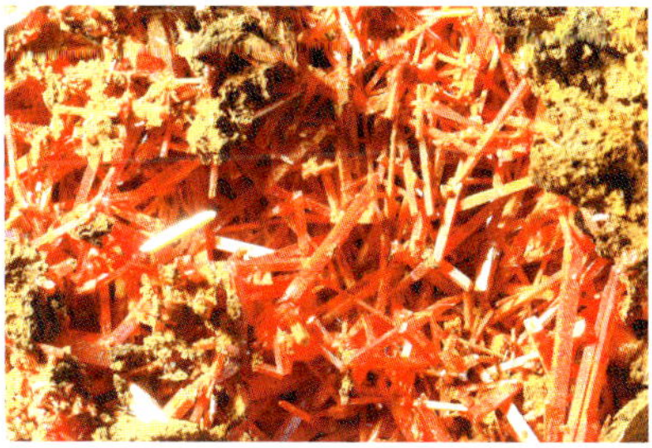

Körperlich: fördert die Erholung nach körperlicher Anstrengung; wirkt sexuell anregend und behebt Störungen der Sexualorgane.
Seelisch: hilft bei akuten Schocks und Weltschmerz durch emotionale Verluste, auch bei Liebeskummer; regt Intuition und Kreativität an, erleichtert den einfachen und bewussten Übergang zwischen verschiedenen Situationen, Zuständen oder Leben.
Verfügbar: selten.

Kryolith

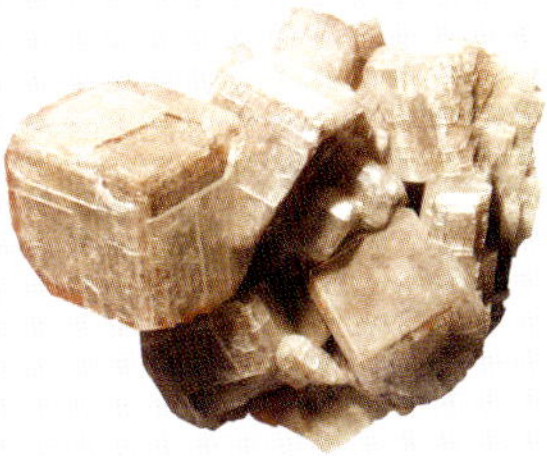

Körperlich: günstig bei Augenentzündung; hilft bei Erkältungen und Schüttelfrost.
Seelisch: hilft bei innerem Druck durch angestauten und gehemmten Tatendrang, durch den es zu Sprachstörungen und Blockaden im Selbstausdruck kommen kann; verbessert das Bewusstein für die soziale Umgebung und für sich selbst.
Verfügbar: selten.

Kunzit siehe Spodumen

Kupfer

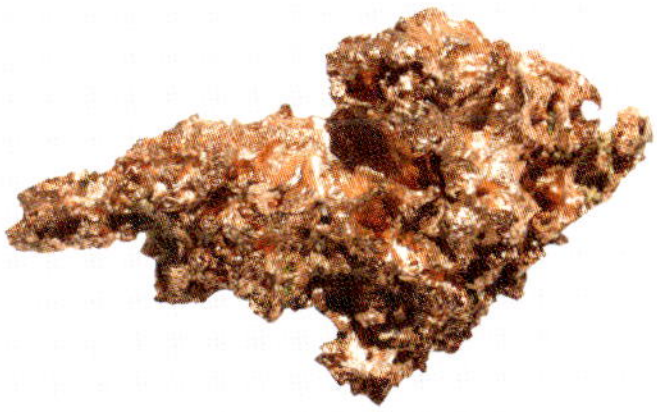

Körperlich: unterstützt die Durchblutung, auch bei Anämie; regt die Lebertätigkeit an; ist krampflösend bei Menstruationsschmerzen, fördert die weibliche Fruchtbarkeit; verbessert die Koordination der Gehirnhemisphären und des Körpers; lindert Arthritis, Rheuma, und Entzündungen des Innenohrs, macht Knorpelsubstanzen und Sehnen elastischer.
Seelisch: wirkt kräftigend auf das Selbstbewusstsein; hilft emotionale Ausgeglichenheit zu erreichen; fördert den Sinn für Schönheit; Kultur, regt Fantasie, Vorstellungskraft und Traumtätigkeit an; fördert Freundschaft, Liebe, Sinnlichkeit, und Sexualität; fördert Schlaf und Entspannung;
Verfügbar: häufig.

Kyanit (Disthen), allgemein

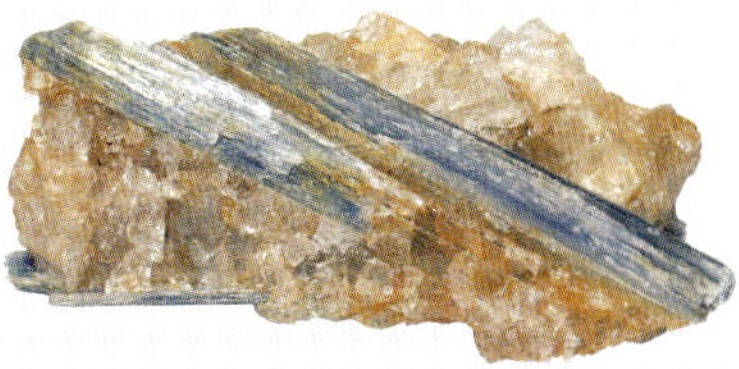

Körperlich: synchronisiert die Gehirnhemisphären, stärkt das motorische Nervensystem, bessert die Beweglichkeit der kleinen Gelenke, die gesamte Feinmotorik und Koordination; beseitigt Räuspern, Heiserkeit und Schluckbeschwerden.

Seelisch: hilft Verstand, Gefühl und Motorik zu kontrollieren, wenn alles drunter und drüber geht.

Kyanit (Disthen), blau

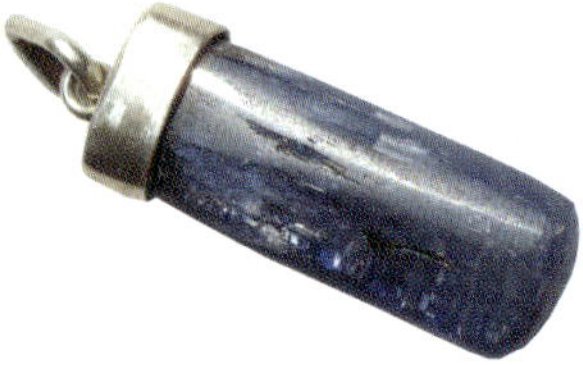

Körperlich: lindert asthmatische Zustände; verbessert die elektrische Reizleitung der Nerven, entstresst die Sehnerven und verbessert dadurch das Sehvermögen.
Seelisch: fördert die Ausdrucksfähigkeit, unterstützt geistige Beweglichkeit, Intelligenz und Intuition; hilft Wissen auch bei inneren Widerständen aufzunehmen und erhöht die Lernleistung, ermöglicht sich auch unter Druck verbal besser mitzuteilen, hervorragend bei Prüfungen; hilft Opferhaltung und Schicksalsgläubigkeit zu überwinden; bewirkt lebhafte Träume.
Verfügbar: gering.

Kyanit (Disthen), grün

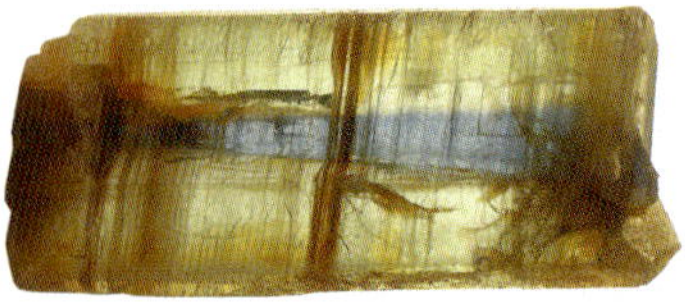

Körperlich: stärkt das vegetative Nervensystem und unterstellt es mehr dem Willen; verbessert die instinktive Wahrnehmung und hilft dadurch, den Bedürfnissen des Körpers gerecht zu werden; fördert den Säure-Basen-Ausgleich, verbessert die Beweglichkeit bei Gicht.
Seelisch: erleichtert die Auseinandersetzung mit heftigen Emotionen, hilft mit allen Gefühlen angemessen umzugehen; stärkt die Identität in allen Situationen.
Verfügbar: selten.

Kyanit (Disthen), Mangan-Kyanit, orange

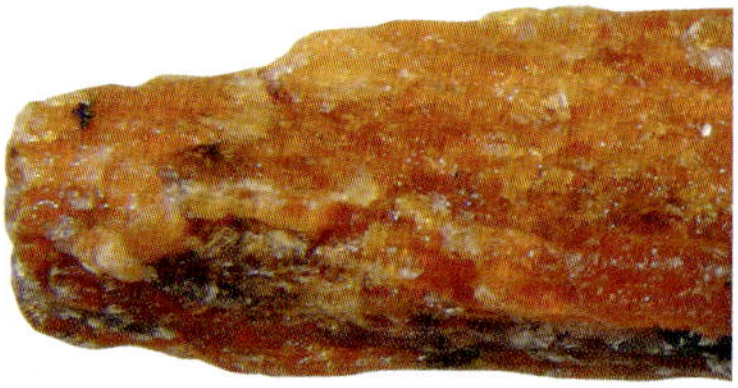

Körperlich: kräftigt die Muskelfasern; beschleunigt die Reflexe; beugt Muskelkrämpfen vor; verkürzt die Aufwärmphase im Training; erhöht den Grundumsatz des Stoffwechsels; verbessert die Durchblutung der Extremitäten; erhöht die taktile Sensibilität sowie die Schmerzempfindlichkeit.
Seelisch: beschleunigt Entscheidungsprozesse und die Umsetzung; macht selbstsicherer, insbesondere im Umgang mit dem anderen Geschlecht.
Verfügbar: selten.

Labradorit

Körperlich: wirkt ausgleichend auf den Kreislauf und den Herzrhythmus, wirkt blutdrucksenkend; regt die Nierentätigkeit an; aktiviert die Muskeln; bessert Schmerzen im Skelettsystem und an der Wirbelsäure; hilft gut bei Kälteempfindlichkeit und Wetterfühligkeit; hilft bei Krankheiten der Atemwege, des Halses, der Augen und des Herzens; hervorra-

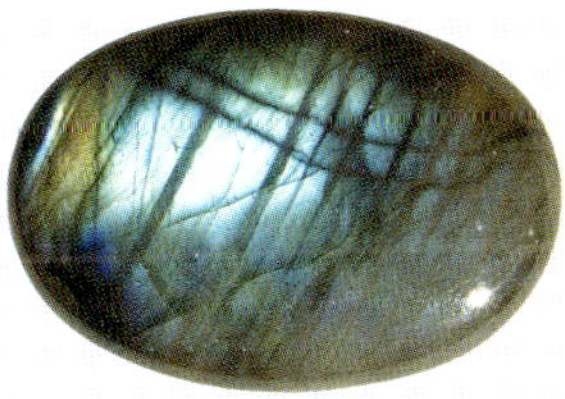

gend bei vielen allergischen, entzündlichen und schuppigen Hautveränderungen, lindert rheumatische Beschwerden und Gicht.

Seelisch: wirkt gegen Ängste, Misstrauen und Gefühlskälte; macht besinnlich und etwas introvertiert, regt Innenschau, Medialität, Kreativität und Fantasie an, stärkt das emotionale Erinnerungsvermögen, ermöglicht tiefe Gefühle zu empfinden, hilft karmische Belastungen aufzulösen; ist ein guter Illusionskiller; verhilft zu tiefem Schlaf mit erinnerbaren Träumen.

Verfügbar: häufig.

Labradorit, Galaxyit

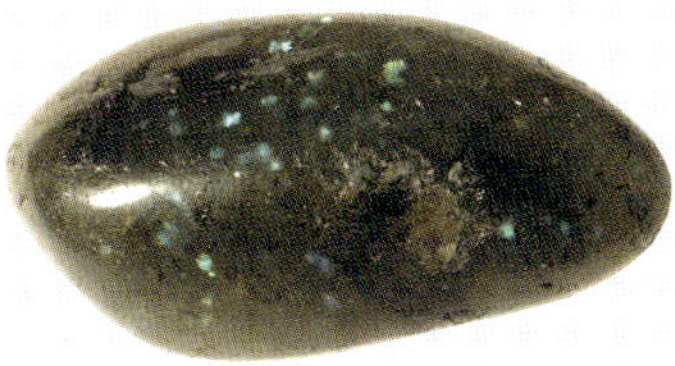

Körperlich: beruhigt den Herzschlag und den Kreislauf, wirkt kühlend bei Entzündungen; unterstützt die Nieren.

Seelisch: hilft herauszufinden, was einen selbst und andere glücklich macht; hilft seine Gefühle und Wahrnehmungen ernst zu nehmen und diese weiter zu verfeinern; hilft Realität und Wunschdenken zu unterscheiden; hilft die Wahrnehmung auf mehrere Seinsebenen zu erweitern.

Verfügbar: selten.

Labradorit, Spektrolith

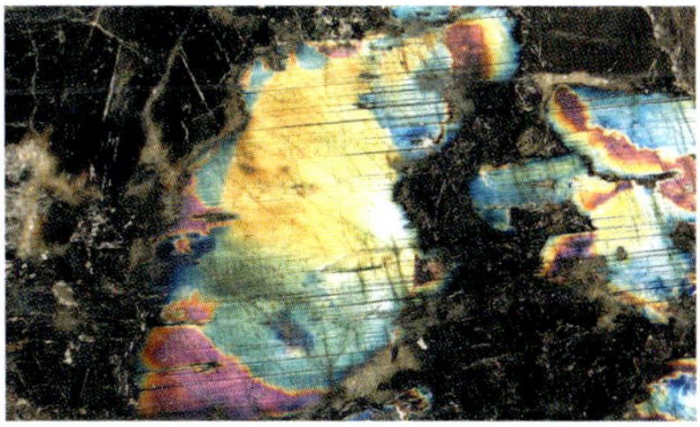

Körperlich: vitalisiert und gleicht mittels der Hirnanhangsdrüse die Tätigkeit aller Drüsen aus, harmonisiert das Sonnengeflecht.

Seelisch: fördert gute Einfälle, Ideen und Intuition, lässt schlummernde Potenziale reifen und sorgt für Durchbrüche bei Blockierungen, Erstarrungen und Einseitigkeit, ordnet die Gedanken bei Sorgen und Grübeleien, hilft sich an den positiven Möglichkeiten und dem inneren Reichtum auszurichten.

Verfügbar: selten.

Labradorit, weiß, Regenbogen-Mondstein

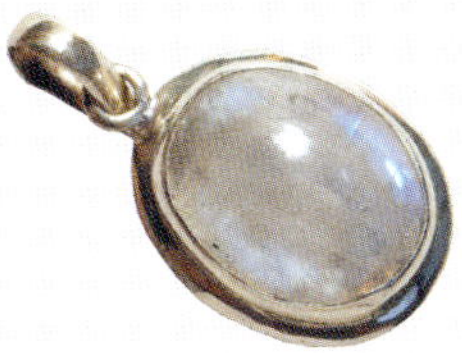

Körperlich: lindert Gelenkbeschwerden und Verspannungen, gibt ein gutes Körpergefühl; reguliert den weiblichen Hormonzyklus; gibt erholsam tiefen Schlaf.

Seelisch: fördert den Gefühlsausdruck, bringt herzliche Offenheit und geistige Weite; lindert Zerstreutheit, verbessert die Konzentration, die Beobachtungsgabe und das Einfühlungsvermögen.

Verfügbar: gering.

Lapislazuli

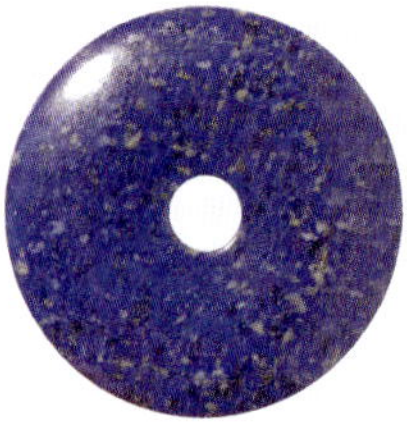

Körperlich: hilfreich bei Halsschmerzen, Heiserkeit, Schluckbeschwerden und Erkältungskrankheiten; wirkt entzündungshemmend, besonders im Halsbereich; krampflösend, blutdrucksenkend, nervenberuhigend, reguliert die Tätigkeit der endokrinen Drüsen, insbesondere der Schilddrüse; verlangsamt Hormonzyklen, erleichtert Menstruationsbeschwerden; verbessert den Schlaf; sodass man mit wenig Schlaf auskommt; verbessert die Sehkraft und das Hörvermögen; lindernd bei Kopfschmerz, Ischialgie und Wetterfühligkeit.
Seelisch: fördert Gelassenheit und die Integration aller Wesensanteile; dämpft Übererregbarkeit sowie Beklemmungen und Gefühlskälte; fördert Selbstkontrolle und Vertrauen, stärkt das Gewissen und die Wahrheitsliebe; löst einengende Verhaltensmuster auf und hilft Zurückhaltungen auszusprechen, Kritik zu üben und einzustecken; dehnt das Raumgefühl und die Aura stark aus; hilft pünktlich zu sein ohne zu hetzen; schafft über Eindrücke, Bilder und Stimmungen einen Zugang zu höheren Wissensspeichern.
Verfügbar: häufig.

Lapislazuli mit Calcit, Fleck-Lapis

Körperlich: wirkt fieber- und blutdrucksenkend, verlangsamt den Menstruationszyklus; kann bei geringem Pyrit-Anteil das Auftreten der Periode um bis zu zwei Wochen verzögern.

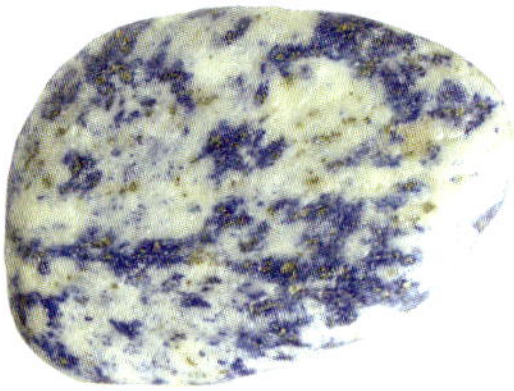

Seelisch: fördert Selbstverantwortung, Besonnenheit und Authentizität.
Verfügbar: häufig.

Larimar, Pektolith blau bis grün

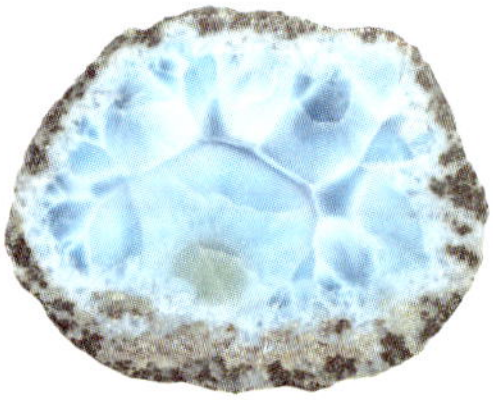

Körperlich: baut die Selbstheilungskräfte des Körpers auf; stimuliert die Gehirntätigkeit; beruhigt bei Hals- und Mandelentzündungen; stärkt die Knochen und fördert das Wachstum der Kinder; kann Asthma und Beklemmung lindern.
Seelisch: wandelt passive Opferhaltung und lässt die Ereignisse aus einer neuen Perspektive betrachten; hilft gegen Fluchtverhalten; hilft das eigene Leben selbst in die Hand zu nehmen; hilft den eigenen Körper und die gegebene Situation anzunehmen; hilft gegen Heim- und Fernweh; hilft den eigenen geistigen Raum zu vergrößern bzw. ihn einzunehmen; erlaubt Schuld einzugestehen und belohnt Ehrlichkeit mit Liebe und Frieden; stärkt die Selbstdisziplin; bringt innere Ruhe bei schwerer Belastung, unterstützt Reflektion und das Finden kreativer Lösungen; löst energetische Blockaden, vertreibt fremde Wesen-

heiten aus dem eigenen Bereich; erhöht die Sensibilität wenig empfindsamer Menschen.
Verfügbar: gering.

Larvikit, Syenit

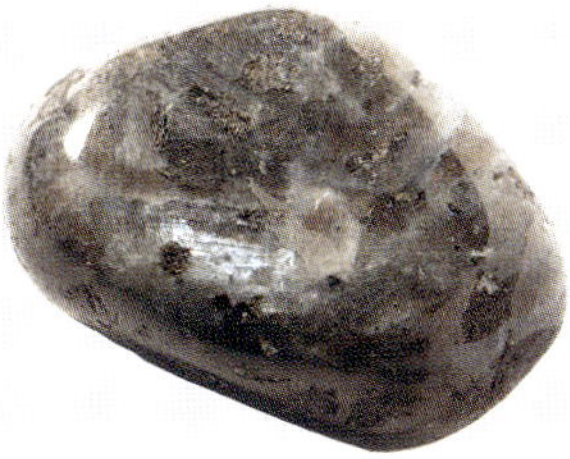

Körperlich: wirkt kühlend und blutdrucksenkend; reinigt das Gewebe.
Seelisch: reduziert Emotionalität, hilft die Dinge so zu sehen, wie sie sind; hilft Schwieriges zu vereinfachen und unmittelbar zu lösen.
Verfügbar: selten.

Lavendelquarz, Chalcedon violett

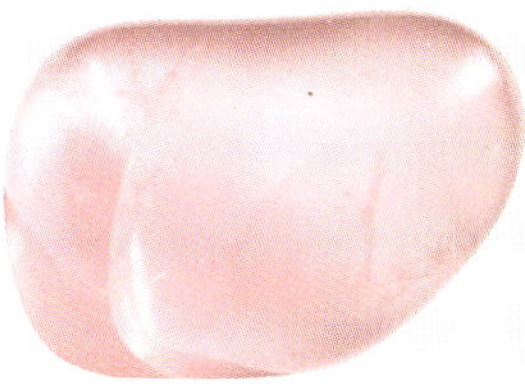

Körperlich: bessert Nervenentzündungen und Nierenerkrankungen; wird bei fettiger und unreiner Haut eingesetzt; wirkt blutdrucksenkend; stimuliert die Drüsentätigkeit.
Seelisch: hilft sich in andere hineinzuversetzen, fördert Taktgefühl und soziale Kompetenz; hilft sich zurückzunehmen; verbessert die feine Wahrnehmung.
Verfügbar: gering.

Lazulith

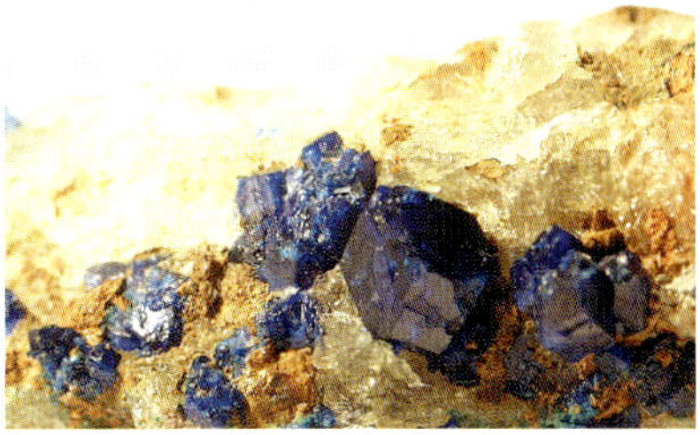

Körperlich: puffert überschüssige Säuren im Blut; beschleunigt die Heilung von Knochenbrüchen, Leberbeschwerden und Lymphstau; stärkt die Nerven und beruhigt; stärkt das Immunsystem; stimuliert Epiphyse und Hypophyse und harmonisiert den Hormonhaushalt; lässt allgemeine Überreizung abklingen; hilft gegen Sonnenempfindlichkeit; spendet Energie und Ausdauer; löst Anspannung, hilft Herzkranken.
Seelisch: mildert Ärger und Frustration; unterstützt die Hingabe an Tätigkeiten, die auf spirituellen Werten beruhen; bewirkt ein beständiges Nachdenken über den Sinn des Lebens; schafft Einsicht in die Grundlagen eines Problems; erleichtert die Überwindung von Charakterschwächen; stärkt das Selbstwertgefühl; hilft sich und sein Leben freudvoll und freiwillig an höchsten Idealen auszurichten, ohne Zwanghaftigkeit oder Überheblichkeit zu entwickeln.
Verfügbar: selten.

Lepidolith

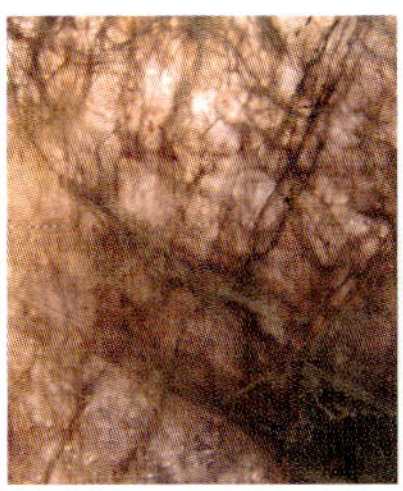

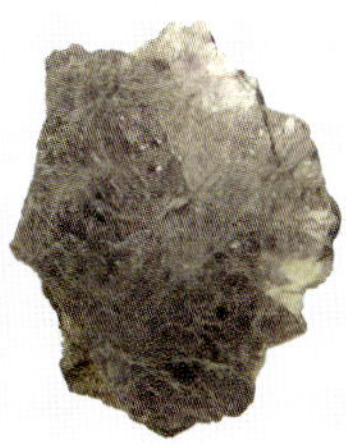

Körperlich: wirkt schmerzlindernd; fördert die Verdauung; hilft bei Ischias- und Nervenschmerzen; regt Reinigungsprozesse der Haut und des Bindegewebes an; entspannt und festigt spröde, gereizte Haut, lindert Juckreiz und kann bei Psoriasis helfen; behebt Schlafstörungen; aktiviert das Hormonsystem.
Seelisch: angezeigt bei Erregbarkeit, Unruhe und Kontaktängsten; mindert Stress und Niedergeschlagenheit; zeigt sensible Punkte auf; schützt die Aura vor äußerer Beeinflussung; hilft hyperaktiven und sensiblen Kindern bei sich zu bleiben; verbessert die Abgrenzung; löst Erinnerungen und Misshandlungstraumen aus der Kindheit; hilft Wichtiges aus der Informationsflut herauszufiltern.
Verfügbar: häufig.

Lepidolith mit Rubellith

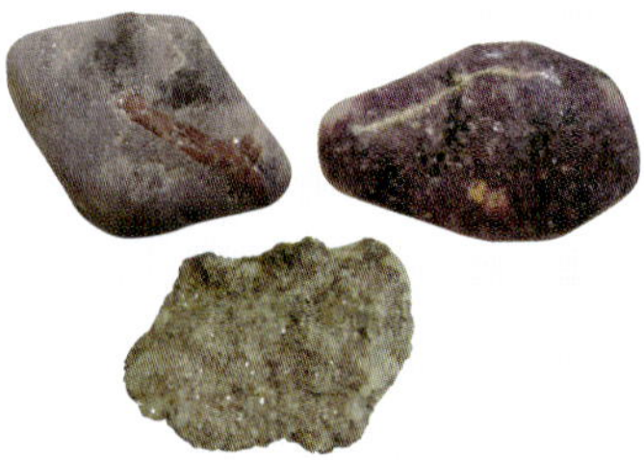

Körperlich: beruhigt überreizte Nerven; mobilisiert energetisch unterversorgte und schmerzhafte Gelenke; gut bei Karpaltunnelsyndrom.
Seelisch: hilft verschlossenen, schüchternen Menschen, Liebe offen auszudrücken; löst sanft die Identifikation mit Gedankenmustern und emotionalen Programmen auf, welche die harmonische Verbindung von Herz und Verstand verhindert und Abspaltungen bewirken kann.
Verfügbar: gering.

Leucit

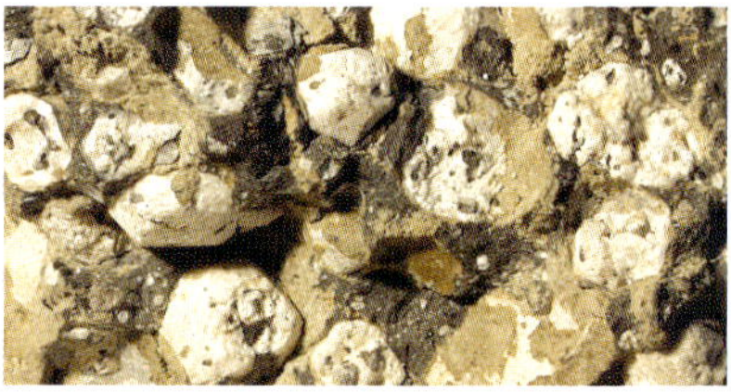

Körperlich: wirkt gegen Überproduktion weißer Blutkörperchen und Anämie; mildert Bluthochdruck und Schwächeanfälle; fördert eine wirksame Nutzung der Kohlehydrate; stabilisiert die Körpertemperatur.
Seelisch: verleiht Energie und den Mut zum Risiko; fördert inneres Wachstum; hilft sich an früheres Wissen zu erinnern.
Verfügbar: selten.

Limonit

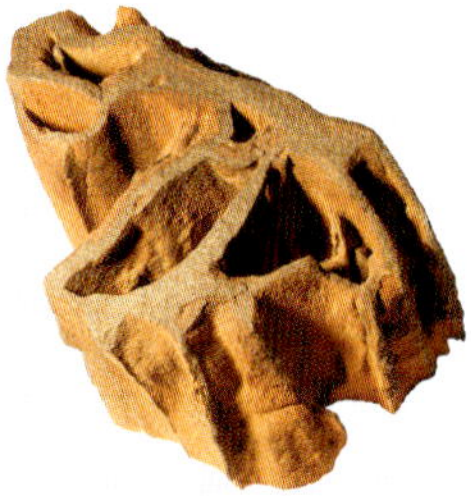

Körperlich: stärkt Knochen und kann bei der Behandlung von Störungen im Skelettsystem verwendet werden; lindert Symptome von Dehydration, vor allem Störungen der inneren Organe; bessert die Verwertung von Eisen und Calcium: wirkt fiebersenkend.
Seelisch: verleiht zu nachgiebigen Menschen Charakterstärke; verhilft rücksichtslosen Menschen zu mehr Anteilnahme; schützt vor schädlichen Gedanken und getrübter Sichtweise; initiiert positive Veränderungen im Leben; bringt Stabilität und Zufriedenheit ins Leben.
Verfügbar: gering.

Lizardit, »Norwegische Jade«

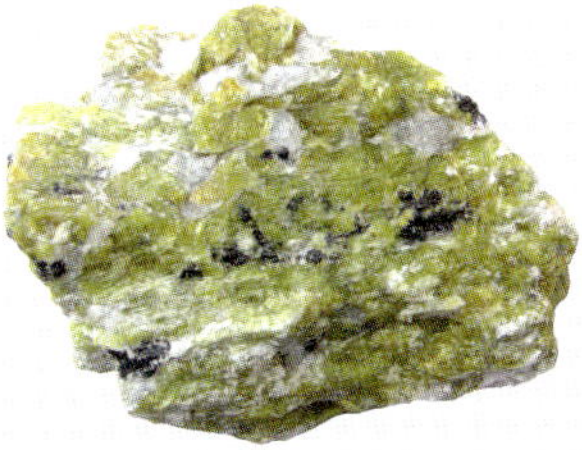

Körperlich: fördert die Ausscheidungstätigkeit der Nieren; regt die Lebertätigkeit an; entgiftet über den Darm; löst sanft überbeanspruchte Muskulatur; wirkt regenerierend und verjüngend.
Seelisch: wirkt erfrischend und bringt Frühlingsgefühle mit sich; hilft gelassen an neue Aufgaben heranzutreten.
Verfügbar: gering.

Magnesit

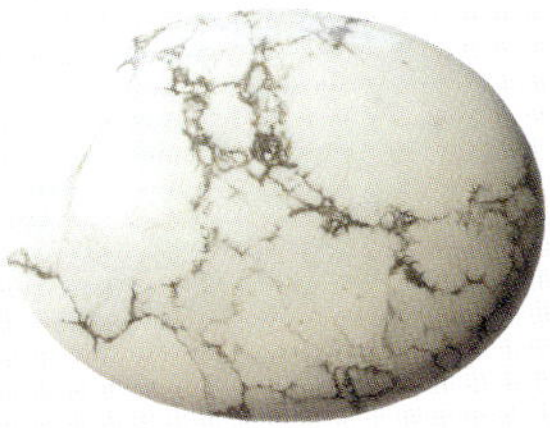

Körperlich: fördert den Magnesiumstoffwechsel; wirkt krampflösend bei Migräne, Kopfschmerzen, Koliken und bei Geburten; lindert Wadenkrämpfe; greift hemmend in die Blutgerinnung ein und vermindert die Thrombosebildung; wirkt erweiternd auf arterielle Gefäße; aktiviert den Fettstoffwechsel, senkt den Cholesterinspiegel; beugt Arteriosklerose und Herzinfarkt vor.
Seelisch: verbessert die Konzentration, geeignet für überempfindliche, gereizte und heftig reagierende Menschen; vermittelt Gelassenheit und Entspannung; bekämpft Angst, Druck und Nervosität; hilft seelische Verstimmungen zu mildern; stimuliert die bedingungslose Liebe des Herzens wie auch die Leidenschaft; leitet negative Gefühle ab; gegen Enttäuschung bei unerfüllten Erwartungen.
Verfügbar: häufig.

Magnesit-Knollen

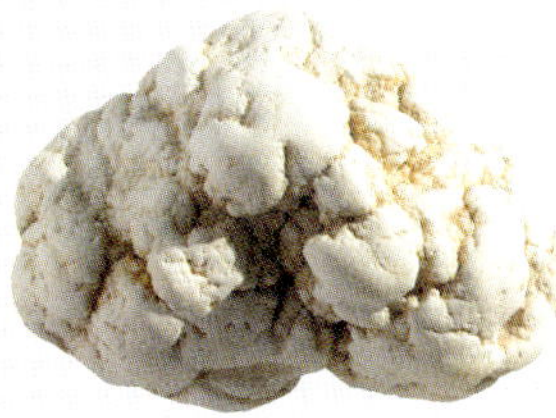

Körperlich: wirkt besonders auf die Gehirnrinde, den Magen und die Gedärme.
Seelisch: fördert Flexibilität und Nachgiebigkeit.
Verfügbar: gering.

Magnetit

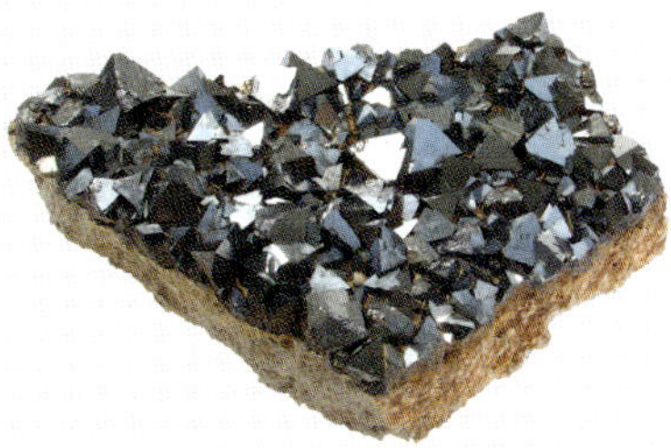

Körperlich: verbessert die Durchblutung und die Sauerstoffaufnahme im Blut; regeneriert Leber und Galle; schmerzlindernd bei Ischialgie; beschleunigt die Heilung von Knochenbrüchen; bessert Prostatabeschwerden; lindert Kopfschmerzen; stimuliert die Hirnanhangsdrüse und reguliert den Hormonhaushalt; aktiviert die Bauchspeicheldrüse; reguliert den Blutzuckerspiegel; verbessert das Gleichgewichtsempfinden, lindert Rheuma und Nervenschmerzen, kann bei Geschwülsten und im Frühstadium von Krebs helfen.

Seelisch: vertreibt Angst, Kummer und Wutgefühle; bessert Apathie, Lebensunlust und mangelndes Selbstbewusstsein, schlechtes Reaktionsvermögen und Unentschlossenheit; schenkt Vitalität, Willenskraft und Tatkraft; vermittelt geistige Orientierung; erdet und zentriert, hilft Spannung abzuleiten und die Aura auszurichten.

Verfügbar: gering.

Malachit

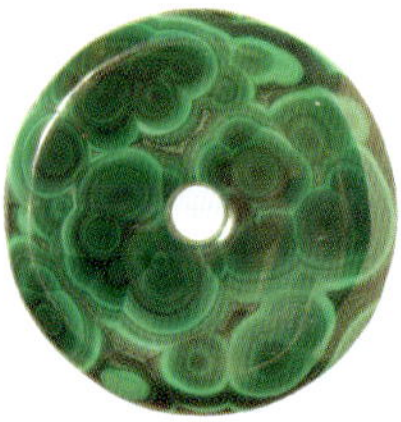

Körperlich: verhindert Gallenkoliken; verbessert alle Herzbeschwerden; schafft Hilfe bei Regelschmerzen, besonders bei psychischen Hintergründen; ist hilfreich bei Unfruchtbarkeit; erleichtert die Geburt und mindert Geburtsschmerzen; wirkt schmerzlindernd bei Bandscheibenbeschwerden, Hexenschuss und Ischias; wirksam bei Keuchhusten; lindert krampfartige Schmerzen und Migräne, lindert Schilddrüsenfehlfunktion; hilfreich bei Sehstörungen und allen psychosomatischen Erkrankungen, besonders wenn sie auf Ablehnung oder auf Verdrängung der Sexualität beruhen; ist der wichtigste Frauenheilstein.

Seelisch: angezeigt bei Frustration, Lebensüberdruss, seelischer Belastung, Unausgeglichenheit, Unentschlossenheit; bringt verborgene Gefühle an die Oberfläche; macht unterdrückte Wünsche und Sehnsüchte bewusst; stärkt die Vorstellungskraft, die Beobachtungsgabe und die Entscheidungsfähigkeit; gibt emotionale Direktheit und unverblümte Ehrlichkeit; fördert die Konzentration; regt bilderreiche Träume und Fantasie an; führt zu Fülle und innerem Reichtum aufgrund intensiver Begegnungen.

Verfügbar: häufig.

Markasit

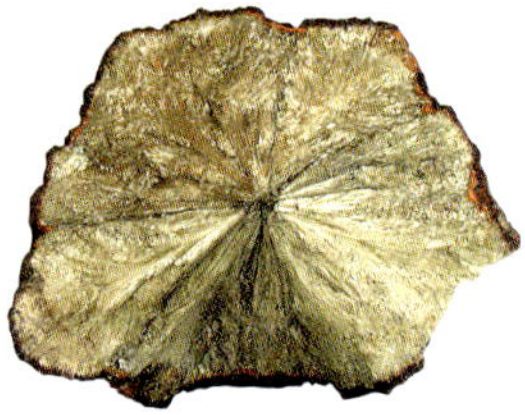

Körperlich: regt die Leberfunktion und alle Entgiftungsvorgänge des Körpers an; kann zur Behandlung von Hautausschlägen, Muttermalen, Warzen und Sommersprossen eingesetzt werden.

Seelisch: lässt den Blick auf sich selbst werfen, um das Selbstbild erweitern und unerwünschte Wesenszüge verändern zu können; fördert die Selbsterkenntnis; bringt ungelebte Wünsche ans Licht; hilft Angepasstheit aufzugeben; vermittelt das Gefühl, mit Problemen und Schwierigkeiten besser fertig zu werden; beruhigt bei übermäßiger Erregung; hilft den Krankheitshintergrund zu durchschauen.

Verfügbar: gering.

Marmor

Körperlich: regt den Calciumstoffwechsel an; stärkt die Knochen und wirkt vorbeugend gegen Osteoporose; fördert die Entwicklung des Kindes; regt das Immunsystem an; wirkt gegen Verhärtungen von Haut und Blutgefäßen; lindert viele Frauenleiden, verjüngt das Gewebe und die Haut.

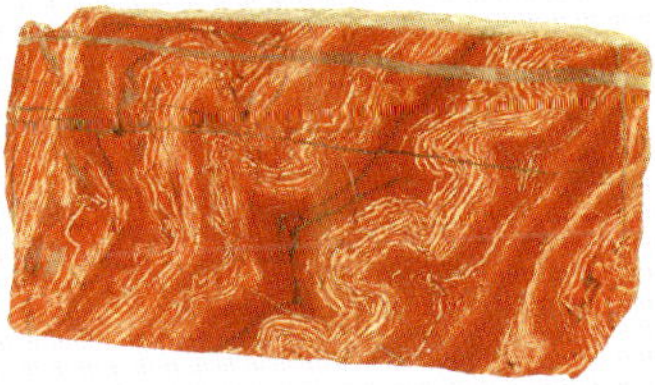

Seelisch: steigert Tatkraft und Kreativität; gibt Mut und Kraft; hilft unglückliche Lebensumstände zu wandeln; hilft sich von Unzufriedenheit zu lösen und neue Perspektiven und kreative Problemlösungen zu finden; steigert so die Zufriedenheit im Leben; wirkt gegen Lethargie, spricht auf Überaggressivität des Verstandes bei gleichzeitiger Untätigkeit an.
Verfügbar: häufig.

Marmor, Zebra-Marmor

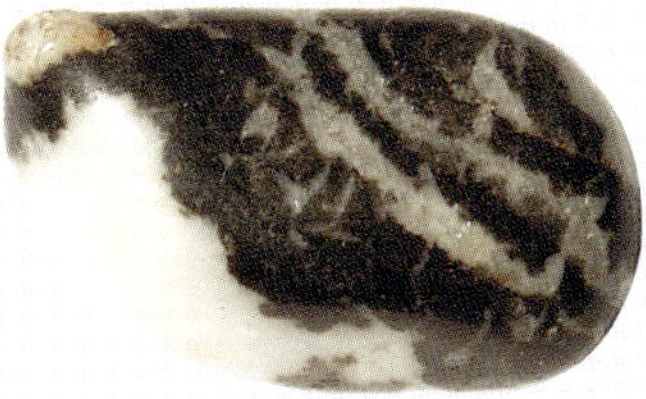

Körperlich: fördert Entschlackung und Ausscheidung, stärkt Nieren, Darm, Gewebe und Haut, entlastet das Herz.
Seelisch: hilft Trägheit und Selbstmitleid zu überwinden und Verantwortung für sein Leben zu ergreifen; hilft gegen Bevormundung und Ausbeutung anzugehen.
Verfügbar: gering.

Meteorit, allgemein

Körperlich: tonisiert, aktiviert das Energiesystem; stärkt die Nerven; tonisiert nach schwerer Krankheit; setzt eine gewisse Belastbarkeit bereits voraus.

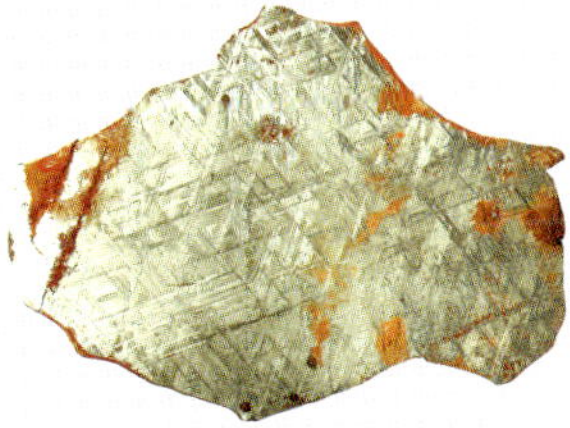

Seelisch: verringert irrationale Ängste und stärkt das Vertrauen ins Leben; fördert Eingebung, Intuition und Zufall; thematisiert das Transzendente und Schicksalhafte; setzt tiefe seelische Bilder frei, die bisherige Werte in Frage stellen, aber neue Betrachtungen und neuen Lebenssinn eröffnen können.

Meteorit, Eisenmeteorit

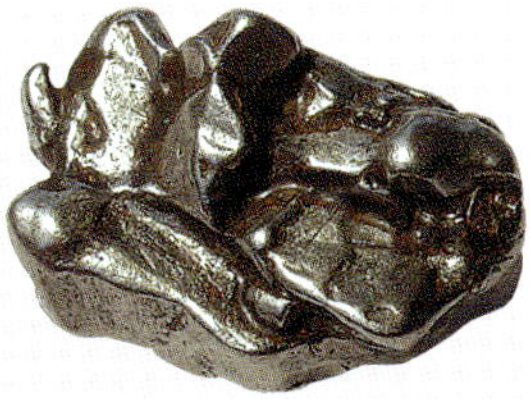

Körperlich: baut Muskulatur und Kondition auf, löst und vermeidet Krämpfe, bessert Anämie; verringert Nervosität und erhöht die Belastbarkeit bei Stress; wirkt stark entgiftend auf das Gewebe.
Seelisch: fördert Tatimpuls, Entschlusskraft und mobilisiert bei Bedarf spontan Energie; verbessert die Selbstkontrolle und steigert die Willenskraft; hilft innere Bilder zu visualisieren; hilft sich von belastenden Erfahrungen zu befreien.
Verfügbar: selten.

Meteorit, Pallasit

Körperlich: entgiftet und stärkt Leber, Galle, Darm und Muskulatur.

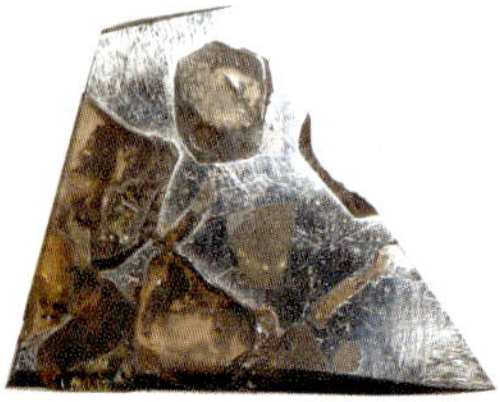

Seelisch: erinnert an die Herkunft als geistiges Wesen, verbessert jedoch auch die Verbundenheit mit dem Planeten Erde; befreit von Fremdbestimmung und Gebundenheit; erleichtert Entscheidungen; hilft sich von Unnützem zu trennen; hilft die eigene Motivation zu hinterfragen und seine Seele zu ergründen.
Verfügbar: selten.

Meteorit, Steinmeteorit, Chondrit

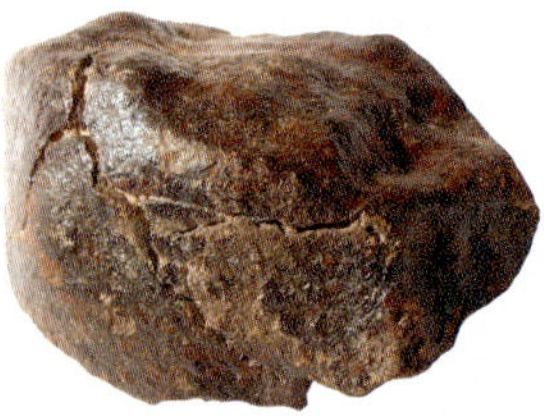

Körperlich: kann bei Verstopfung und Durchfall helfen.
Seelisch: bringt neue Impulse, Ideen und Realitäten mit, befruchtet und reinigt unseren Planeten und unser Bewusstsein; bringt Zähigkeit, Stärke und Ausdauer.
Verfügbar: selten.

Mimetesit

Körperlich: verbessert die Beweglichkeit bei Knochenerkrankungen, kann bei Wirbelsäulenerkrankungen eingesetzt werden; hilft

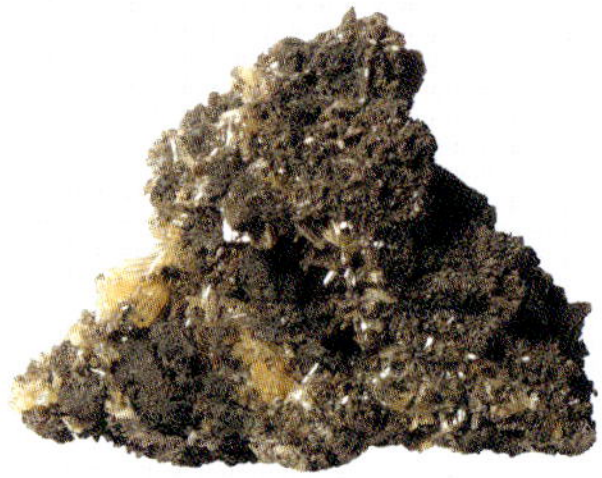

Schwermetallgifte, vor allem Arsen und Blei, aus dem Gewebe auszuscheiden.
Seelisch: verringert die Neigung, Gewohnheiten, Verhalten und Lebensstil anderer zu imitieren, fördert Eigenständigkeit und Unabhängigkeit; hilft seinen eigenen Weg unbeirrt zu gehen, unterstützt die Kommunikation; sorgt bei Channeling für klaren Empfang und schützt den Wissensempfänger.
Verfügbar: selten.

Moldavit

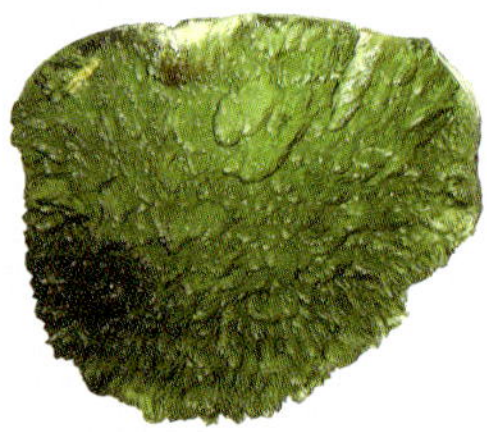

Körperlich: lindert Anämie und verbessert Beschwerden der Atemwege; wirkt bei grippalen Infektionserkrankungen; lindert Asthma und Engegefühle; beruhigt bei nervösen Herzbeschwerden; löst die körperlichen Folgen früherer Schockerlebnisse und deckt weitreichend die Ursachen und Hintergründe von Störungen auf, lindert bei psychischen Hintergründen Magenbeschwerden und Unverträglichkeiten sowie Verspannungen im Kiefer- und Beckenbereich.
Seelisch: stärkt die Einfühlungsgabe und Hellsichtigkeit; löst die Aufmerksamkeit von materieller Verhaftung; gibt Urvertrauen zu-

rück und nimmt die Angst vor Verlusten, schenkt Leichtigkeit und Heiterkeit, befreit die Emotionen; bringt spontane, unkonventionelle Ideen und Problemlösungen; beflügelt die Fantasie; fördert auch luzide Träume; wirkt gegen übermäßige Empfindsamkeit und Schüchternheit; gibt Kraft, Prüfungen und Schwierigkeiten durchzustehen.
Verfügbar: gering.

Molybdänit

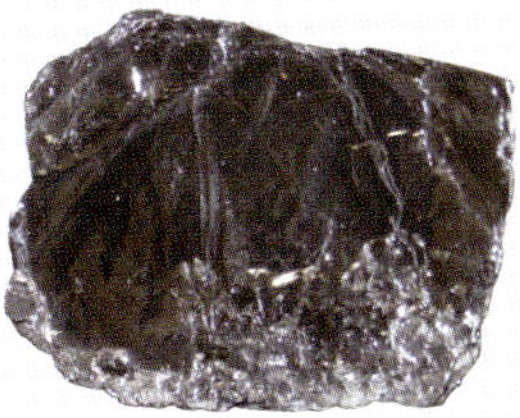

Körperlich: stabilisiert den Kreislauf; verbessert den Sauerstoffgehalt des Bluts; wirkt gegen entzündliche Prozesse.
Seelisch: unterstützt Werte wie Stetigkeit, Verlässlichkeit; Ausdauer; hilft das kreative Potential zu entfalten und seinen Fähigkeiten zu vertrauen; verbessert die Bewusstheit und die Selbsterkenntnis.
Verfügbar: selten.

Mondolith, Eisenkiesel-Chalcedon

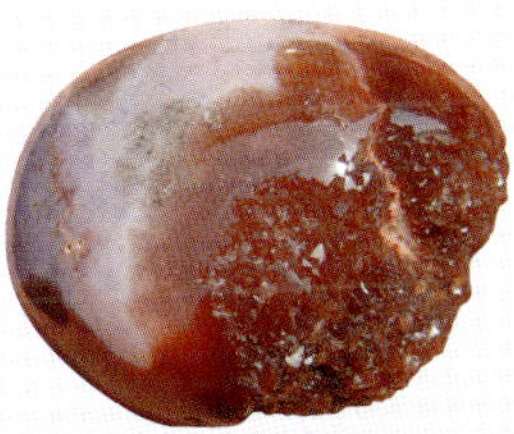

Körperlich: regt Stoffwechsel, Durchblutung und Kreislauf stark an; hilft bei verspäteter Menstruation; stärkt die Abwehrbereitschaft des Immunsystems; beschleunigt die Reflexe und verbessert den Muskeltonus.
Seelisch: erleichtert einerseits das Setzen von Prioritäten; inspiriert andererseits, zu vieles gleichzeitig zu wollen; stärkt das Durchsetzungsvermögen und hebt das Aggressionspotential.
Verfügbar: selten.

Mondstein

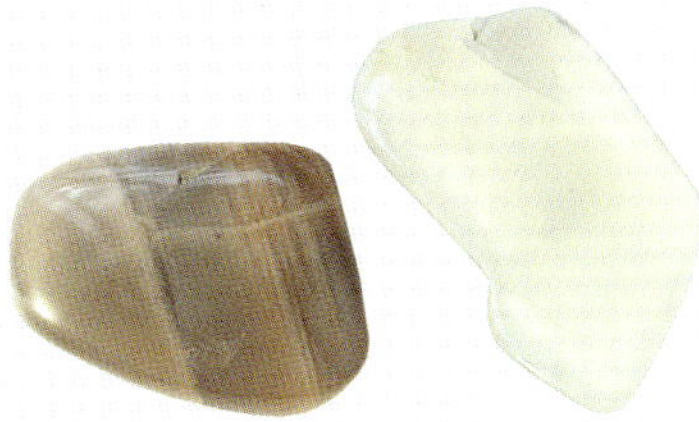

Körperlich: regt die Zirbeldrüse an und gleicht das hormonelle Geschehen an den Mondzyklus an; hilft bei Mondsüchtigkeit; harmonisiert die hormonelle Umstellung während der Pubertät, im Wochenbett und im Klimakterium; wirkt auf die Knochen, beugt Osteoporose vor; beeinflusst das Lymphsystem; gut bei hormonell bedingter Schilddrüsenfehlfunktion sowie Hauterkrankungen; regt die Milchproduktion an; hilft bei Ödemen und Warzen.
Seelisch: verbessert die Traumerinnerung; wirkt beruhigend bei irrationalen Ängsten; mindert emotionale Konflikte und Gefühlskälte, Stress, Unausgeglichenheit; steigert das Gefühlsempfinden; erleichtert den Zugang zum Unterbewusstsein und hilft alle Emotionen zu integrieren; fördert Einfühlungsvermögen und die Verbindung mit den Kräften der Natur; weckt vielfältige Interessen und ermutigt, diese ausgiebig zu verfolgen; verbindet mit matriarchalem Wissen; ist einer der wichtigsten Frauenheilsteine.
Verfügbar: häufig.

Mondstein, bunt

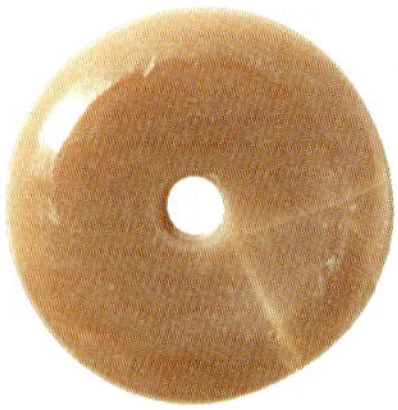

Körperlich: beruhigt gereizte Haut; strafft das Gewebe.
Seelisch: beruhigend, erdend; verbessert das Gefühl für die Bedürfnisse des Körpers; stärkt die Identifikation mit dessen Vorgängen.
Verfügbar: häufig.

Mondstein, transparent mit Lichtlauf

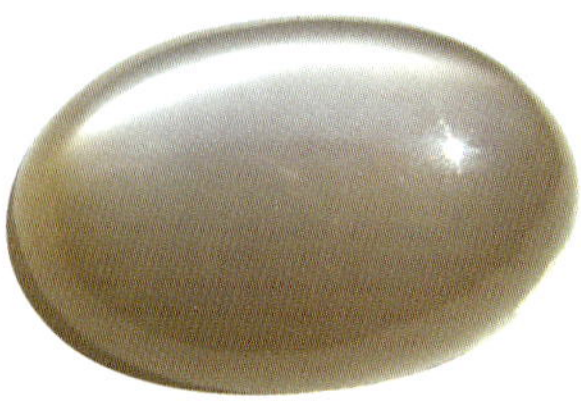

Körperlich: optimiert die hormonellen Prozesse; sensibilisiert für die Wirkung des Lichtes und der Beleuchtung; verbessert die Fruchtbarkeit der Frau.
Seelisch: weckt Medialität und verfeinert die Intuition; vermittelt Empfindungstiefe, Ahnung und Weisheit.
Verfügbar: selten.

Mookait, allgemein, mehrfarbig

Körperlich: bessert viele Hauterscheinungen; regt die Entgiftung des Gewebes an; hilft die

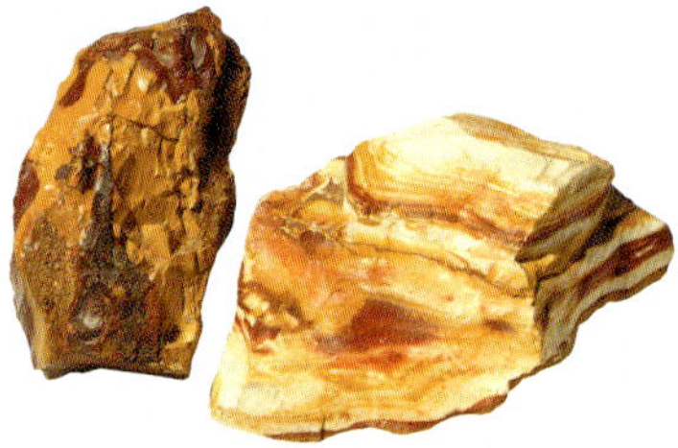

Gesundheit langfristig zu stabilisieren; stärkt die Funktionen von Milz und Leber.
Seelisch: fördert geistige Flexibilität; schafft Ausgleich zwischen Extraversion und Rückzug, Dynamik und Ruhe; fördert inneren Frieden, Anpassung und Geborgenheit; begünstigt angenehme Zufälle und Begegnungen im Leben; ist ein idealer Begleiter auf Reisen, da er aufgeschlossen, optimistisch, abenteuerlustig, aber nicht waghalsig macht.
Verfügbar: gering.

Mookait, creme

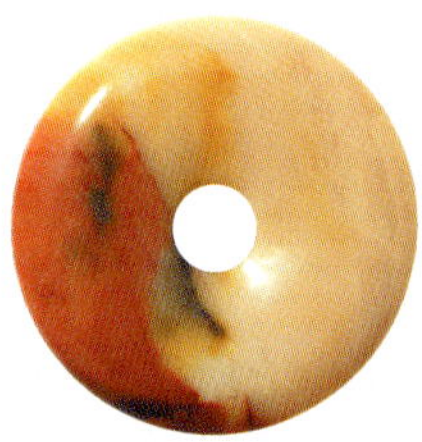

Körperlich: stärkt das Immunsystem und beschleunigt den Heilungsprozess bei Vereiterungen; ebenso bei Ekzemen, Abszessen, Furunkeln und Neurodermitis; fördert bei trockenem Husten die Schleimbildung, ebenso bei Erkrankungen der Stirn- und Kieferhöhlen; stärkt die Bauchspeicheldrüse; findet bei Parkinson Verwendung.
Seelisch: fördert Gelassenheit und Neutralität.
Verfügbar: häufig.

Mookait, rot

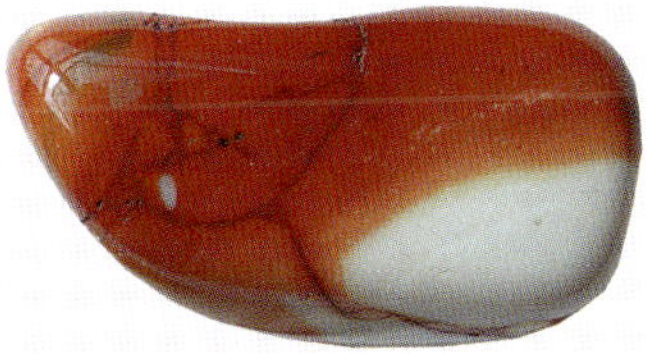

Körperlich: verbessert die Bindegewebsentschlackung; bei verlängerten Blutungszeiten und Tendenz zu blauen Flecken; fördert die Wundheilung.
Seelisch: macht dynamisch bei Lethargie; macht spontan, unvoreingenommen und hilft Chancen zu ergreifen.
Verfügbar: häufig.

Mookait, violett

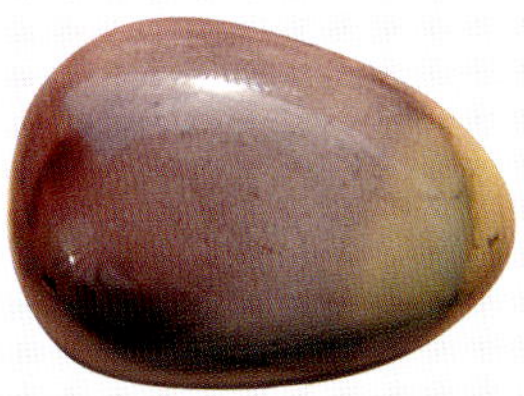

Körperlich: aktiviert die Thymusdrüse und wird nach Operationen zur Nachbehandlung eingesetzt; entstresst und lindert Schmerzen.
Seelisch: schenkt Vertrauen in das Leben, hilft sich führen zu lassen; gibt Einsicht und Erkenntnis.
Verfügbar: gering.

Moosachat, grün

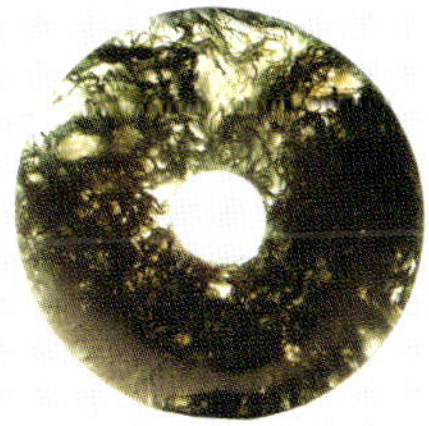

Körperlich: senkt zu hohen Cholesterinspiegel; regt die Insulinproduktion der Bauchspeicheldrüse an; wirkt schleimbildend bei trockenem Husten; regt den Lymphfluss an; wird bei hartnäckigen Infektionen der Lunge, Atemwege und bei Nebenhöhlenentzündung eingesetzt; aktiviert die Milchdrüsen beim Stillen; hilft bei Hitzewallungen; verbessert die Verdauung; lindert Wetterfühligkeit.
Seelisch: hilft bei Aggression, Kummer und Wut, macht ruhig und verständig, entwickelt die soziale Seite des Menschen und stärkt die Verbundenheit mit der Natur; gegen Unentschlossenheit und Zwanghaftigkeit; greift positiv in das Suchtverhalten ein; bringt Inspiration und neue Ideen; ermöglicht sich von tiefsitzenden Ängsten und geistigen Ketten zu befreien; erschließt unterdrückte sexuelle Gefühle.
Verfügbar: gering.

Moosachat, rosa

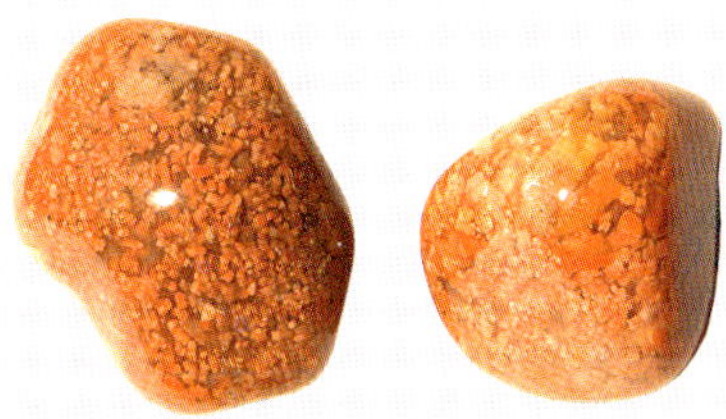

Körperlich: hilft bei chronischer Verstopfung, wenn die Darmtätigkeit durch Einnahme von Abführmittel zum Stillstand gekommen ist, auch bei Durchfall; entgiftet, entschlackt und stärkt den Lymphfluss, fördert die Sekretion der Verdauungsenzyme; verbessert die Darmflora; kann bei Parasiten helfen; lindert Ent-

zündungen im Magen-Darm-Trakt; fördert Wachstum und Stabilität von Haaren und Nägeln.
Seelisch: verbessert die Traumerinnerung; hilft Eindrücke geistig zu verarbeiten; löst innere Spannungen und Empfindlichkeiten; bringt lebensbejahende Geistesgegenwart; hilft Gefühle und Vorurteile unbefangen zu überprüfen; macht erfinderisch und begeisterungsfähig; macht emotional und intellektuell beweglich; hilft gegen Rastlosigkeit und Flatterhaftigkeit.
Verfügbar: gering.

Moqui Marbles

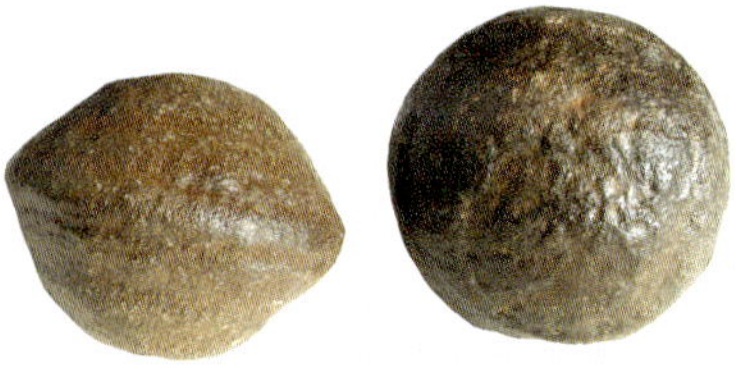

Körperlich: wirken regenerierend, wenn man dem anfangs erhöhten Schlafbedürfnis nachgibt; verstärken die Aktivität des Immunsystems; können chronische Beschwerden zunächst »hochholen«; fördern die Eisenaufnahme und die Bildung roter Blutkörperchen; stärken die Durchblutung; verbessern die Schutzfunktion der Haut.
Seelisch: verbessern die Koordination und Beweglichkeit; stärken das Körperbewusstsein sowie das Raumgefühl; helfen besser Auto zu fahren; fördern allgemeines Wohlbefinden; entspannen und erleichtern das Einschlafen und verleihen tiefen, traumlosen Schlaf; ermutigen, das Leben tatkräftig, kreativ und konstruktiv und mit Weitsicht zu gestalten; schätzen gute Gesellschaft, Genuss und Gemütlichkeit.
Verfügbar: häufig.

Muskovit

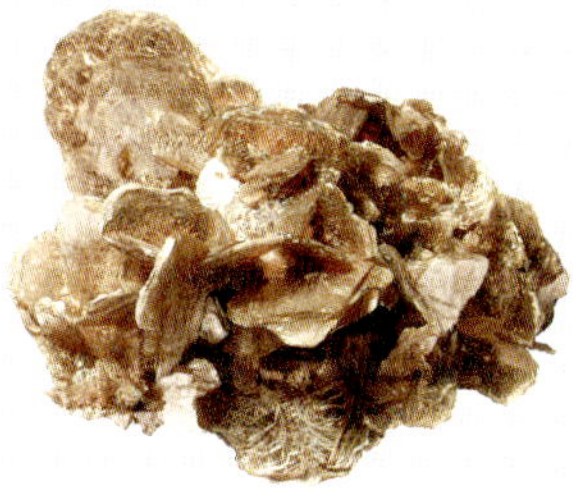

Körperlich: lindert vegetative Störungen, Zittern, Nervosität und Herzbeschwerden; bei Magen-, Gallen- und Nierenbeschwerden.
Seelisch: hilft bei Provokationen, Intrigen oder offenen Angriffen gelassen und unbeeindruckt zu bleiben, hilft Gedanken klar zu formulieren; macht wach und achtsam, lässt eine schützende Distanz; hilft sich bei Ungewissheit und Zweifeln Klarheit zu verschaffen und sich optimistisch auf die Zukunft auszurichten; tröstet bei Kummer.
Verfügbar: gering.

Natrolith siehe Zeolith

Nebel-Quarz, siehe Girasol-Quarz

Nebula-Stone siehe Eldarit

Nephrit

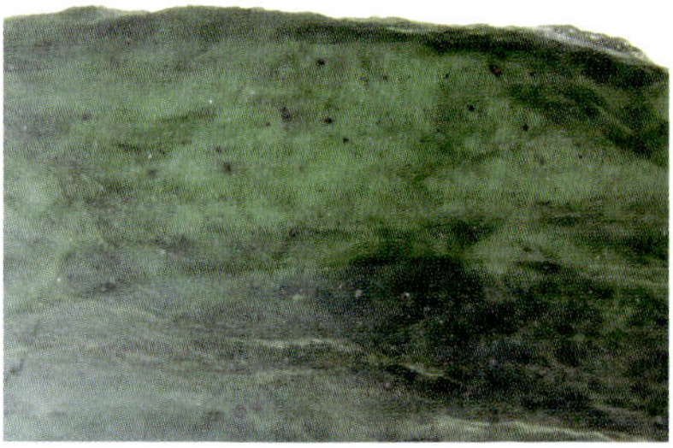

Körperlich: optimiert den Wasserhaushalt, beschleunigt den Heilungsvorgang bei Blasen- und Nierenerkrankungen; wirkt auf schlecht

heilende Wunden, lässt kleine Verletzungen zügig verheilen; giftausleitend; krampflösend bei Koliken.
Seelisch: hilft bei Entscheidungsschwierigkeiten, Kummer und sinnlosen Sorgen; stärkt den Willen und das Durchhaltevermögen; angezeigt bei Apathie und Unausgeglichenheit; gegen depressive Verstimmungen und Lebensunlust; schützt vor Aggression; stärkt Verantwortungsgefühl und Opferbereitschaft; hilft die eigene Identität zu wahren, wenn man unter Druck gesetzt und geistig angegriffen wird; macht kreativ und handlungsfreudig; regt kreatives Träumen an und löst Albträume.
Verfügbar: gering.

Nickelin

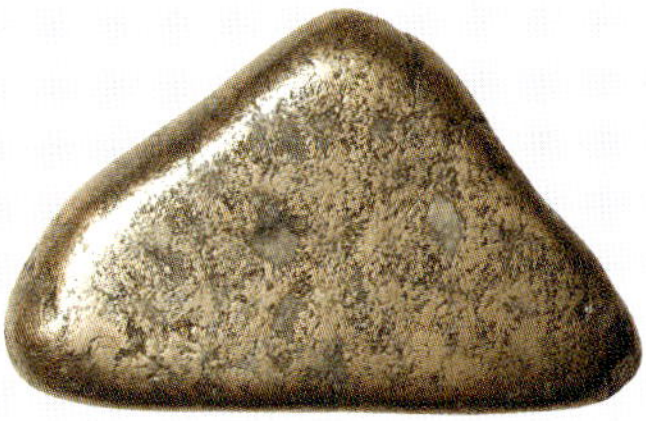

Körperlich: hilfreich bei Hautausschlägen und Knoten im Gewebe; erleichtert langfristig eine Nickelallergie; hilft Nickel aus dem Gewebe auszuscheiden.
Seelisch: hilft bei selbstzerstörerischem und fremdgefährdendem Verhalten, hilft Rücksicht auf sich und andere zu nehmen.
Verfügbar: selten.

Nuummit

Körperlich: Hilft bei Ein- und Durchschlafschwierigkeiten, hilft sich zu erholen und neue Kräfte zu sammeln; stärkt Nerven, Nieren und Ohren.
Seelisch: erdet und hilft sich mit der Natur und dem Planeten tief zu verbinden; schützt

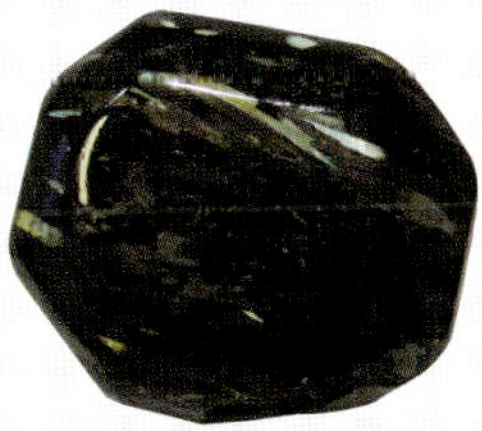

die Aura vor Negativität; schafft eine geheimnisvolle Attraktivität; hilft Anerkennung und Honorierung zu finden; hilft zu seinem Wort zu stehen; hilft wenig bei Routine- und Verwaltungsarbeit.
Verfügbar: selten.

Obsidian, allgemein

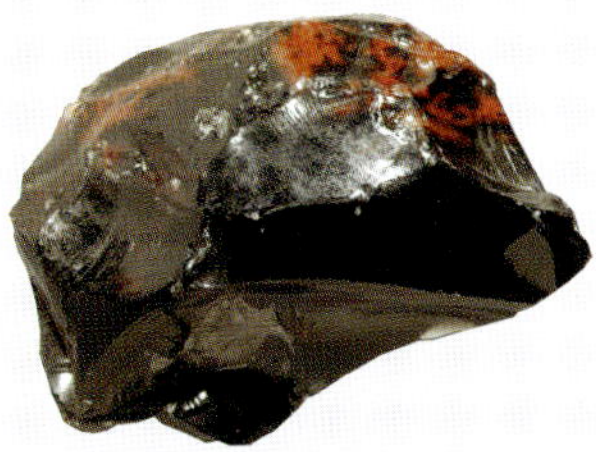

Körperlich: verbessert die Aufnahme von Vitamin A und D; bessert die periphere Durchblutung und hilft bei kalten Händen und Füßen; löst Energieblockaden und Schocks auf zellulärer Ebene auf; fördert die Wundheilung, besonders bei Schnittverletzungen.
Seelisch: löst Angst, Schock und Traumatisierungen auf; verbessert die Wahrnehmung; macht verborgene Emotionen, schmerzhafte Erlebnisse oder verdrängte Gedanken bewusst; fördert Verlorenes und Verschüttetes an den Tag; spirituelle Fähigkeiten wie Auralesen und Vorauswissen können intuitiv wiedererlangt werden.
Verfügbar: häufig.

Obsidian, Goldobsidian

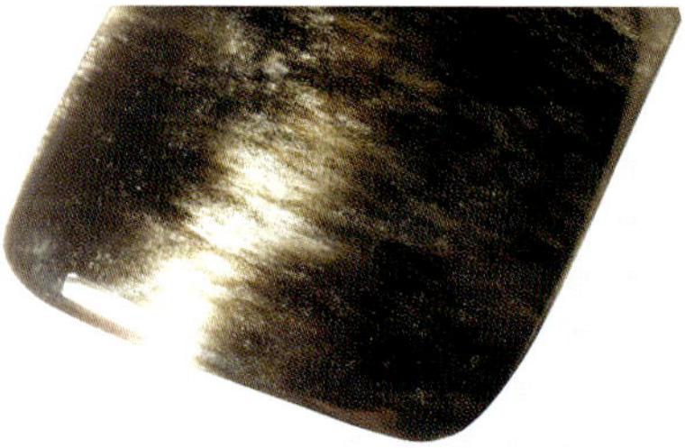

Körperlich: beschleunigt die Heilung von Verletzungen, Wunden, Zerrungen, Prellungen und Verstauchungen.
Seelisch: hilft Negativität, Schwarzseherei und Verlustdenken zu überwinden und die zugrunde liegenden Erfahrungen zu verarbeiten; empfängt den Meditierenden mit Wärme und Wohlwollen.
Verfügbar: selten.

Obsidian, Mahagoni-Obsidian

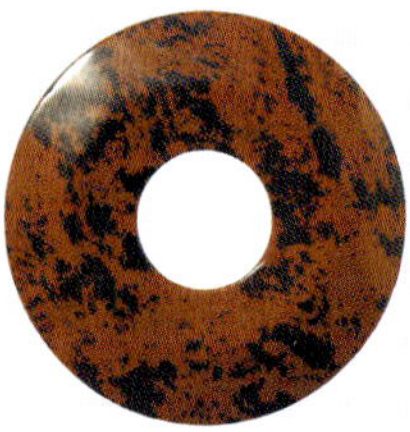

Körperlich: regt die Durchblutung an; erwärmt Hände und Füße; hilft Blutungen zu stillen und Wunden zu heilen; stärkt Haut, Haare, Nägel, Knochen und die Wirbelsäule.
Seelisch: lässt nach einer Regenerationsphase die Lebensenergie kraftvoll fließen; aktiviert das logische Denken und bewahrt vor unbegründeten Ängsten; macht gegen plumpe Übergriffe immun.
Verfügbar: gering.

Obsidian, Lamellenobsidian

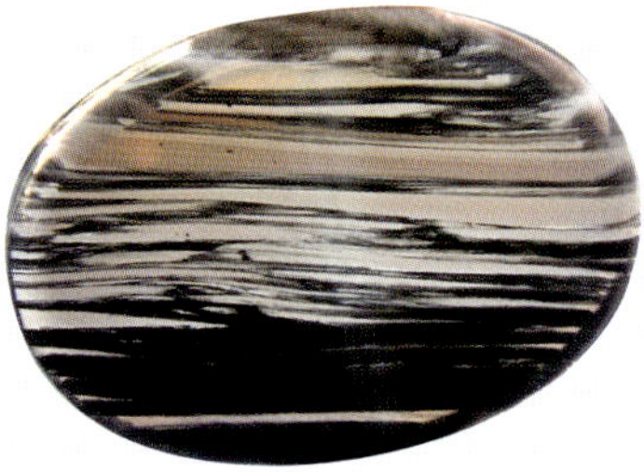

Körperlich: verbessert Heilung, Schutzfunktion und Nährstoffversorgung aller Hautschichten; schützt vor Strahlungseinflüssen; löst Spannung im Herz.
Seelisch: verzaubert und fasziniert; nimmt Belastungen und Sorgen des Herzens; hilft bei innerer Zerrissenheit und Gewissenskonflikten.
Verfügbar: selten.

Obsidian, Rauch-Obsidian, Apachenträne

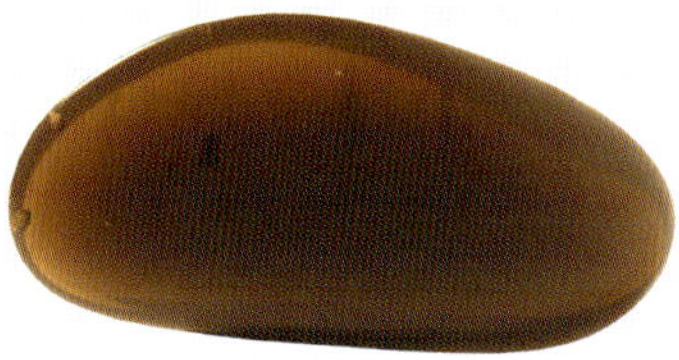

Körperlich: lindert Muskelkrämpfe; bessert Rückenbeschwerden und Verstauchung; wird bei Verdauungs-, Magen- und Darmstörungen eingesetzt; löst punktuelle Schmerzen auf.
Seelisch: lindert Depressionen und vertreibt Zukunftsängste; fördert analytische Fähigkeiten und vertreibt Schicksalsgläubigkeit; hilft Pechsträhnen zu durchbrechen.
Verfügbar: häufig.

Obsidian, Regenbogen-Obsidian

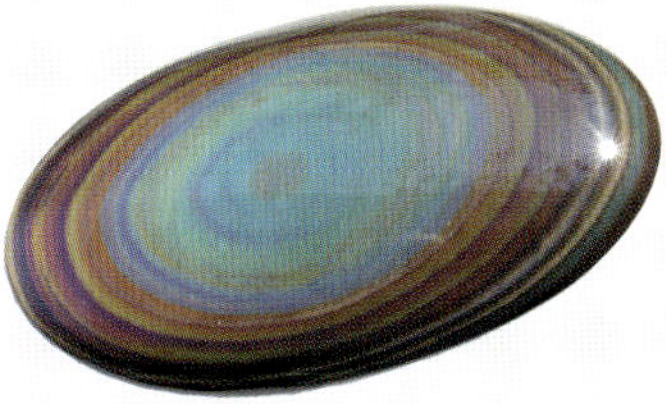

Körperlich: bessert die periphere Durchblutung; hilft bei Sehschwäche.
Seelisch: weckt innere Zufriedenheit, zeigt neue Blickwinkel, bringt neue vertiefte Erfahrungen, belebt und erfrischt den ermüdeten und festgefahrenen Geist; gut bei blockierter Kreativität.
Verfügbar: gering.

Obsidian, schwarz

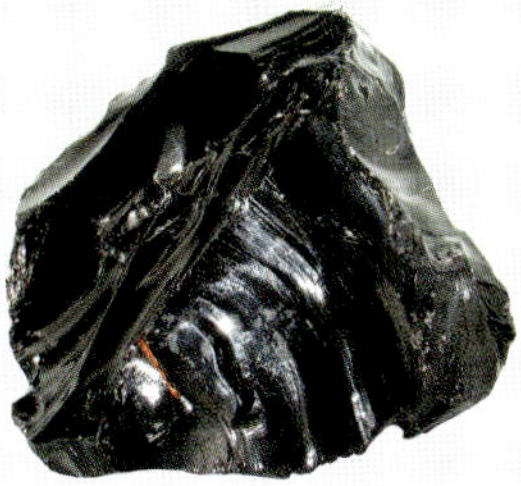

Körperlich: gut bei Asthma und Gefäßverengungen.
Seelisch: hilft ungelebte und abgelehnte Aspekte seiner selbst anzunehmen und zu integrieren; hilft durch Integration aller Seelenanteile vollständig und durch Handeln aus dem Moment heraus unangreifbar zu werden.
Verfügbar: häufig.

Obsidian, Schneeflocken-Obsidian

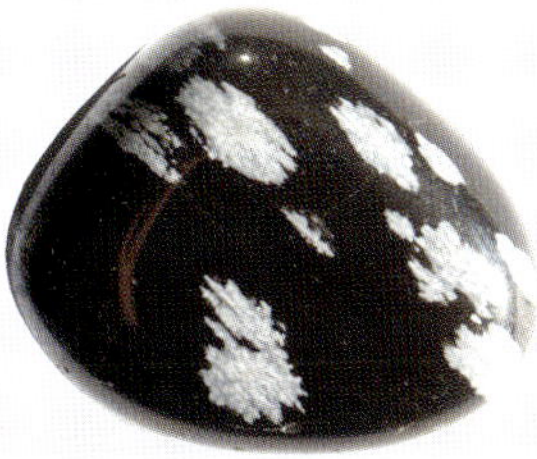

Körperlich: hilft sogar bei Raucherbein, schmerzlindernd bei rheumatischen Beschwerden.
Seelisch: macht lebendig und spontan; hilft das innere Kind zu leben; hilft mit Verwirrung und Überraschungen umzugehen.
Verfügbar: häufig.

Obsidian, Silber-Obsidian

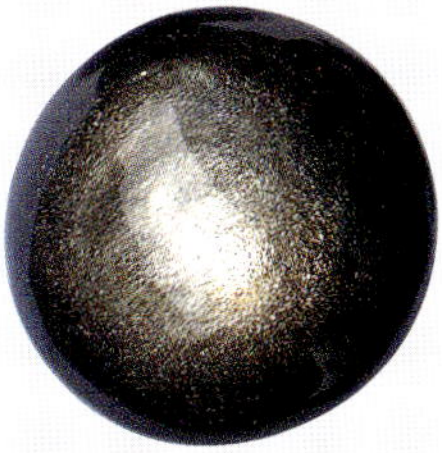

Körperlich: beschleunigt die Heilung bei Blockaden.
Seelisch: fördert Geduld und Durchhaltevermögen; offenbart in der Meditation ein Gefühl der unendlichen Weite des Alls, vermittelt neue übergeordnete Perspektiven und zeigt, wie groß man als geistige Wesenheit tatsächlich ist; stärkt den Verstand und schützt das Gefühl.
Verfügbar: gering.

Okenit siehe Zeolith

Olivin

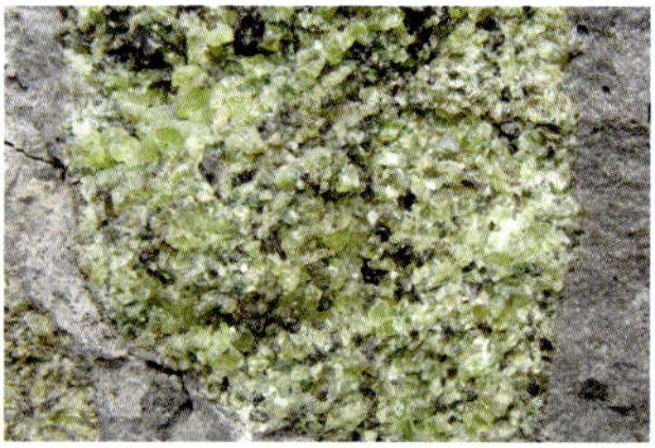

Körperlich: hilft Fremdkörper auszuscheiden, harmonisiert den Stoffwechsel und stimmt die Organfunktionen aufeinander ab.
Seelisch: bringt Körper und Seele in Einklang; verbessert die Selbstwahrnehmung; bewirkt Sammlung, Kräftigung, Reinigung und Schutz.
Verfügbar: selten.

Onyx

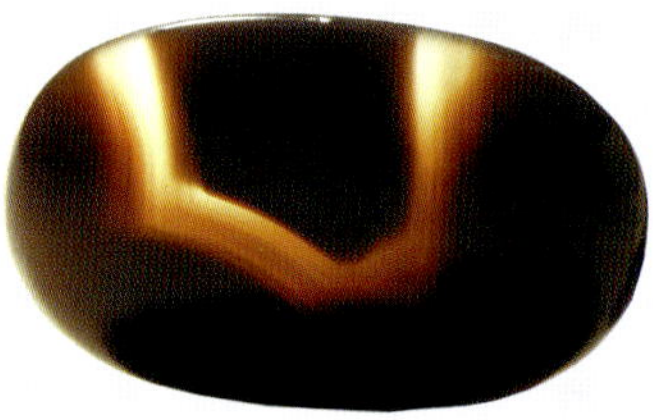

Körperlich: stärkt die Nerven und verbessert alle Sinne und die Wahrnehmung; angezeigt bei tränenden Augen und Sehschwäche; hilft bei Gleichgewichtsstörungen, schlechtem Gehör, Hörgeräusche und Hörsturz; bessert Durchblutungsstörungen und Fieber; lindert Sonnenbrand und Wetterfühligkeit; unterstützend bei Harnblasenentzündung, Krämpfen, übersäuertem Magen, Diabetes, Nierenleiden, bei schlechter Narben- und Wundheilung; fördert das Wachstum von Haut, Nägel und Haaren.
Seelisch: hilft durch Willenskraft und Sammlung hohe Qualität zu erzielen; wirksam bei Ängsten, Melancholie und Trauer; fördert das Selbstbewusstsein, Ausrichtung und Durchsetzungsvermögen; schult das logisch-analytische Denken; verbessert Konzentration, Argumentation, Disziplin, Selbstkontrolle und Bedachtsamkeit.
Verfügbar: gering.

Opal, allgemein

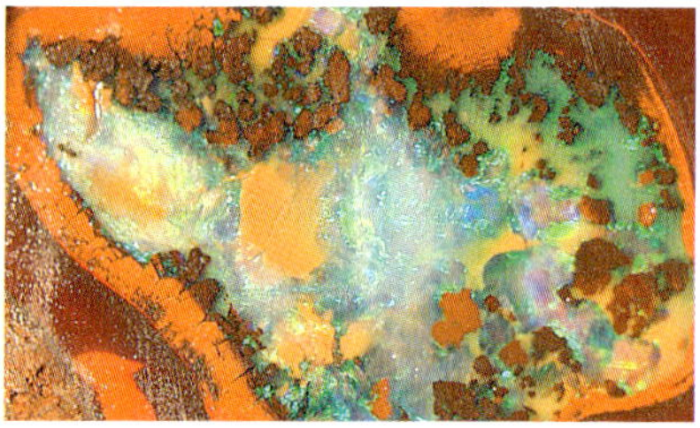

Körperlich: angezeigt bei Blutarmut, Dickdarmentzündung, Halsentzündung, Schleimhautreizung; Schnupfen; Hautausschlag, Kiefervereiterung, Lebererkrankung, Leberzirrhose, Magenschleimhautentzündung, Magersucht, Potenzschwäche, Rheuma, sexueller Unlust, regt den Wasserhaushalt an; bei mangelnder Tränenbildung, Trockenheit der Atemwege, ungenügendem Lymphfluss.
Seelisch: lindert bei Beklemmungen, öffnet bei Zwanghaftigkeit, Verklemmtheit, Ängstlichkeit, Berührungsängsten, fördert Akzeptanz, Spontaneität, Freude und kindliche Unschuld; hilft das Leben leicht zu nehmen; verändert die Zeitwahrnehmung; lässt das Leben wie einen Traum erscheinen.

Opal, blau

Körperlich: löst Anspannungen der Augen und des Kiefers; fördert die Speichelsekretion; hilft bei Heiserkeit und Mandelentzündung; senkt Blutdruck und Fieber.

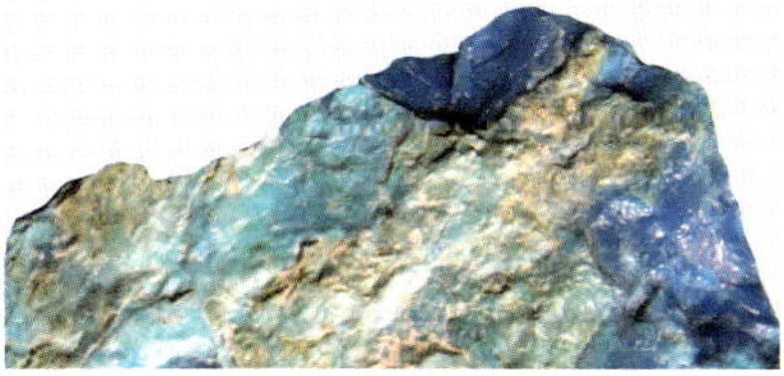

Seelisch: gibt intuitives Verstehen und gutes Einfühlungsvermögen; hilft Persönliches so mitzuteilen, dass man verstanden wird; bewirkt dass Angelegenheiten sich ohne Komplikationen fügen; bringt Urvertrauen und Zuversicht.
Verfügbar: selten.

Opal, Schwarzer Matrix Opal

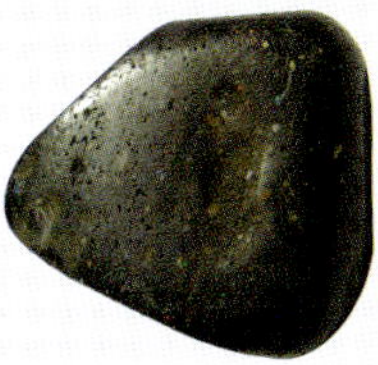

Körperlich: regt die Entgiftung über Niere, Haut und Verdauungstrakt an; verbessert den Erholungswert des Schlafes.
Seelisch: holt unbewusste Schattenseiten an die Oberfläche und verbessert Konzentration, Belastbarkeit und fördert die Konfrontationsbereitschaft; hilft Konflikte aktiv zu lösen;
Verfügbar: gering.

Opal, Boulder-Opal

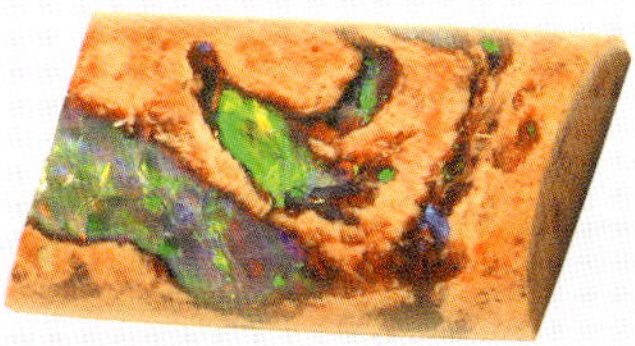

Körperlich: steigert die Resorption von Nährstoffen in der Zelle und im Darm, vitalisiert und verjüngt.
Seelisch: hilft Freude zu erleben, auszudrücken und damit anzustecken.
Verfügbar: gering.

Opal, Chlor-Opal

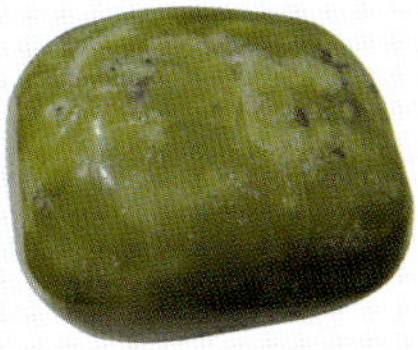

Körperlich: regt die Reinigungsfunktion der Körperflüssigkeiten, der Leber und der Nieren an.
Seelisch: fördert emotionale Direktheit; kräftigt den Wuchs von Grünpflanzen.
Verfügbar: selten.

Opal, Chrysopal

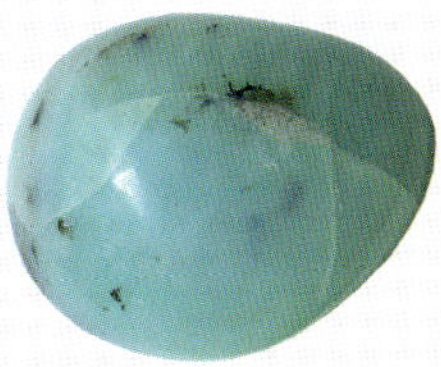

Körperlich: fördert die Ausscheidung, stärkt die Nieren und entgiftet, bessert Wassereinlagerungen; gut bei Erkältungen, fieberhaften Erkrankungen und zur Stärkung des Immunsystems.
Seelisch: hilft sich vom Leben staunend berühren zu lassen und auf Entdeckungsreisen zu gehen; hilft mit Veränderung umzugehen; mildert Angst vor Dunkelheit und Einsamkeit; gegen Antriebslosigkeit, Depressionen und Gereiztheit; wirkt stimmungsauf-

hellend und hilft zurückgehaltene Gefühle auszudrücken.
Verfügbar: gering.

Opal, Honig-Opal

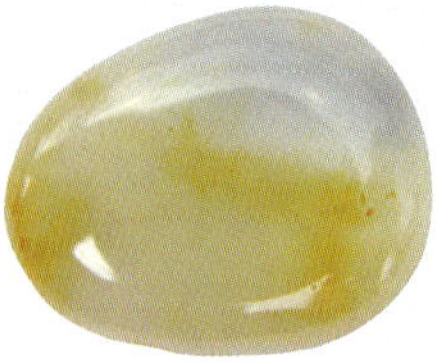

Körperlich: wirkt besonders auf Augen und Ohren; beeinflusst den Insulinspiegel; wirkt auf Milz und Pankreas.
Seelisch: intensiviert Begegnungen; macht ehrlich und direkt; wirkt gegen Schönfärberei.
Verfügbar: gering.

Opal, Hyalith, Wasseropal

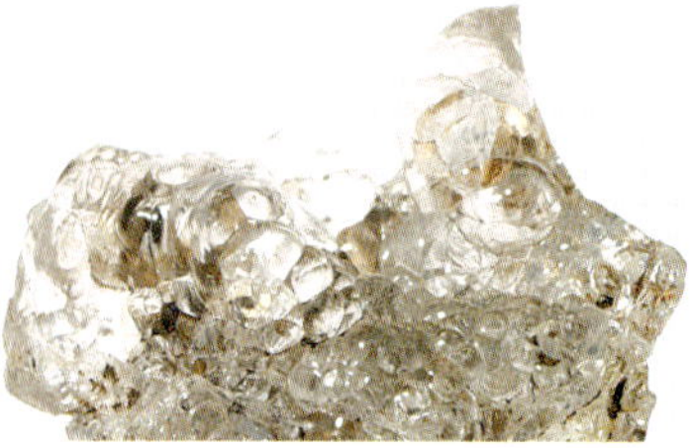

Körperlich: zur Erleichterung der Entbindung; regt den Wasserhaushalt an; verbessert die Gesichtssinne und den Instinkt.
Seelisch: klärt Empfindungen, Wünsche und Gefühle, gibt Beweglichkeit; hilft der Intuition zu folgen und sich führen zu lassen.
Verfügbar: selten.

Opal, Karneol-Opal

Körperlich: verringert die Blutgerinnung und hilft bei Thrombosegefahr.

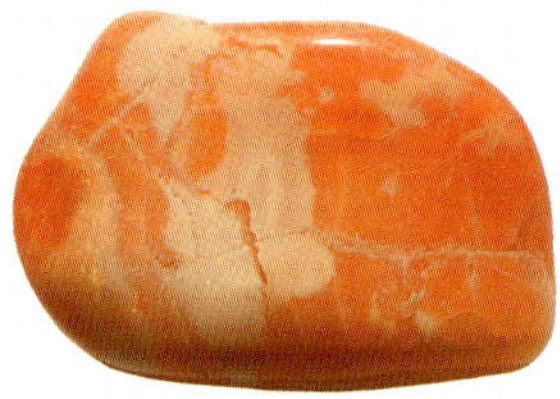

Seelisch: hilft Ideen und Wünsche konkret und zielgerichtet zu verwirklichen; macht vernünftig.
Verfügbar: selten.

Opal, Kascholong

Körperlich: stimuliert die Entgiftung der Haut und des Gewebes.
Seelisch: bewirkt Liebe zum Einfachen, zeigt die Vergänglichkeit der Dinge auf.
Verfügbar: selten.

Opal, Kristall-Opal

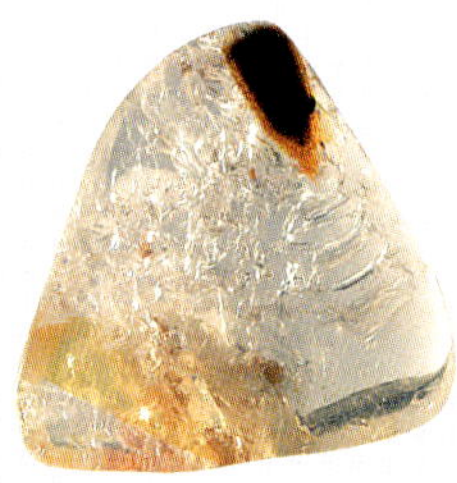

Körperlich: verbessert die Regulationsfähigkeit aller Organsysteme, bringt Beweglichkeit und Vitalität.

Seelisch: bringt Lebensfreude, vertieft die Empfindungsfähigkeit, macht emotional beweglich und fördert Kunst und Geist.
Verfügbar: selten.

Opal, Milch-Opal

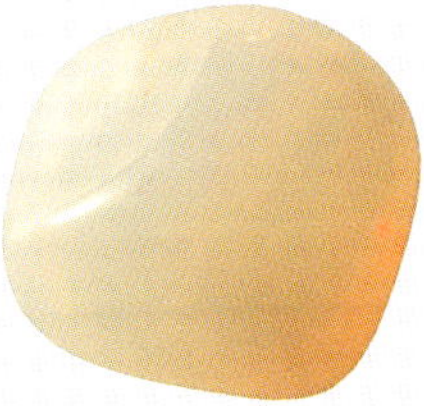

Körperlich: wirkt auf Niere, Blase und den Wasserhaushalt; fördert die Milchbildung beim Stillen; schleimbildend bei trockenem Husten, verbessert die Atmung und regeneriert die Lungen.
Seelisch: erleichtert die Umstellung auf die Mutterrolle; fördert den Gemeinschaftssinn; weckt Lust, Sinnlichkeit und lässt unbeschwert das Dasein genießen.
Verfügbar: selten.

Opal, Pink-Opal

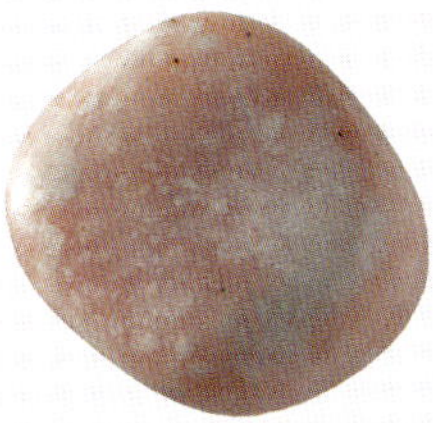

Körperlich: hilft bei Herzneurosen und vielen Herzbeschwerden; hilft bei trockenen Augen.
Seelisch: bringt Gelassenheit und Abenteuerlust; hilft Zuneigung zu genießen, öffnet das Herz; macht empfänglich für Zärtlichkeit.
Verfügbar: selten.

Opal in Matrix, Leopardenopal

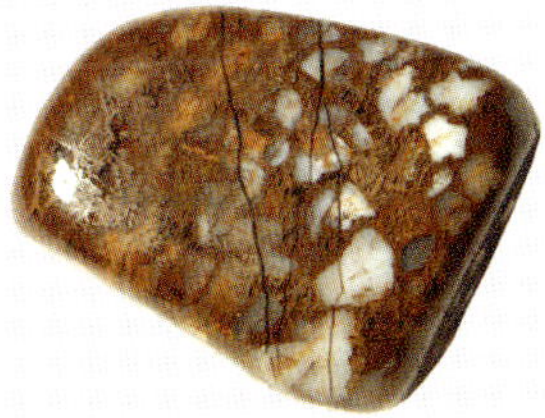

Körperlich: verbessert die Zellstruktur, stärkt die Bronchien, fördert das Wachstum; kräftigt den Organismus.
Seelisch: weckt vielseitige Interessen und hilft passende Freundeskreise zu finden; hilft Verluste zu überwinden und aktiv am Leben teilzunehmen.
Verfügbar: selten.

Opal, Dendriten-Opal und Moos-Opal

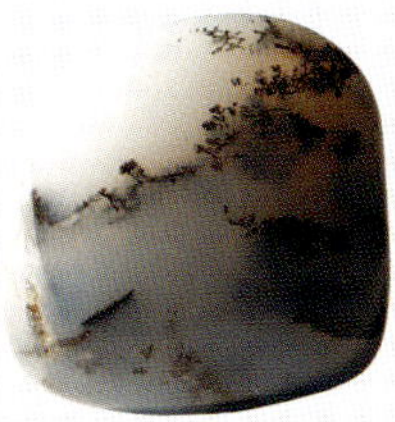

Körperlich: hilfreich bei Erkältungskrankheiten, verbessert den Abtransport von Schlacken und Giftstoffen.
Seelisch: hilft trotz Widerständen und Ängsten auf Menschen zuzugehen.
Verfügbar: selten.

Opalith

Körperlich: regt die Selbstheilungskräfte des Körpers an; fördert die Sauerstoffaufnahme; bei Lungenerkrankungen; lindert festsitzende

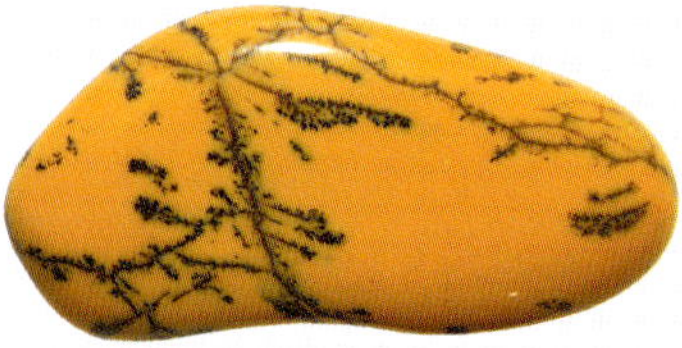

Erkältungen und Folgen des Rauchens; hilft bei Bauchspeicheldrüsen-Erkrankungen; reinigt Darm und Schleimhäute; beruhigt und hilft bei Schlafstörungen.

Seelisch: fördert Geselligkeit und guten Kontakt zu Mitmenschen; erleichtert auch die Abgrenzung gegenüber anderen; hilft sich emotional in Gemeinschaften oder Gruppen einzubringen und sich mit Gefühlen anderer auseinander zu setzen, gut geeignet zur Vorbereitung und Einstimmung der therapeutischen Arbeit; macht unbeschwert und interessiert.

Verfügbar: selten.

Ophicalcit, Connemara, Verd-antique

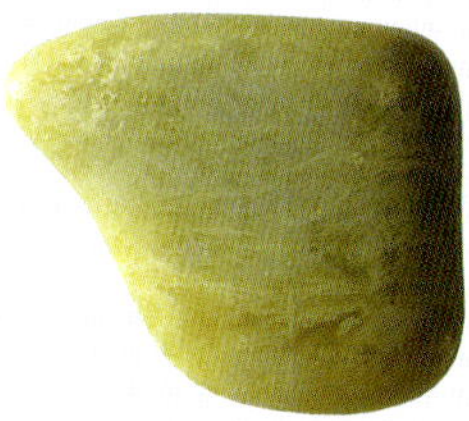

Körperlich: stärkt Herz, Niere, Dickdarm, Leber und Galle; lindert Allergien.

Seelisch: fördert Toleranz; macht selbständig und eigenverantwortlich; hilft wo nötig anzupacken; richtet den Sinn auf Machbares und Positives.

Verfügbar: selten.

Orthoklas, Goldorthoklas

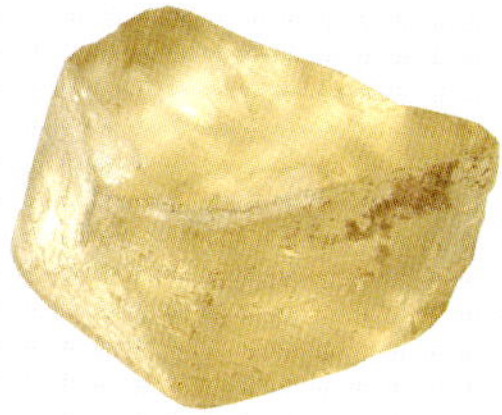

Körperlich: verbessert altersbedingte Sehschwäche; verbessert Reizleitung von Muskeln und Nerven, entspannt Herz und Muskulatur; unterstützt die Zirbeldrüse und harmonisiert die Hormonproduktion.

Seelisch: hilft Misstrauen, Selbstbezogenheit, Nützlichkeitsdenken, Versagensängste, Empfindlichkeiten und Opferhaltung zu überwinden; entwickelt eine verlässliche innere Ordnung sowie überpersönliche Werte; hilft sich geistig am Allgemeinwohl auszurichten.

Verfügbar: gering.

Ozean-Achat

siehe Sphärolithischer Chalcedon

Peridot

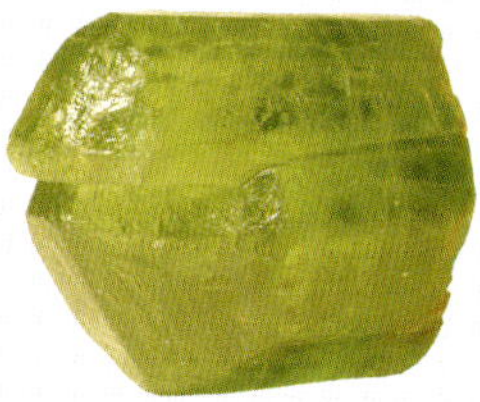

Körperlich: regt Entgiftungsprozesse an, hilft bei Infektionen, Pilzbefall und Warzen; stimuliert den Stoffwechsel, Dünndarm, Leber, Galle und Nebennieren; schützt die Haut und gibt dem Bindegewebe Elastizität; verbessert die Sehfähigkeit, steigert die Sauerstoffaufnahme im Blut; erleichtert Geburten; wirkt

gegen Haarausfall; hilft bei Diabetes; wirkt insgesamt verjüngend.
Seelisch: gleicht depressive Stimmungen aus; fördert Initiative, Tatkraft und Lernvermögen und hilft trotz starker Fremdeinflüsse das eigene Leben selbstbestimmt zu gestalten; löst negative Emotionen wie Groll, Schuldkomplexe, Fehler und verletzte Gefühle auf; vermittelt Freude, Toleranz und zuversichtliche Gelassenheit; hilft Altes zu beenden und erleichtert Neuanfänge; macht kontaktfähiger und toleranter.
Verfügbar: gering.

Perle

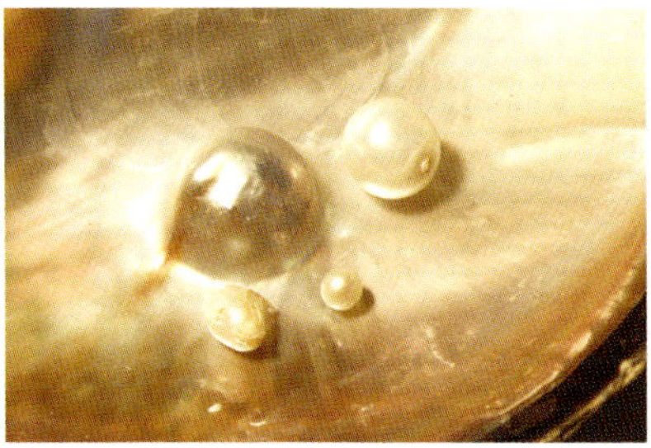

Körperlich: lässt Geschwüre schneller abheilen; mildert Allergien, Augenleiden, Krampfaderbeschwerden und Venenentzündungen und Wetterfühligkeit; stimuliert den Säfte- und Hormonhaushalt; heilsam für die weiblichen Geschlechtsorgane, fördert die Fruchtbarkeit und erleichtert die Geburt; bessert chronische Kopfschmerzen und Migräne; kann den Allgemeinzustand der Zähne verbessern.
Seelisch: rührt traumatische Erinnerungen an und hilft Trauer, Verlust und Schmerz zu wandeln sowie unverarbeitete Konflikte zu lösen; zeigt den Gefühlsreichtum auf und hilft positive Bilder zu entwickeln; weckt den Wunsch nach Rückzug, Gemütlichkeit und Seelenpflege; hilft bei Albträumen; behebt Stimmungsschwankungen; wirkt gegen geistige Erschöpfung; unterstützt die Konzentrationsfähigkeit; hilft Kraft aus sich selbst und seiner Bilderwelt zu schöpfen.
Verfügbar: häufig.

Petalit

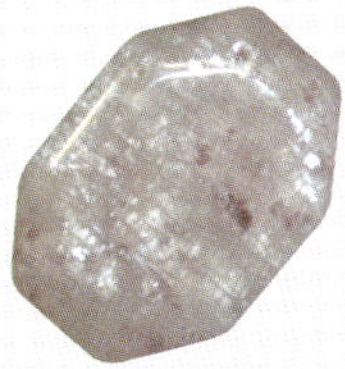

Körperlich: fördert die Zellregeneration; schenkt Energie und Leidenschaftlichkeit; hilft bei Augenleiden und stärkt das Sehvermögen; wirkt beruhigend auf den Herzrhythmus; spricht besonders die Nerven an; sollte nur von nervlich belastbaren Menschen eingesetzt werden.
Seelisch: erleichtert die Umsetzung und Integration schmerzhafter und tief greifender Erkenntnisse; eignet sich zur Unterstützung von Rückführungssitzungen; stärkt Erinnerungsvermögen, das Langzeitgedächtnis und das emotionale Gedächtnis; erleichtert die Vergangenheitsbewältigung; hilft seelische Verletzungen und andere schmerzlichen zwischenmenschlichen Erfahrungen zu konfrontieren, um Beziehungen zu verbessern; verleiht ein intensives Lebensgefühl; vermittelt Hingabefähigkeit und Begeisterung, spornt zu enormen Leistungen an.
Verfügbar: selten.

Petoskey-Stein,
siehe Verkieselte Koralle

Phenakit

Körperlich: wirkt antiallergisch, lindert Ausschläge und Schleimhautreizungen; entzündungshemmend und macht Stirn, Nase und Nebenhöhlen frei; wirkt sanfter als Beryll.

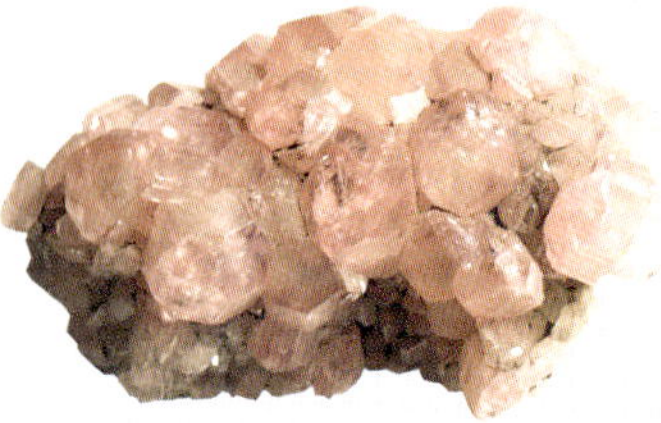

Seelisch: hilft Versäumnisse im Leben zu erkennen; bewirkt eine konstruktive Einstellung und baut Spannungen ab; verleiht die Disziplin, Erkenntnisse umzusetzen und von schädlichen Gewohnheiten abzulassen; erleichtert tiefe Meditationszustände; vermittelt psychische und spirituelle Stabilität; schenkt Klarheit und Überblick; verhindert das erneute Auftreten von Disharmonien und Störungen, wenn man mit sich im Reinen ist; unterstützt langfristige Planungen.
Verfügbar: selten.

Phlogopit

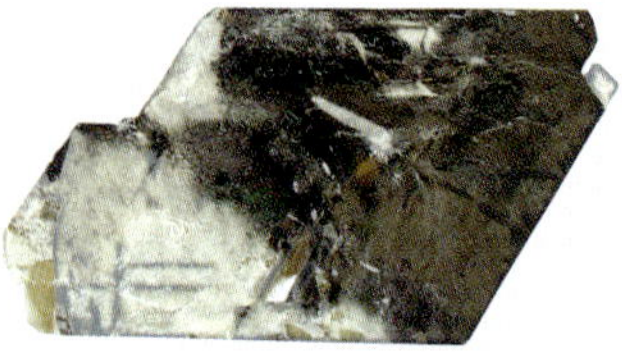

Körperlich: hilft gegen Übelkeit, besonders auf Autofahrten; verbessert Elastizität der Bänder, Gelenke und des Bindegewebes.
Seelisch: macht geduldig; hilft sich bescheiden zurückzunehmen und dennoch präsent zu sein; hilft auch mit weniger zurechtzukommen; schützt und entspannt.
Verfügbar: selten.

Piemontit

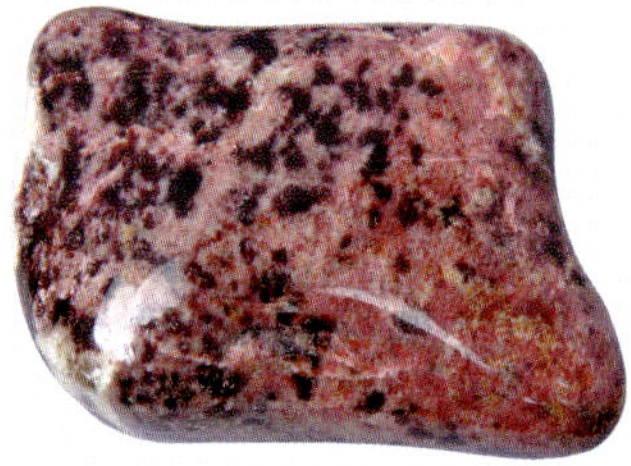

Körperlich: erhöht den Grundumsatz des Stoffwechsels; steigert die körperliche Belastbarkeit; hebt die Grundspannung des Zwerchfells und kräftigt Stimme und Lunge; erneuert das Funktionsgewebe der Leber; erdet und hilft den Körper zu ergreifen; verbessert die Sauerstoffversorgung der Zellen und des Blutes; regt die Sexualität an und fördert die Fruchtbarkeit.
Seelisch: erdet und hilft den Körper zu ergreifen; hilft bei der Willensbildung; macht instinktsicher; schenkt Vertrauen in die eigenen Fähigkeiten und gibt Selbstgewissheit; unterstützt die verbale Durchsetzung und die Wirksamkeit der Worte; verbessert das Durchhaltevermögen.
Verfügbar: selten.

Pietersit

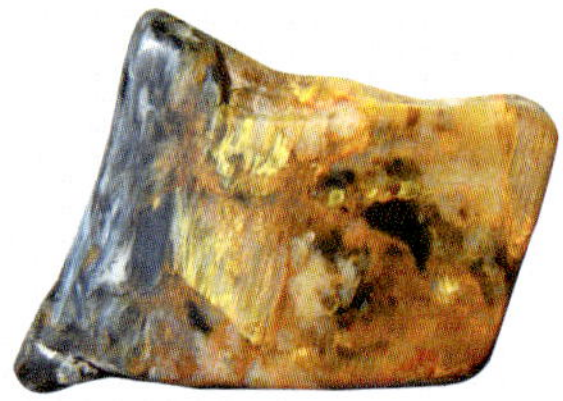

Körperlich: lindert stressbedingten, durch Verwirrung, große Veränderungen, Ausweglosigkeit oder durch unterdrückte Bedürfnisse begünstigte Erkrankungen; stimuliert die Hypophyse und reguliert die anderen endokrinen Drüsen; lindert Kopfschmerz, Atemwegbeschwerden und nervöse Herz- und Magenbeschwerden; erhöht den Blutdruck; hilft bei vegetativen Störungen.

Seelisch: sorgt für innere Stabilität und angemessene, rasche Handlungen bei stürmischen Veränderungen; hilft unverarbeitete Konflikte und Krisensituationen zu bewältigen; kann im Alltagstrott unruhig und unzufrieden machen, sodass man Funktionierendes »verschlimmbessert«; hilft Neuem gegenüber offen zu bleiben und Lebensgewohnheiten zu durchbrechen.
Verfügbar: gering.

Pop-Rocks, Kugelpyrit, »Boji's«

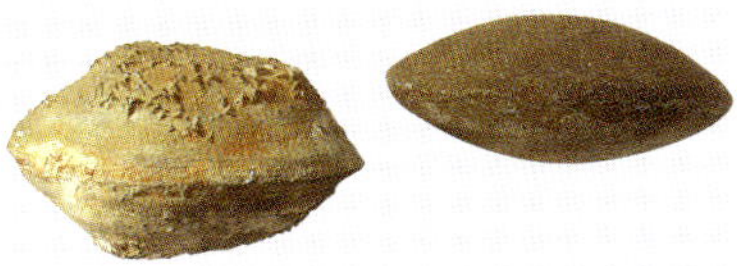

Körperlich: mindern Schmerzen und Blockaden im Energiesystem; regen die Selbstheilungskräfte des Körpers an und stärken das Immunsystem; werden allgemein zur Geweberegeneration und Reinigung benutzt; eignen sich aufgrund ihrer unspezifischen Wirkung zur Gesundheitsvorsorge.
Seelisch: verbessern die Kommunikation mit dem physischen Körper; lenken die Aufmerksamkeit auf die gegenwärtige Situation und verstärken Emotionen, Stimmungen und reaktive Muster, sodass diese bewusst gelöst werden können; fördern die Erkenntnis einschränkender und krankmachender Gedanken- und Verhaltensmuster.
Verfügbar: gering.

Porphyrit, Blütenporphyr

Körperlich: steigert nur kurzfristig die Leistungsfähigkeit; fördert die Entschlackung,

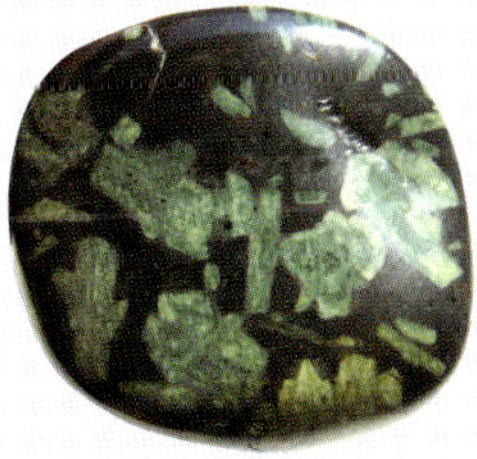

regt die Menstruation an; lindert Schmerzen der Füße und des unteren Rückens; hält die Muskulatur beweglich; führt zu tiefem Schlaf und intensiven Träumen; beruhigt das vegetative Nervensystem.
Seelisch: hilft tiefsitzende Ängste zu erkennen und langsam loszulassen; gut für die Trauerarbeit geeignet; verleiht seelische Stabilität, wodurch die Stressresistenz gesteigert wird; unterstützt die Konzentration und hilft beim Lernen; vertieft die Meditation und hilft zu sich zu finden, fördert gleichzeitig den Gemeinschaftssinn; gibt Mut für Entscheidungen und fördert die Selbstbestimmung.
Verfügbar: gering.

Porphyrit, China-Schriftstein

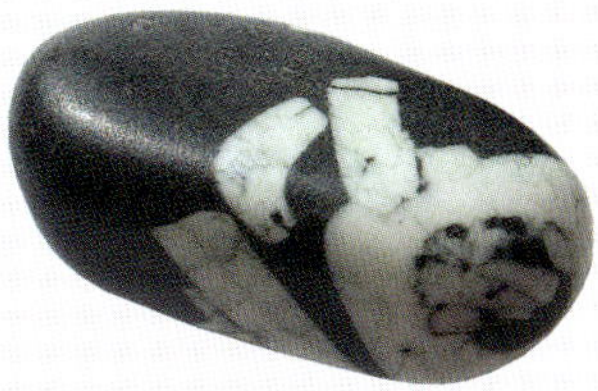

Körperlich: bessert Blasenentzündungen nach Unterkühlung; lässt sich nach Krankheiten und großen Anstrengungen zur Regeneration einsetzen.
Seelisch: fördert Geduld, um abzuwarten und dann auf einmal in Aktion zu treten; macht bedacht und hilft sich gut vorzubereiten; ermöglicht sowohl instinktsicheres als auch

pragmatisches Tun; wirkt energetisch stärkend, fördert Entschlossenheit in Denken und Handeln; schließt Löcher in der Aura und klärt die Atmosphäre bei »dicker Luft«.
Verfügbar: gering.

Porzellanit, allgemein

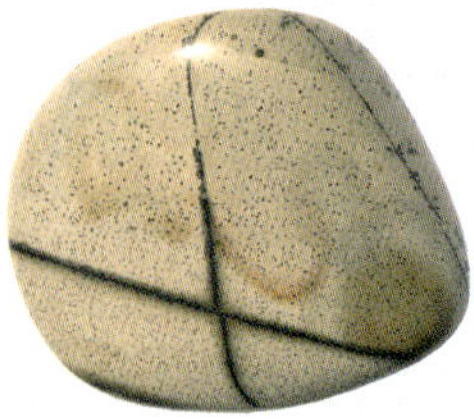

Körperlich: wirkt vitalisierend; angezeigt bei chronisch niedrigem Blutdruck sowie chronischer Erschöpfung; hilft bei vielen Hautbeschwerden wie Aknepusteln, Juckreiz, Hautreizungen und empfindlicher Haut; entspannt dauerstrapazierte Nerven; lindert chronische Müdigkeit; hilft bei Gewebeübersäuerung und deren Folgebeschwerden.
Seelisch: hilft sich bei Dünnhäutigkeit der Umwelt gegenüber abzugrenzen; hilft sich als selbständiges schöpferisches Wesen zu erkennen; regt Unabhängigkeitsbestrebungen an; fördert Eigeninitiative; befähigt Gedanken länger im Geist behalten zu können.
Verfügbar: gering.

Porzellanit, Augen-Porzellanit

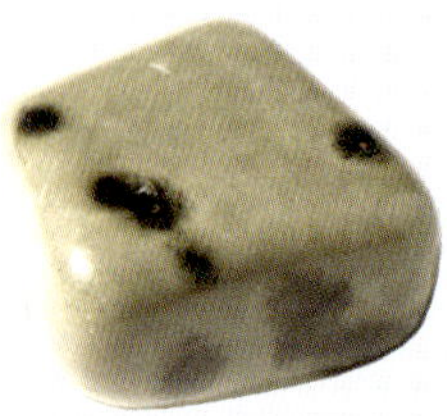

Körperlich: kann bei Verhornung der Haut und Quaddeln helfen.
Seelisch: aktiviert die innere Bilderwelt und befähigt gleichzeitig Sinnvolles und Sinnloses, Wahrheit und Illusion zu unterscheiden; hilft eine klare Position einzunehmen und Entscheidungen zu treffen.
Verfügbar: gering.

Porzellanit, Landschafts-Porzellanit

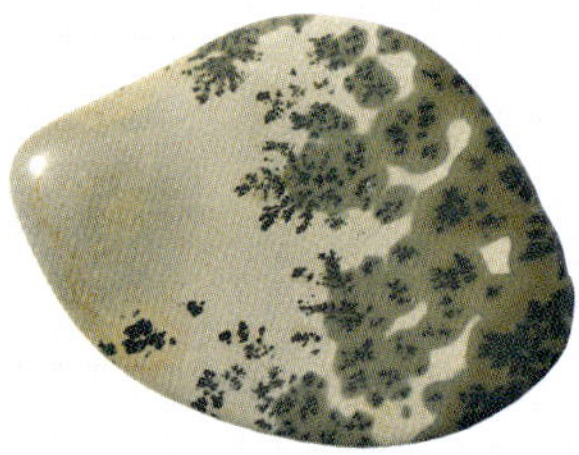

Körperlich: wirkt reinigend auf das Bindegewebe.
Seelisch: fördert Kreativität und Umsetzungsvermögen; verleiht ein bildhaftes und assoziatives Denken; verbessert die Vorstellungskraft.
Verfügbar: selten.

Prasemkristall

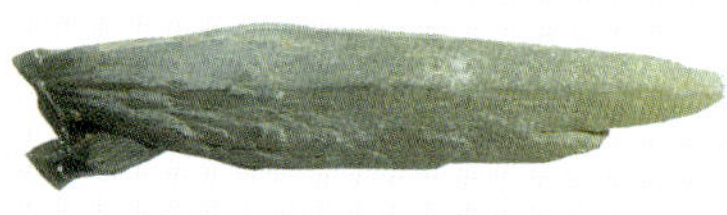

Körperlich: lindert brennende und stechende Schmerzen; hilft bei Verbrennungen und Strahlenbelastung; beugt Zeckenbefall vor; hilft bei Insektenstichen und Hitzestau; lindert allergische Hautreaktionen.

Seelisch: hilft nüchtern mit der Aufmerksamkeit in der Gegenwart zu bleiben; lässt Groll überwinden; schützt gefühlsmäßig beeinflussbare Menschen; hilft sich nicht übervorteilen zu lassen.
Verfügbar: gering.

Prasemquarz, Budstone

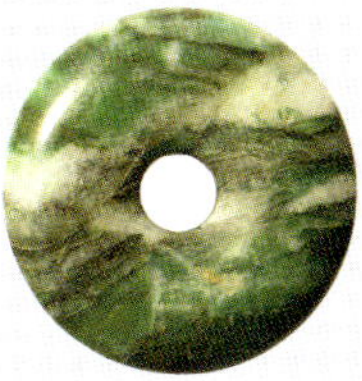

Körperlich: bessert Asthmazustände; mildert Fieber; wird zur Schmerzstillung bei Prellungen sowie Verbrennungen, Sonnenbrand, Sonnenstich und Hitzschlag verwendet; lindert Stiche, Blasen, Schwellungen; nimmt Juckreiz, erfrischt bei müden und überreizten Augen; unterstützend bei nervöser, stressbedingter Unruhe und Reizblase.
Seelisch: hilft Konflikte zu lösen und die Kontrolle des eigenen Lebens zu erlangen; verhindert Affektreaktionen; fördert Selbstbeherrschung und Selbstbestimmung; hilft Auseinandersetzungen vernünftig zu klären und nichts nachzutragen; hilft falsche Schamgefühle und Hilflosigkeit überwinden.
Verfügbar: häufig.

Praseolith

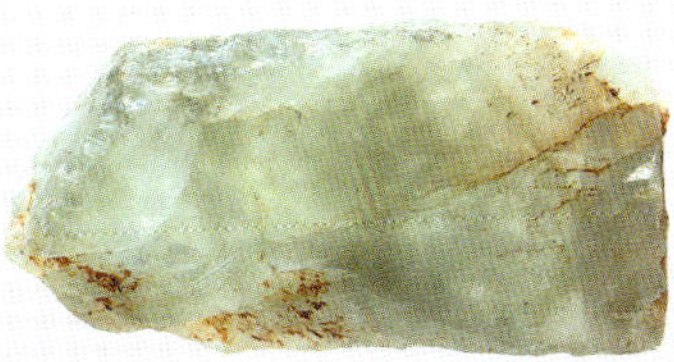

Körperlich: stimuliert die humorale Abwehr und stärkt das Immunsystem; regt die Leber an; reduziert Entzündungsneigung.
Seelisch: stabilisiert das seelische Gleichgewicht bei heftigen Emotionen; hilft bei angestauten Gefühlen und andauernden Belastungen, Entscheidungen zu treffen, die für Kopf und Bauch stimmig sind; gibt dem Denken eine »Herz-Note« und verbessert die Treffsicherheit der Intuition.
Verfügbar: selten.

Prehnit

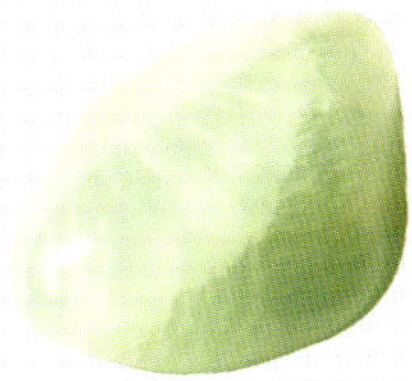

Körperlich: lindert Asthma; wirkt vorbeugend gegen Arteriosklerose und beschleunigt die Entfernung der im Fett eingelagerten Giftstoffe; hilft bei Leber-, Blasen- und Nierenerkrankungen; besonders bei Nierengrieß; aktiviert bei schwacher Stoffwechselleistung; je intensiver gelb seine Farbe, desto wirksamer die Entgiftungsfunktion.
Seelisch: fordert Anerkennung und Respekt ein; hilft Dinge direkt anzugehen; bringt Stimmungen und Empfindungen ins Bewusstsein, die Denken und Handeln unterschwellig beeinflussen; macht unternehmungslustig und gutgelaunt; günstig bei depressiven Verstimmungen; fördert Präzision und Sorgfalt; macht stilsicher und ästhetisch.
Verfügbar: gering.

Printstone, Sandstein

Körperlich: bessert die Widerstandskraft der Haut; kräftigt die Lunge; regt sanft die Darm-

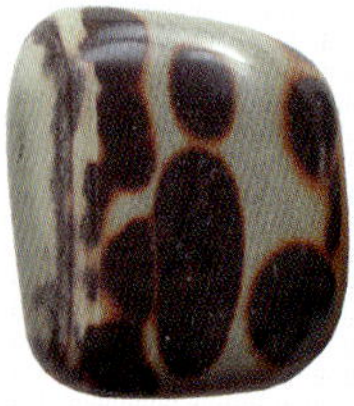

peristaltik an; kann Ernährungsgewohnheiten verbessern; hilft Ablagerungen an den Gefäßwänden abzubauen; hebt den Blutdruck; wirkt auf das Gehör, stark verdauungsanregend, wirkt Verstopfung entgegen; wirkt auf Übelkeit und Magenkrämpfe; führt zu Auseinandersetzung mit Ernährungsgewohnheiten; vertieft den Schlaf.
Seelisch: hilft sich Gefühle und Bedürfnisse einzugestehen und zu gönnen; vermittelt ein unbeschwertes Lebensgefühl; fördert Toleranz und Gelassenheit.
Verfügbar: gering.

Psilomelan

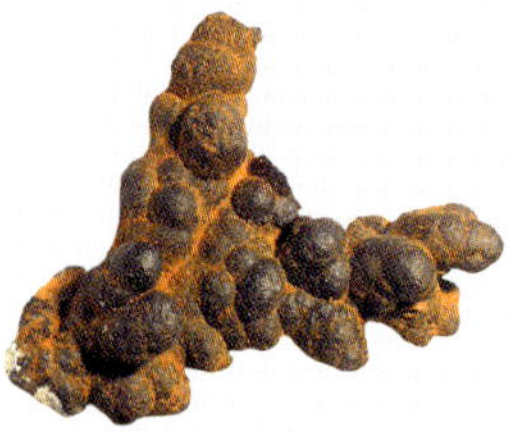

Körperlich: regt die Zellatmung an; löst den Schleim in der Lunge, stabilisiert die inneren Lungenwände und bessert dadurch Lungenerkrankungen; fördert die Darmtätigkeit; bei chronischen Hautentzündungen; reguliert die Insulinabgabe an das Blut; stärkt den Kreislauf und das Herz.
Seelisch: hilft die Gefühlslage des Gegenübers zu verstehen; befähigt emotionale Entwicklungen zu analysieren; ermutigt Gefühle geschehen zu lassen; unkonventionelle und frische Ideen; motiviert bei der Umsetzung; hilft sinnvoll mit seinen Kräften umzugehen und sich nicht zu verschleißen.
Verfügbar: selten.

Purpurit

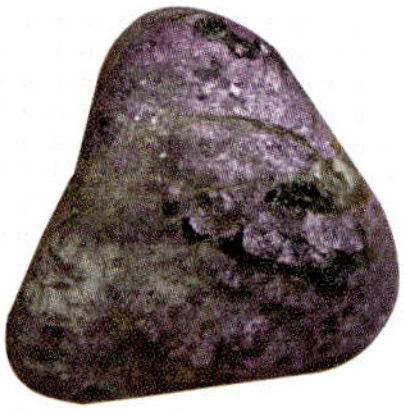

Körperlich: mobilisiert Energiereserven in Zeiten großer Anstrengung; bei Konzentrations- und Schlafmangel; unterstützt die Sinneswahrnehmung; verbessert die Reaktions- und Regenerationsfähigkeit aller Organe; stabilisiert die Pulsfrequenz; durchwärmt den Körper, fördert Entspannung; beugt Gicht vor; hilft bei der Behandlung von Blutungen, Prellungen und oberflächlichen Wunden; regt das sexuelle Verlangen an.
Seelisch: stärkt die Konzentration; wirkt aufhellend und aufmunternd bei depressiven Verstimmungen; wirkt inspirierend; fördert die Kreativität; schärft Wahrnehmung und Aufmerksamkeit; fördert das Einfühlungsvermögen; hilft bei verstrickten Beziehungen; befähigt positive Lösungen zu entwickeln und alte unerledigte Sachen zu beenden; hilft eigene Ängste zu vergessen; hilft beim Setzen von Prioritäten.
Verfügbar: gering.

Pyrit, allgemein

Körperlich: hilft bei Durchblutungsstörungen, Krampfadern und offenen Beinen, mildert nervöse Hautausschläge; lindert Bronchitis, Halsschmerzen, Mandelentzündungen; fördert die Regeneration der roten Blutkörper-

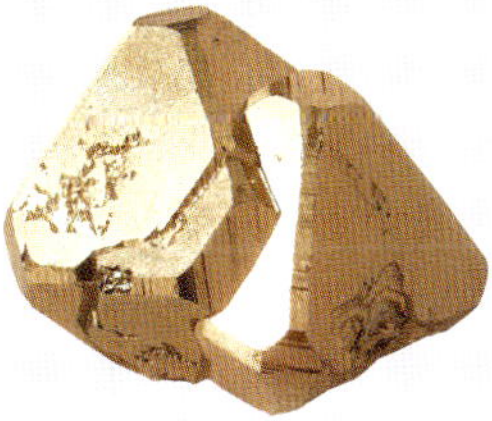

chen; beeinflusst den Knochenbau; stimuliert die Nervengewebe entlang der Wirbelsäule; fördert die Funktion von Dickdarm und Leber; unterstützt die Regeneration nach langer Krankheit.

Seelisch: fördert die Selbsterkenntnis; konfrontiert mit den Schattenseiten; gut bei geistigen Erschöpfungszuständen sowie zur Stärkung des Erinnerungsvermögens; hilft bei Trägheit, Illusionen und falschem Ehrgeiz; wirkt Ängsten, Depressionen und Prüfungsangst entgegen; stützt bei fehlendem Selbstbewusstsein; erleichtert die Raucherentwöhnung.

Pyrit, Pyrit-Sonne

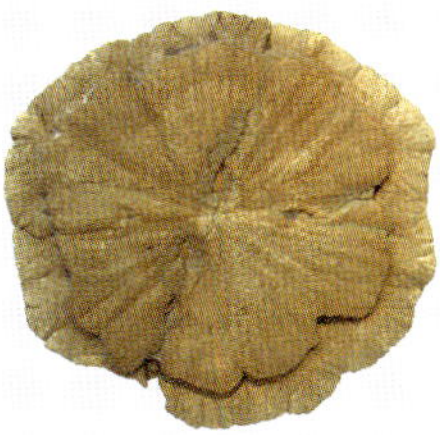

Körperlich: wirkt schmerzlindernd und krampflösend, auch bei Menstruationsbeschwerden, Kniebeschwerden und Rückenproblemen; angezeigt bei Blutergüssen, Brandwunden, Diabetes, Erkältungskrankheiten, Herzmuskelschwäche, Ischias, Muskelkater, Rheuma, Stoffwechselstörungen, Warzen.

Seelisch: hilft nicht nur Schwachstellen und Charakterschwächen aufzuspüren, sondern diese auch zu überwinden; macht positiv und gibt Distanz zu den Problemen; gibt Leichtigkeit, Wärme und Freude.

Verfügbar: selten.

Pyrit, Würfel

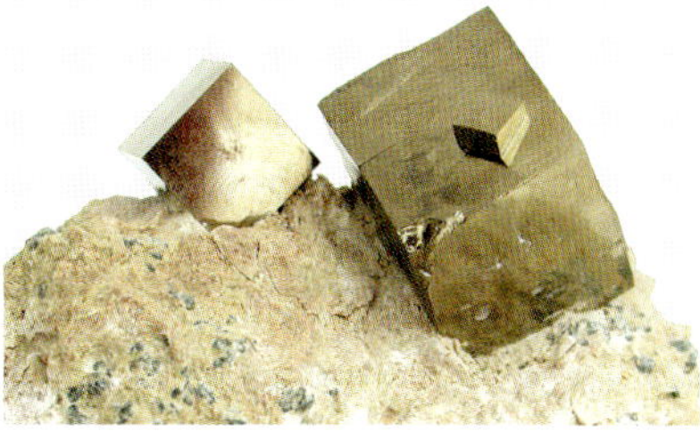

Körperlich: hilft den besten Zugang zur Krankheit und deren Lösung zu finden; verdeutlicht die wichtigsten Symptome.

Seelisch: macht gründlich bei der Suche nach Ursachen und Wirkungen; gibt Stärke und hilft sich alles von allen Seiten anzuschauen.

Verfügbar: häufig.

Pyrit-Achat

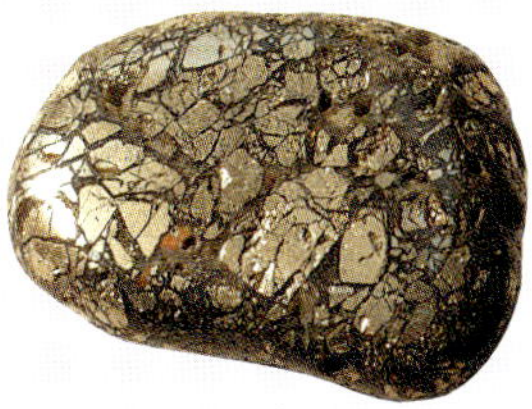

Körperlich: wirkt glättend auf die Haut; fördert die Darmbewegung; verbessert den Lymphfluss.

Seelisch: gut bei plötzlichen Verstimmungen, Ärgerlichkeit und Launen; hilft scheinbar unüberwindliche Probleme anzugehen, indem ihre kleinen Bestandteile analysiert werden; macht bei Problemen und Sorgen den Kopf leichter und freier.

Verfügbar: selten.

Pyrolusit

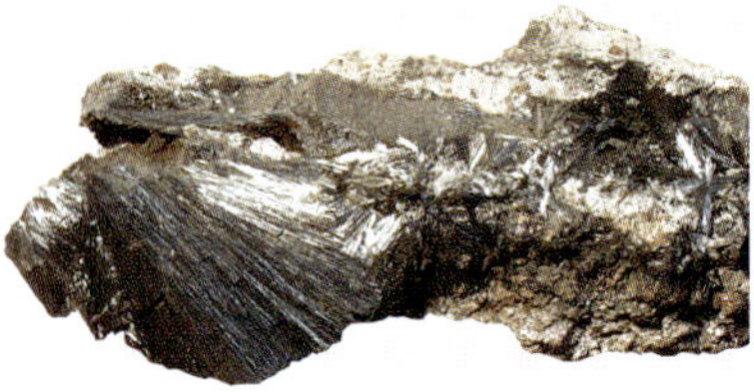

Körperlich: bessert die Wundheilung; unterstützt die Klarheit der Augen; kräftigt die Wände der Blutgefäße und reguliert den Kreislauf; bessert bakterielle Infektionen; reguliert den Stoffwechsel; sorgt für die Enzymverwertung im Körper; stimuliert die Zellmitose.
Seelisch: hilft die Ursache eines Problems zu erkennen und zu lösen und greift in emotionale Störungen ein; hilft das Leben planvoll neu zu strukturieren.
Verfügbar: selten.

Pyromorphit

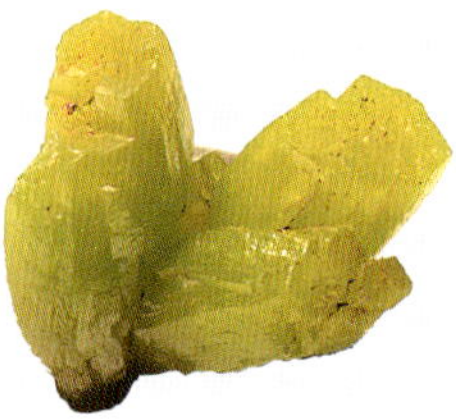

Körperlich: lindert Magen- und Zwölffingerdarmbeschwerden; erschließt Kraftreserven; lindert Kältegefühle und Schüttelfrost.
Seelisch: hilft seine Schwächen zu überwinden; stimuliert die persönliche Energie und unterstützt neue Haltungen und Richtungen; hilft Zusammenhänge zu erkennen und alle notwendigen Aspekte einer Sache zu berücksichtigen, um seine Energie erfolgreicher einzusetzen, und verleiht Disziplin und Willenskraft, um mehr leisten zu können.
Verfügbar: selten.

Pyrophyllit

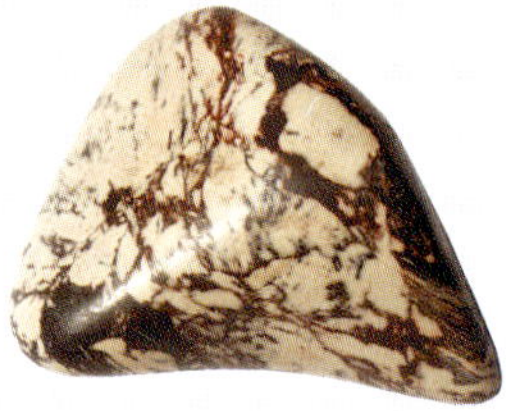

Körperlich: behebt Übersäuerung und lindert deren Folgen wie Sodbrennen; stärkt den Magen.
Seelisch: hilft persönlichen Interessen nachzugehen und sich dafür die notwendige Zeit zu lassen; verbessert die Abgrenzung gegenüber äußeren Pflichten, Zwängen und Forderungen; hilft ruhig und klar zu bleiben, wenn andere aufgeregt und durcheinander sind.
Verfügbar: selten.

Quarz-Katzenauge, Aqualith, Schillerquarz

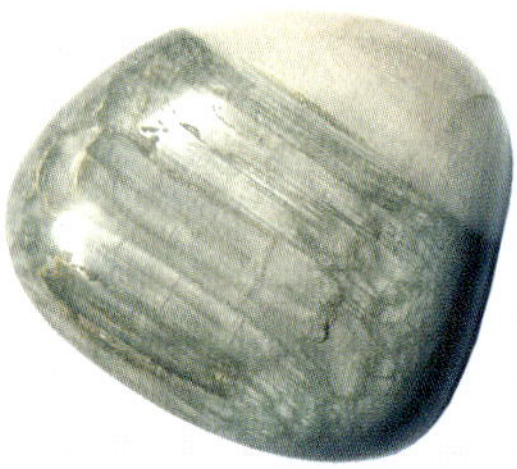

Körperlich: lindert Überfunktionen im Hormonhaushalt, hilft bei überreizten Nerven und unerwünschten Empfindungen; reduziert ziehende Schmerzen.
Seelisch: hilft sich gefühlsmäßig herauszunehmen und dennoch intellektuell präsent zu bleiben; macht unbeindruckbar und erleichtert es, Schwieriges zu durchschauen; hilft bei Verwirrung.
Verfügbar: selten.

Radentheinit, Disthen-Granat-Biotitglimmerschiefer

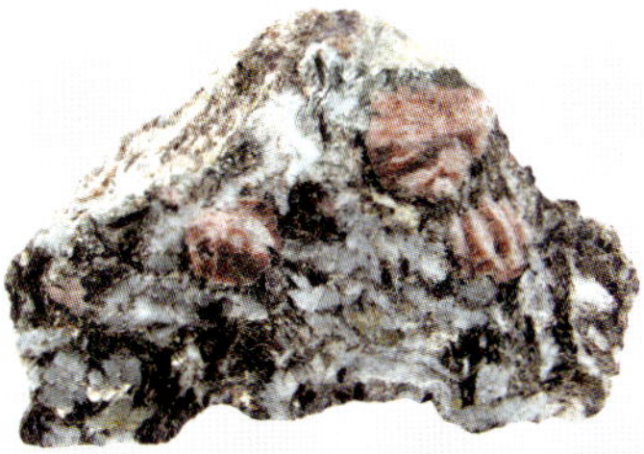

Körperlich: stärkt die Nerven bei Herausforderung und Belastung; stabilisiert Motorik, Kreislauf und Sinne und verhindert Schockzustände.
Seelisch: hilft sich aktiv und passiv vor Übergriffen zu schützen; hilft in Momenten der Gefahr sinnvoll und mit Entschlossenheit zu agieren.
Verfügbar: selten.

Rauchquarz, allgemein

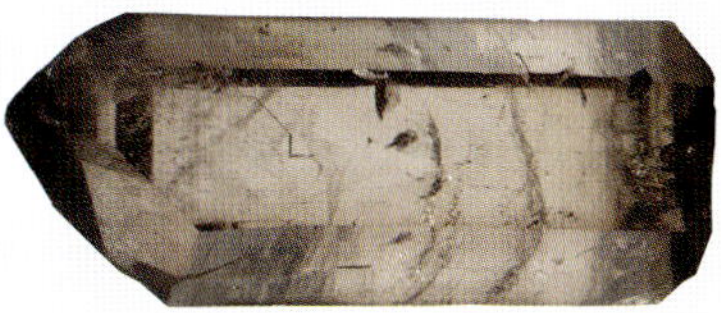

Körperlich: ist spannungslösend und hilft Schmerzen besser zu ertragen; kräftigt das Stützgewebe, stärkt die Muskulatur; hilfreich bei Schmerzen, besonders am Rücken; stärkt die Nerven; steigert die körperliche Belastbarkeit; erhöht die Toleranz gegenüber Elektrosmog; macht unempfindlicher gegen Strahleneinflüsse und lindert Strahlenschäden; kann über die Hormonproduktion der Geschlechtsdrüsen die Zeugungsfähigkeit und Empfängnisbereitschaft erhöhen; entstört Narbengewebe.
Seelisch: hilft die emotionale und körperliche Belastbarkeit zu erhöhen, Stress und Spannungen abzubauen; hilft bei depressiven Verstimmungen; mildert seelische Verletzungen; stärkt das Gedächtnis und das folgerichtige Denken, hilft aus Fehlern zu lernen; steigert die Konzentration und die Willenskraft; eignet sich zur Unterstützung von Entwöhnungsvorhaben und Entziehungskuren; bringt Licht in unbewusste Seelenbereiche, deckt Täuschungen auf.
Verfügbar: häufig.

Rauchquarz, dunkel, Morion, natur

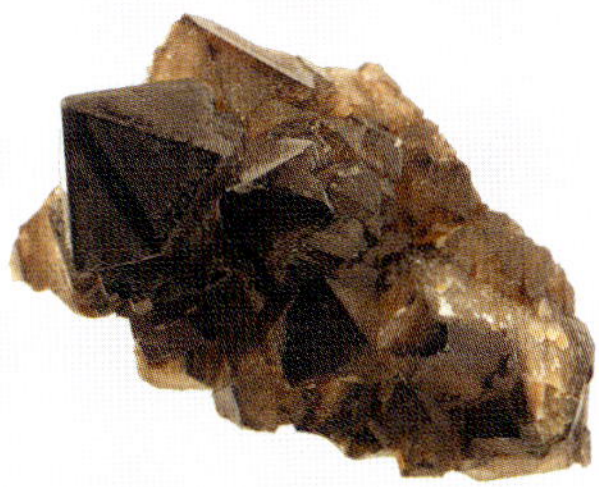

Körperlich: bei starken Schmerzen, allgemein intensiver wirkend; hilft große Anstrengungen zu ertragen.
Seelisch: hilft sich gegen böse Absichten zu wehren, Gefahren zu erkennen und abzuwehren; macht sehr entschlossen im Tun und hilft »heiße Eisen« anzupacken.
Verfügbar: gering.

Rauchquarz mit Phantom

Körperlich: besonders schmerzlindernd; hervorragend bei Amputations- und Phantomschmerzen.

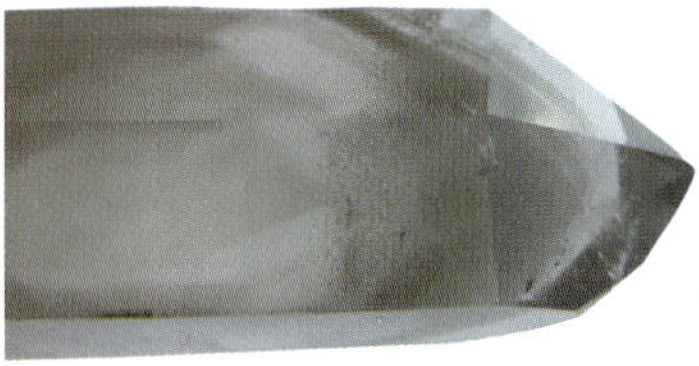

Seelisch: hilft alle Arten von Widerständen zu überwinden und große innere und objektive Belastungen durchzustehen.
Verfügbar: gering.

Realgar

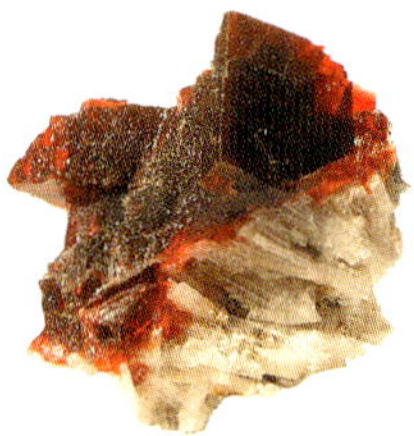

Körperlich: wird zum Ausleiten nach Schwermetallvergiftungen eingesetzt; wirkt belebend und blutbildend, steigert die Leistungsfähigkeit, gerade auch bei Schwächezuständen; reduziert die Infektanfälligkeit.
Seelisch: zeigt drängende sexuelle Bedürfnisse an; verstärkt Kraft, Leidenschaft und Fleischeslust; fördert heftige rauschhafte Sinnlichkeit und das hemmungslose Ausleben sexueller Wünsche.
Verfügbar: selten.

Rhodochrosit

Körperlich: lindert Brandblasen und Hautentzündungen; angezeigt bei Diabetes; schmerzlindernd bei arthritischen Gelenkschmerzen in Händen und Knien, Hexenschuss, Ischialgie; regt Kreislauf und Blutdruck an; verbessert die Elastizität und Tonus der Blutgefäße;

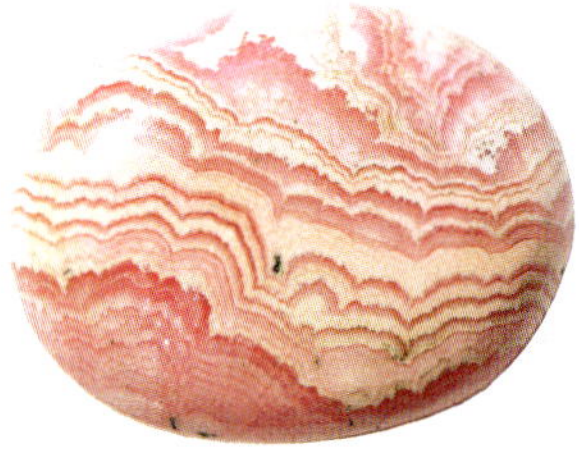

hilft gegen Krampfadern, Migräne und Kopfschmerzen, erhöht den Blutdruck; wirksam bei Potenzschwäche und sexueller Unlust.
Seelisch: wirkt stimmungsaufhellend; fördert die Leistungsfähigkeit und ist hilfreich bei Konzentrationsschwäche, Minderwertigkeitsgefühlen und Unzufriedenheit; regt zu herzlicher Kommunikation und sozialem Engagement an; überwindet Schamgefühle, Zurückhaltungen und emotionale Unsicherheit im Umgang mit Menschen; unterstützt Flirts und fördert die Erotik; gibt Schwung, Begeisterungsfähigkeit und Abenteuerlust; verursacht lebhafte und intensive Träume.
Verfügbar: gering.

Rhodonit, allgemein

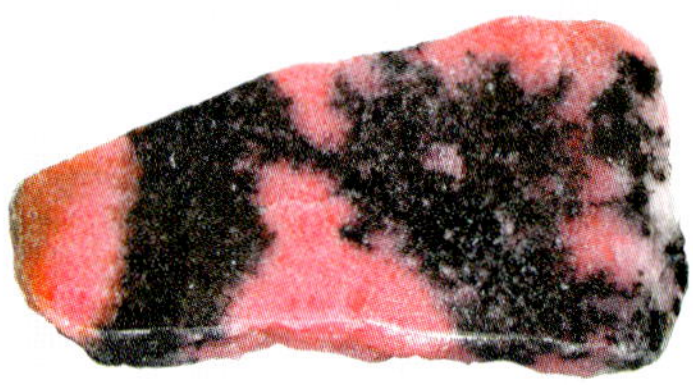

Körperlich: ist als Erste-Hilfe-Stein unverzichtbar; bessert Durchblutungsstörungen des Gewebes und der Muskulatur; bessert Vereiterungen auch bei Eileiterentzündungen; beschleunigt die Wundheilung nach Verletzungen, Quetschungen, Verbrennungen und Operationen; Muskelkater und gerötete Augen; fördert die Fruchtbarkeit und die Libido.

Seelisch: hilft bei Angst vor Veränderungen, Schicksalsschlägen und Verlust; unterstützend bei Prüfungsangst, Lernblockaden sowie Schulstress; fördert einen Zustand von innerer Kraft, Ruhe, Selbstwertgefühl und jugendlichem Selbstvertrauen; hilft Demütigung, seelische Verletzungen und Schmerzen zu heilen; steigert das Konfrontationsvermögen und unterstützt Aussprachen; gibt ein bodenständiges kraftvolles Lebensgefühl.
Verfügbar: häufig.

Rhodonit, kristalliner Edelrhodonit

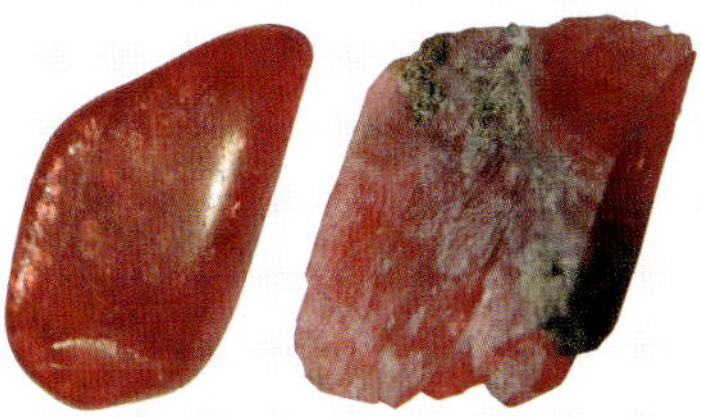

Körperlich: wirkt stets schneller und intensiver; stellt dem Leib benötigte Vitalenergie sofort zur Verfügung; hilft bei Migräne und Verspannungen; regeneriert Narbengewebe.
Seelisch: fördert Sinnlichkeit und Genuss; hilft nach eigener Facon glücklich zu werden; hilft Genugtuung zu erlangen; fördert Herzlichkeit.
Verfügbar: selten.

Rhyolith, Augen- oder Regenwald-Rhyolith

Körperlich: stärkt das vegetative Nervensystem und reguliert den Stoffwechsel; regt den Kreislauf an; bekämpft bakterielle Infektionen; optimiert die Nährstoffresorption im Darm und verbessert die Darmfunktionen;

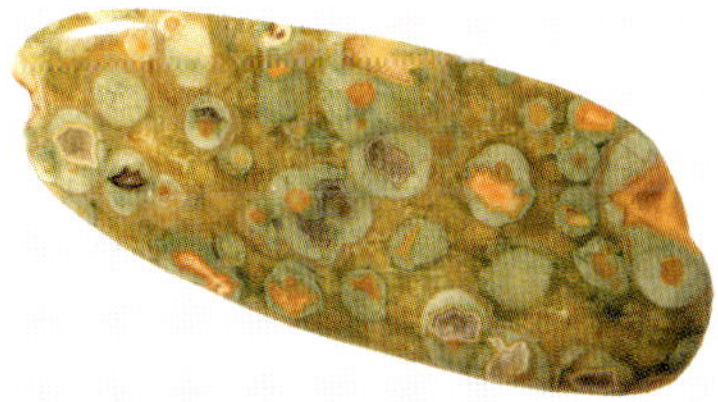

hilft bei Durchfall; verstärkt Hunger und Lust auf Süßes.
Seelisch: verbessert die instinktive und emotionale Sicherheit und hilft, sich gut geerdet in allen Situationen zurechtzufinden; optimiert die Ausdrucksfähigkeit; macht praktisch und kreativ; hilft die Dinge so wahrzunehmen, wie sie sind; fördert Nüchternheit und Aufmerksamkeit, lehrt zudem, mit Entscheidungen zu warten, bis genügend Fakten vorliegen; lindert die Neigung zu übertriebener Selbstkritik.
Verfügbar: gering.

Rhyolith, Aztekenstein, Dr.-Liesegang-Stein

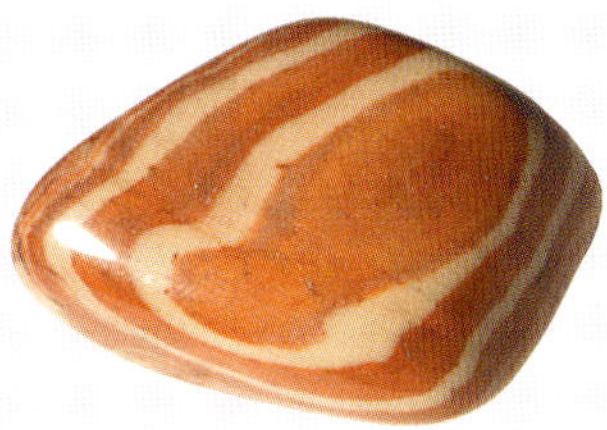

Körperlich: stärkt das Immunsystem; erhöht die Leistungsfähigkeit; fördert und verstärkt die Darmbewegung; kann Unverträglichkeiten lindern; entlastet die Haut.
Seelisch: stärkt, aktiviert und erdet; intensiviert Befindlichkeit und Erleben, hilft seine vitalen Bedürfnisse zu leben.
Verfügbar: selten.

Rhyolith, Leopardenfell-Rhyolith

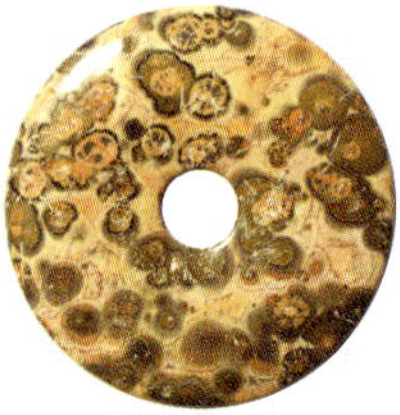

Körperlich: unterstützt die Reinigung von Darm, Leber, Galle und Nieren; hilft bei Aphten im Mund sowie bei Herpes; verbessert schon vorhandene Pickel und Pusteln; wird bei Hauterkrankungen sowie bei Muskelverhärtungen verwendet; vermindert Schwangerschaftsbeschwerden und verleiht Ausdauer und Kraft; beugt Erkältungen vor, ermöglicht Regeneration durch erholsamen Schlaf.
Seelisch: zeigt den nächsten notwendigen Schritt auf und stabilisiert das bisher Erreichte; steigert das Durchhaltevermögen; beruhigt; regt die Fantasie sowie Traumtätigkeit an.
Verfügbar: häufig.

Richterit

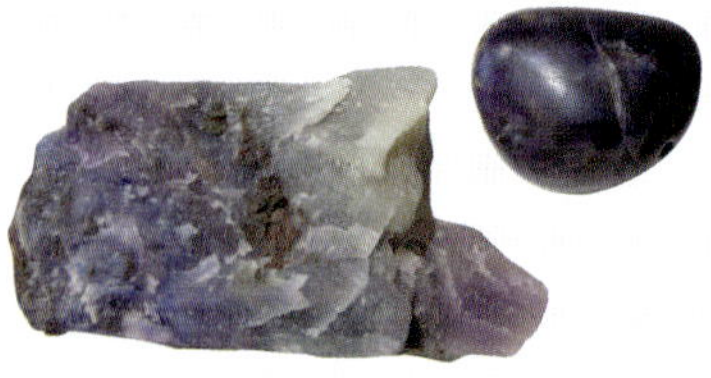

Körperlich: bringt den Umschwung bei schweren Erkrankungen; hilft bei Tumoren; wirkt immunmodulierend durch Aktivierung von Antikörpern; stärkt die Nierentätigkeit; unterstützt die Aufnahme von Mineralstoffen; sinnvoll bei chronischen entzündlichen Atemwegserkrankungen; hilft bei Knochenentwicklungs- und Schilddrüsenstörungen; schärft den Instinkt; verfeinert den Geschmacks- und Tastsinn, das Gehör und das Farbempfinden.
Seelisch: hilft zwischenmenschliche und gesellschaftliche Beziehungen zu definieren und zu verbessern; hilft Unliebsames direkt anzugehen oder konsequent abzugeben; hilft dadurch Zeit, Aufmerksamkeit und Energie zu sparen; verringert die Anspannung beim Handeln; hilft den richtigen Zeitpunkt zu erwischen und Entwicklungstendenzen besser einzuschätzen; reduziert affektive Handlungen und Äußerungen; zeigt völlig neue Lösungsmöglichkeiten auf; hebt archaische Verschaltungen von Psyche, Gehirn und Organen auf; gibt Zugang zu höheren Wesen.
Verfügbar: selten.

Rosaquarz

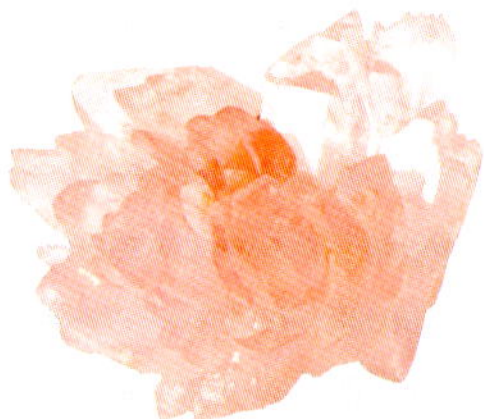

Körperlich: erfrischt die Sinne und verfeinert die Wahrnehmung; belebt allgemein und wirkt verjüngend; heilt Beschwerden des Herzens.
Seelisch: erquicklich für die Gefühls- und Empfindungswelt; fördert die Liebe zu natürlicher und feiner Schönheit; hilft das eigene Umfeld harmonisch und schön zu gestalten; fördert Freude und Beglückung.
Verfügbar: selten.

Rosenquarz

Körperlich: wird bei Erkrankung der Geschlechtsorgane, besonders der Hoden oder

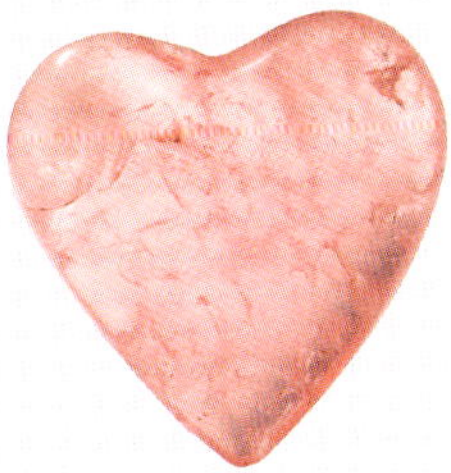

Gebärmutter, bei Unfruchtbarkeit und sexueller Unlust eingesetzt; beugt Herzanfällen vor und wirkt auf Blutzirkulation, verengte Blutgefäße und Bluterkrankungen; lindert Venenentzündung und Thrombose; harmonisiert den Herzrhythmus und stärkt das Herz; bei Milchdrüsenunterfunktion, fördert bei Kindern die körperliche Entwicklung; hilft bei chronischen Schlafstörungen.

Seelisch: wird bei Depression, Angstneurosen und Gefühlskälte eingesetzt, insbesondere nach seelischen Verletzungen; lindert Liebeskummer; erleichtert zu verzeihen; fördert Liebesfähigkeit und Sexualität; mildert mangelndes Selbstbewusstsein und Streitlust; steigert Empfindungsfähigkeit und Einfühlungsvermögen, besänftigt das Gemüt; hilft für seine Gefühle und emotionalen Bedürfnisse entschieden einzutreten; schafft ein harmonisches und menschliches Klima; zeigt wie schön man es doch hat; lindert bei Kindern das Heimweh.

Verfügbar: häufig.

Rubin, allgemein

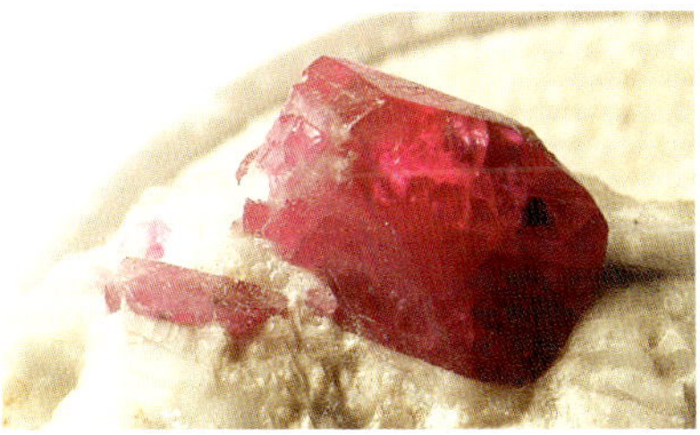

Körperlich: bessert Entzündungen wie Bindehaut-, Dickdarm-, Lymphdrüsen- und Mittelohrentzündung; fördert die Bildung der weißen Blutkörperchen; bessert Infektionskrankheiten und Fieberzustände; lindert Hormonschwankungen bei Menstruations- und Wechseljahrsbeschwerden; aktiviert die Nebennieren; wirkt temperaturerhöhend zur Unterstützung des Immunsystems; regt zu aktiver Sexualität an; hilfreich bei Erkrankungen des Herzens, des Blutkreislaufs, gut bei Krampfadern und Hämorrhoiden; regt den Stoffwechsel an und senkt den Cholesterinspiegel; behebt chronische Müdigkeit, lindert Kopfschmerzen und Ohrensausen aufgrund von niedrigem Blutdruck.

Seelisch: bessert depressive Zustände; überwindet Lethargie, Melancholie und Trauer; hilft bei fehlendem Selbstbewusstsein Vertrauen in die eigene Kraft und Potenz aufzubauen; steigert die Leistungsfähigkeit; gibt die Gewissheit, sich nicht unterkriegen zu lassen; inspiriert eigene Sehnsüchte und Wünsche auszuleben und sich einzusetzen; stärkt die männlichen Tugenden der Persönlichkeit.

Verfügbar: häufig.

Rubin mit Fuchsit

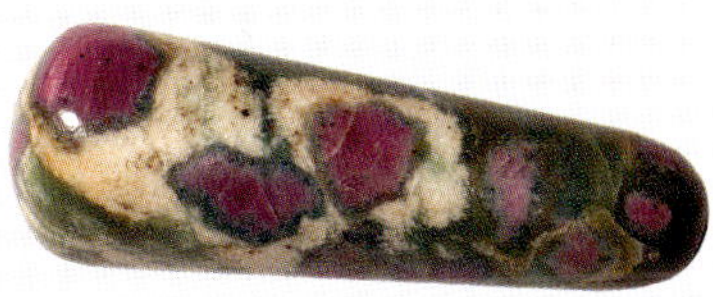

Körperlich: entzündungshemmend, schmerzlindernd, stärkt die Widerstandskraft der Haut und des gesamten Organismus; schützt und stärkt das Herz und die Milz; regeneriert die Leber.

Seelisch: hilft noch besser mit seiner Energie hauszuhalten und sich abzugrenzen; gibt Ge-

lassenheit und Umsicht; hilft bei Nervosität und Schüchternheit selbstsicher aufzutreten.
Verfügbar: selten.

Rubin, Stern-Rubin

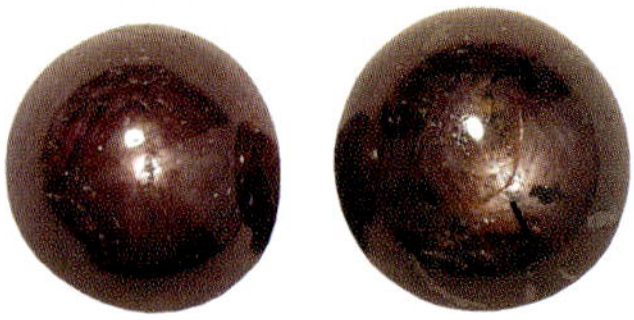

Körperlich: stärkt Milz, die Geschlechtsdrüsen und das Herz, regt den Blutkreislauf und die Verdauung an.
Seelisch: aktiviert die Emotionen, gibt ihnen mehr Raum und stärkt deren innere Ordnung; fördert körperliche, seelische und geistige Eigenaktivität; hilft bei Motivationslosigkeit in die Gänge zu kommen.
Verfügbar: selten.

Rubin-Zoisit, Anyolith

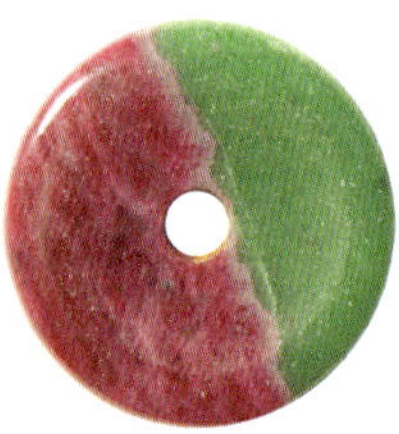

Körperlich: hilft bei männlicher Unfruchtbarkeit; stärkt die Potenz bei Energiemangel und großem Regenerationsbedarf, besonders auch im Alter; sorgt bei längerem Gebrauch für anhaltende Lebenskraft und Dynamik; stärkt die Milz und das gesamte Körperenergiefeld.
Seelisch: wirkt gegen permanente Missachtung körperlicher Bedürfnisse, vermittelt gleichzeitig Spannung, Anregung und Ruhe; verbessert die sprachliche Ausdrucksfähigkeit und die Schaffenskraft; stärkt das Sicherheitsgefühl; hilft sich langsam emotional und geistig zu stärken, insbesondere wenn man sich von Rubin überfordert fühlt; hilft zurückhaltenden und rücksichtsvollen Menschen sich zu behaupten.
Verfügbar: gering.

Rutil

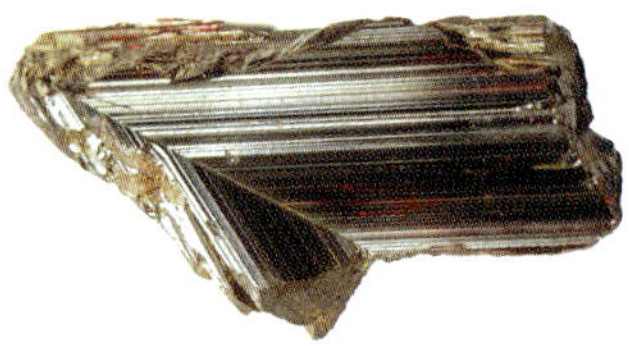

Körperlich: belebt energetisch unterversorgte Bereiche; lindert Herzbeschwerden, Engegefühle; verbessert die Zellregeneration und hilft bei chronischer Bronchitis; regeneriert Narben.
Seelisch: stabilisiert emotional gesteuertes Verhalten; lindert psychische Blockaden, die durch frühkindliche traumatische Erfahrungen entstanden sind, fördert geistige Freiheit, hilft Leichtigkeit, Glück und Freude zu empfinden.
Verfügbar: selten.

Rutilquarz, klar, allgemein

Körperlich: belebt energetisch unterversorgte Bereiche; löst und lindert langfristig Beklemmungen im Brustbereich, schleimlösend bei Erkältungen, Asthma und chronischer Bronchitis; regt die Zellregeneration an; lindert Herzschmerzen und Herzrhythmusstörungen; kräftigt die Haut und fördert den Haarwuchs.

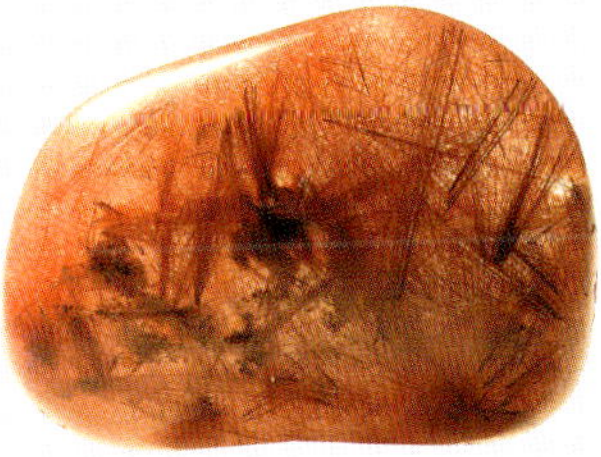

Seelisch: wirkt beruhigend, stimmungsaufhellend und antidepressiv; hilft verdrängte Ängste aufzulösen; fördert Selbstbeherrschung; hilft in angespannten Situationen die Kontrolle zu bewahren; löst übermäßige Erregung und innere Anspannung auf; verhindert vorzeitigen Samenerguss; schenkt Lebenskraft und Selbstbewusstsein; vermittelt positive Visionen, neue Ideen und Lebenskonzepte, um der Zukunft mit Zuversicht zu begegnen; regt das Streben nach geistiger Freiheit und Unabhängigkeit an und stimuliert die Kreativität.
Verfügbar: selten.

Rutilquarz, milchig, dicht

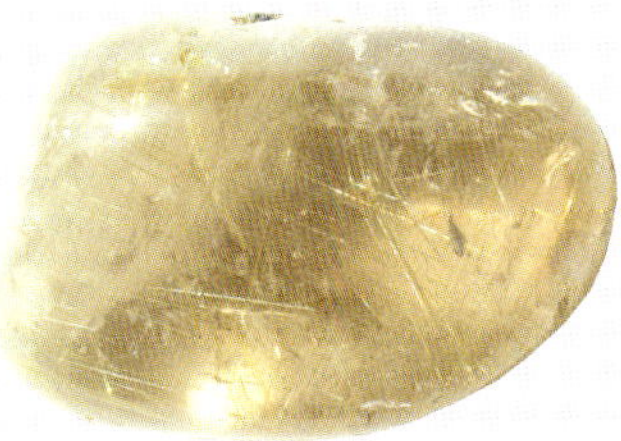

Körperlich: stärker schleimlösend; erleichtert besser das Abhusten; wirkt mehr auf den Körper.
Seelisch: gegen Ängste, besonders gegen die Angst zu ersticken; befreiend, wenn man großem Druck ausgesetzt ist oder die Lage aussichtslos scheint.
Verfügbar: häufig.

Saphir, allgemein

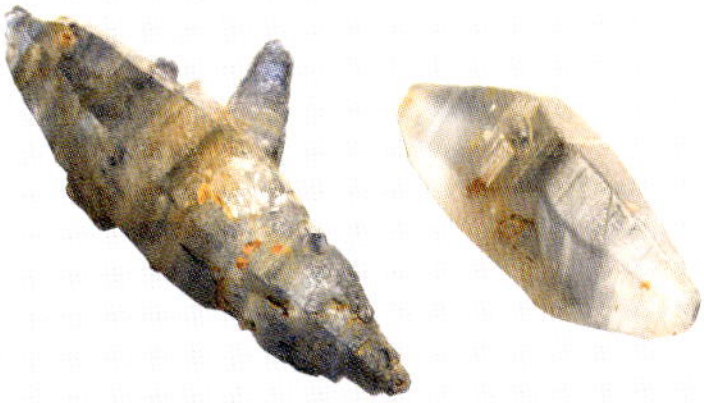

Körperlich: wirkt beruhigend bei Nervosität und Schlaflosigkeit; senkt hohen Blutdruck sowie Fieber; hilft bei Gliederschmerzen; bessert Entzündungen, Hautausschläge, Juckreiz und Schuppenflechte; wirkt ausgleichend auf die Schilddrüsen und die Hirnanhangdrüse; stärkt die Gefäßwände der Venen und harmonisiert die Kommunikation der Zellen untereinander.
Seelisch: bessert Albträume; bringt innere Sammlung, große Ruhe und Geradlinigkeit; richtet die Gedanken auf gesteckte Ziele aus und hilft diese auch zu erreichen; unterstützt hervorragend die Konzentration und das Denken, fördert Wahrheitsliebe, geistiges Wachstum, vertieft Erkenntnisse aus der Meditation, stärkt den Charakter, Disziplin, Treue sowie Freundschaft; hilft introvertierten Menschen sich aus Schuldgefühlen zu befreien; schafft durch innere Distanz Freiräume; als Nervenheilstein ernüchtert er bei Wahnvorstellungen; macht selbstkritisch und fördert den Wissens- und Erkenntnisdrang.
Verfügbar: gering.

Saphir, blau

Körperlich: bessert Koliken; schmerzlindernd bei Gehirn- und Nervenerkrankungen; behebt viele Probleme im Halsbereich.
Seelisch: läutert die Motivation und hilft bedingungslos zu lieben; befreit von Blockaden auf dem spirituellen Weg, indem er negative

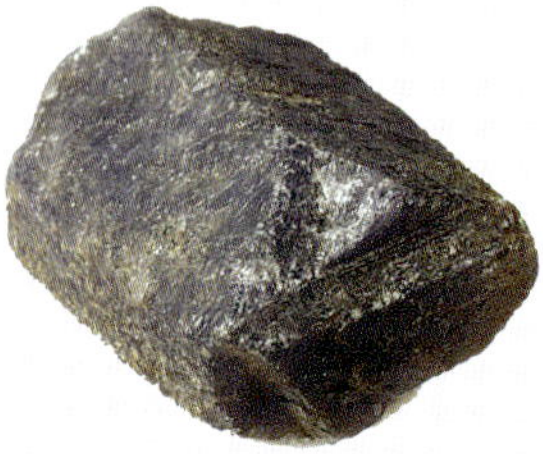

Energien wandelt; fördert das Gedächtnis und das Unterscheidungsvermögen.
Verfügbar: gering.

Saphir, gelb

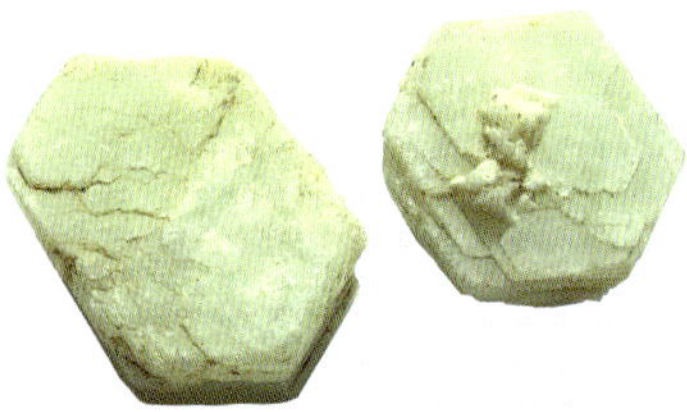

Körperlich: fördert die Verdauung; hilft bei Beschwerden des Magens, der Milz, der Gallenblase und der Leber; stärkt das Sonnengeflecht.
Seelisch: zieht günstige Gelegenheiten und vorteilhafte Wendungen an; fördert Optimismus und Weisheit, hilft durch Intelligenz, Ausdauer und Kreativität Erfüllung und Glück zu finden.
Verfügbar: selten.

Saphir, rosa

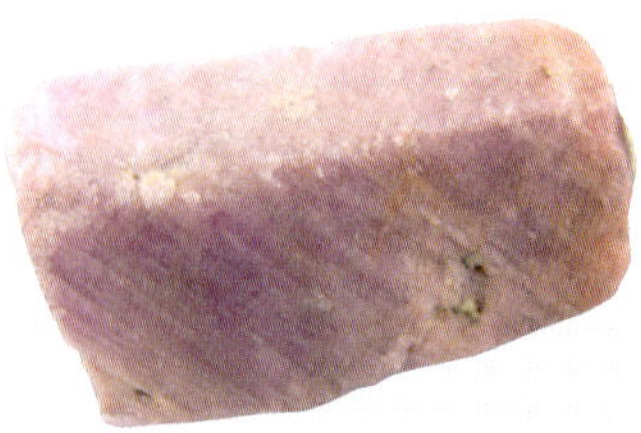

Körperlich: hilft bei lang andauernden Herzbeschwerden; verbessert die Blutversorgung, insbesondere von Herzkranzgefäßen und inneren Sexualorganen.
Seelisch: hilft Treue zu bewahren, ohne an persönliche Vorteile zu denken; hilft bei blockierten Gefühlen und Zurückhaltungen.
Verfügbar: selten.

Sarder

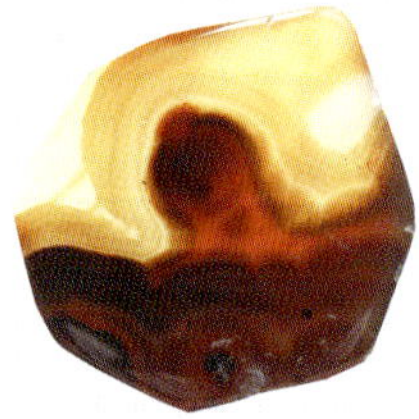

Körperlich: wirkt stärkend auf Haut und Bindegewebe und fördert die Wundheilung; bessert asthmatische Anfälle; stärkt und heilt Herzbeschwerden; stärkt den Stoffwechsel, die Verdauung, regt die Körperflüssigkeiten an; unterstützt Schwitzkuren; wirkt wehentreibend bei Kraftlosigkeit und erleichtert eine lang andauernde Geburt; schützt vor Seuchen und Infektionskrankheiten; lindert die Folgen unauskurierter Infekte wie Mittelohrentzündungen mit Gehörschäden und heftige Kopfschmerzen; leistet den Umschwung zur Heilung; stärkt und heilt das Herz.
Seelisch: schärft den Verstand; mildert Angstneurosen, Gefühlskälte, Herzlosigkeit und mangelndes Selbstbewusstsein; stärkt das Durchhaltevermögen; hilft seelische Belastungen zu überwinden; hilft beherzt zu helfen; reduziert Stottern und Streitlust.
Verfügbar: häufig.

Sardonyx

Körperlich: stärkt alle Sinnesorgane sowie das parasympathische Nervensystem; lindert

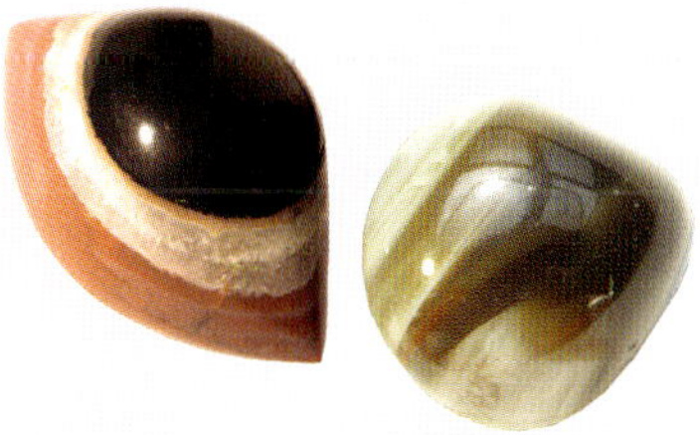

asthmatische Anfälle; mildert Augenschmerzen; aktiviert die Körperflüssigkeiten und fördert dadurch die Mineralstoff-, Nährstoff- und Vitaminaufnahme; regt den Zellstoffwechsel an und wirkt regulierend auf die Schilddrüse; verhindert durch seine Regenerationskraft nach ausklingender oder ausgestandener Krankheit Schwächezustände und Rückfälle.
Seelisch: erweckt emotionales Selbstvertrauen; hilft gut zuzuhören; hilft auf den Punkt zu kommen; macht Gespräche effizient; hilft sinnvolle Lösungen durchzusetzen; hilft zu trauern und die Trauerphase zu überwinden; schärft die Wahrnehmung aller Sinne; hilft unangenehme Wahrheit zu ertragen; erleichtert die bewusste Kontrolle sexueller Triebe; stärkt allgemein die Selbstkontrolle.
Verfügbar: häufig.

Schalenblende, Sphalerit-Wurtzit

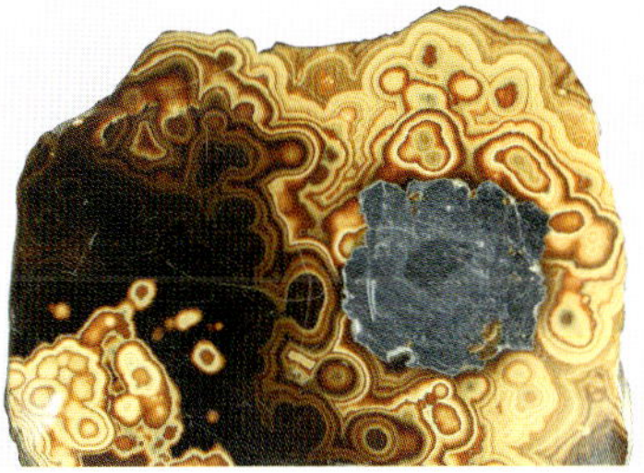

Körperlich: fördert die Wundheilung, auch bei Ekzemen, Herpes, Juckreiz und leichtem Sonnenbrand; senkt langfristig die Zuckertoleranz bei Diabetikern, verbessert den Seh-, Geruchs- und Geschmackssinn; regt die Keimdrüsen und die Prostata an; fördert die Entwicklung des Gehirns, schützt und stärkt die Netzhaut und verbessert Dämmerungssehen, schützt vor Strahlung und Umweltgiften.
Seelisch: gleicht männliche und weibliche Seiten des Charakters aus, hilft Täuschung und Verrat zu erkennen und in gefährlichen Situationen angemessen zu handeln; hilft veraltete Strukturen zu erneuern und sich besser an sich verändernde Bedingungen anzupassen; stärkt das Gedächtnis; hilft stets Überblick und Kontrolle zu bewahren; fördert geistige Reife und Weisheit.
Verfügbar: selten.

Scheelit

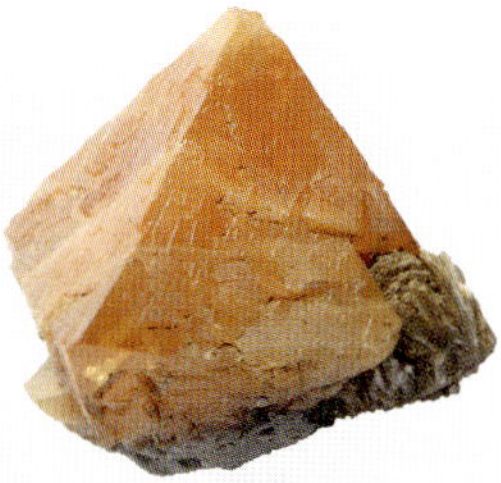

Körperlich: entstört das Nervensystem; fördert die Durchblutung der Beine; wirkt auf Störungen der männlichen Fortpflanzungsorgane.
Seelisch: baut Stolz und Hochmut ab und inspiriert zu ernsthaften zusammenhängenden Gedanken; lässt wieder Ordnung im Leben zu und bewahrt die gesunde Ordnung, hilft frühzeitig, gefährliche Situationen zu erkennen und stabilisiert durch die Integration tiefer Wesensschichten in die bewusste Persönlichkeit.
Verfügbar: selten.

Schneequarz, derb, weiß

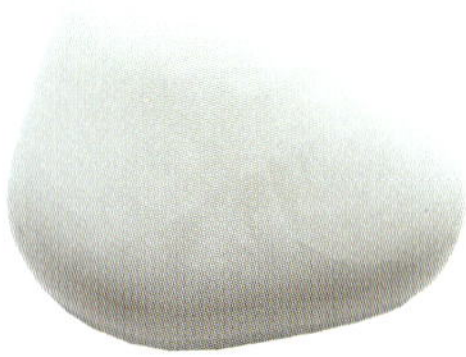

Körperlich: wirkt reinigend auf das Bindegewebe; regt den Stoffwechsel an und fördert die Tätigkeit von Lunge, Haut und Nerven; fördert die Geweberegeneration; energetisiert taube und kühle Bereiche; hilft Schwächezustände zu überwinden und nach Krankheiten neue Kräfte zu sammeln; schärft den Geruchs- und Geschmackssinn; kühlt und heilt kleine Verletzungen, Entzündungen, leichte Verbrennungen, Stiche, allergischen Juckreiz; stärkt den Rücken und hilft eine aufrechte Körperhaltung einzunehmen.
Seelisch: rüttelt Emotionen auf; verbessert Konzentrations- und Leistungsfähigkeit, Wahrnehmung und Achtsamkeit; verstärkt vorhandene Fähigkeiten, Gefühle und Anlagen; hilft das innerste Wesen auszudrücken und zeigt bei regelmäßiger Meditation den Zugang zum Urwissen und uralten Erinnerungen; ermutigt Wahrhaftigkeit und Aufrichtigkeit zu leben.
Verfügbar: häufig.

Schörl siehe Turmalin, schwarz

Schwefel

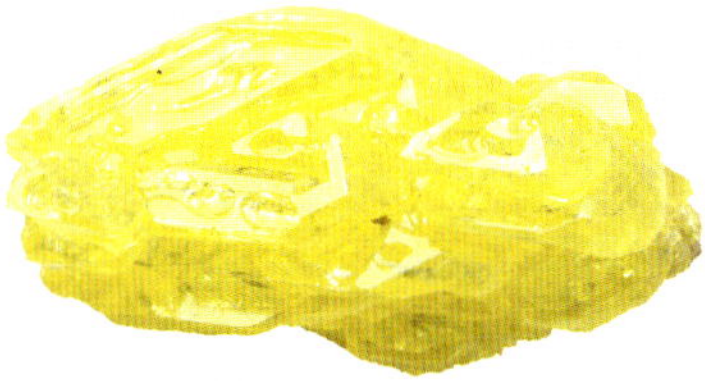

Körperlich: wird bei Hautkrankheiten und Pilzinfektionen eingesetzt; bessert schmerzhafte und entzündliche Gelenke; reduziert Schwellungen; aktiviert die Leber; entgiftet über den Darm.
Seelisch: reinigt die Seele von unklaren Verstrickungen und bringt grundlegende Motivationen unseres Lebens ans Licht; wird bei Launen, Unzuverlässigkeit, Ärger, Unzufriedenheit und Verbitterung meist als sehr entlastend erlebt; verführt zum Herumstänkern; setzt viel Energie frei; hilft zwischenmenschliche Probleme anzuschauen, offen zu benennen und in einer Aussprache zu klären; hilft Kritik anzunehmen.
Verfügbar: häufig.

Schwefelquarz

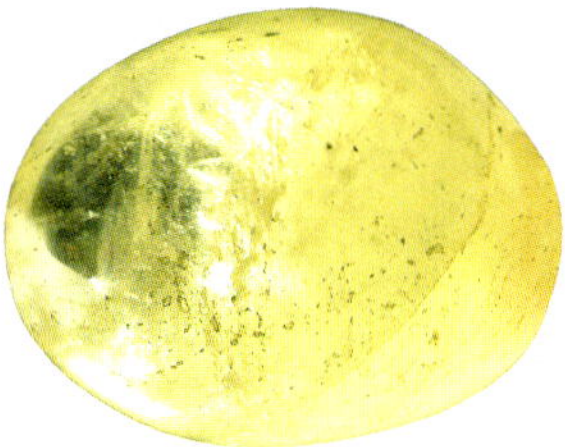

Körperlich: fördert die Entgiftung über die Haut; fördert die Darm-Ausscheidung.
Seelisch: unterstützt die Ursachenfindung bestehender Probleme; stabilisiert bereits erreichte Verbesserungen; hilft im Vergleich zu Schwefel eher bei organisatorischen und sachlichen als bei persönlichen Problemen.
Verfügbar: selten.

Sepiolith

Körperlich: stärkt die weißen Blutkörperchen; lindert die Degeneration der Knochensubs-

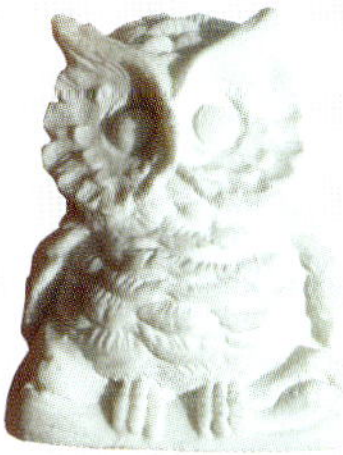

tanz; verbessert die Umsetzung von Kupfer, Magnesium, Phosphor, Kieselsäure und Zink.
Seelisch: macht tolerant, geduldig und erhöht die Anpassungsfähigkeit; spricht spielerisch die Fantasie an.
Verfügbar: gering.

Septarie

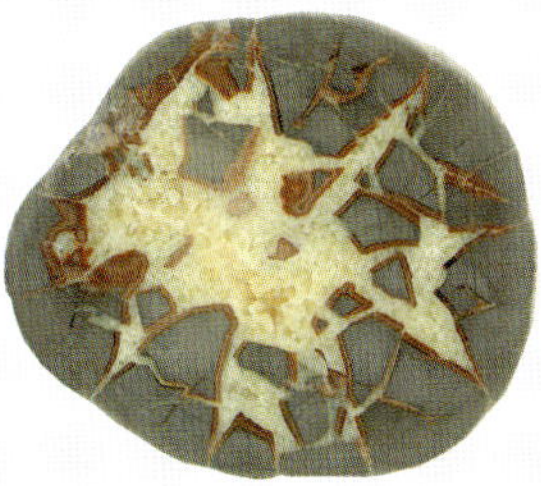

Körperlich: hilft eine Übersäuerung des Gewebes zu reduzieren und somit Darm- und Hauterkrankungen zu bessern; vermindert die Bildung von Geschwülsten und hilft bestehende aufzulösen; könnte bei Fistelbildungen eingesetzt werden.
Seelisch: hilft aus missglückten Situationen das Beste zu machen; wandelt Verbitterung und Enttäuschung in Hoffnung und Vertrauen um; ermutigt seelische Probleme auszusprechen und zu verarbeiten, anstatt sie wegzuschieben und einzukapseln; löst tiefe Erinnerungen aus; lehrt alte Verhaltensmuster und Verdrängungsmechanismen aufzugeben; weist immer einen guten Ausweg.
Verfügbar: häufig.

Serpentin, allgemein

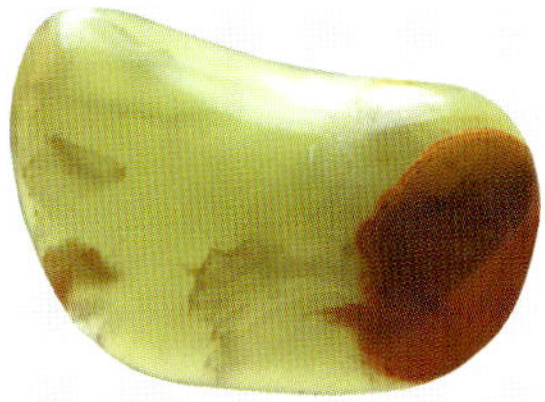

Körperlich: gleicht Magnesiummangelzustände aus; hilft gegen alle Arten von Krämpfen und Verspannungen; wirkt sanft, aber nachhaltig entsäuernd; verbessert die Elastizität des Bindegewebes und vermindert Hautreizungen; vermindert Gefäßablagerungen; gleicht Herzrhythmusstörungen aus; stärkt Niere und Leber; mindert nervöse Übererregbarkeit.
Seelisch: beruhigt, schützt die Nerven und das Gemüt bei Stress, gleicht Stimmungsschwankungen aus; verbessert das Verhältnis zu sich selbst und hält Ansprüche anderer auf Abstand; hilft mit sich selbst besser klarzukommen, sich und seinen Körper liebend anzunehmen; löst Anspannung und hilft abzuschalten oder zu meditieren; hilft sexuelle Befriedigung zu erfahren.

Serpentin, Antigorit

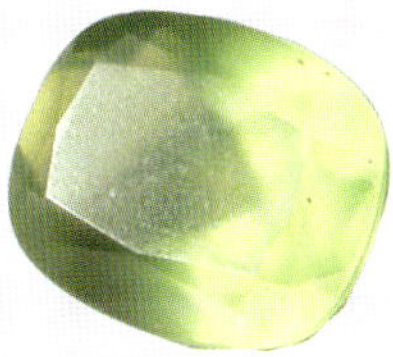

Körperlich: entgiftet das Bindegewebe; steigert die Belastbarkeit der Haut gegen Umwelteinflüsse; hilft Giftstoffe über die Nieren auszuscheiden; mindert Übererregbarkeit.

Seelisch: erleichtert Trennungen in Freundschaft, fördert die Empfindungsfähigkeit und ruft so mehr Zärtlichkeit wach; unterstützt das Erinnerungsvermögen und erleichtert das Lernen; löst negative Emotionen; hilft beim Verarbeiten von Trennungen; hilft mit sich selbst besser zurechtzukommen; verbessert die Abgrenzung; schenkt Vertrauen ins Leben; hilft neu erworbenes Wissen in den Alltag zu integrieren.
Verfügbar: gering.

Serpentin, hellgrün gefleckt

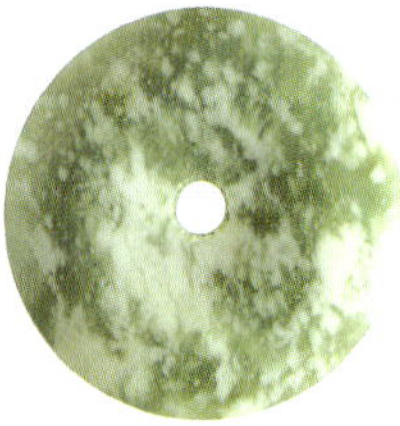

Körperlich: entspannt die Augen; entlastet das Herz; regt die Nierentätigkeit an und hilft Wasser aus dem Gewebe auszuscheiden.
Seelisch: hilft gut mit allen Menschen auszukommen, fördert Rücksichtnahme, Einfühlungsvermögen, Anteilnahme, Takt und Austausch; bringt Harmonie und Frieden.
Verfügbar: häufig.

Serpentin mit Chromit, Chyta

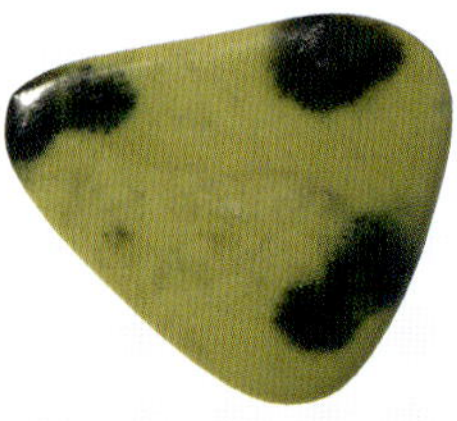

Körperlich: mildert Asthmaanfälle; hilfreich bei Niereninfektionen, regeneriert kolikgeschädigte Nieren; entgiftet das Bindegewebe; mildert Sodbrennen; wirkt krampflösend auf Dickdarm, Leber und Nieren.
Seelisch: schützt durch Abgrenzung gegen Fremdbeeinflussung; vermittelt Ausgeglichenheit und inneren Frieden; stärkt das Bedürfnis nach Ruhe; ideal für Choleriker; verbessert die Beziehung zum engen Familienkreis; hilft nicht beim Ordnung halten.
Verfügbar: gering.

Serpentin, Silberauge

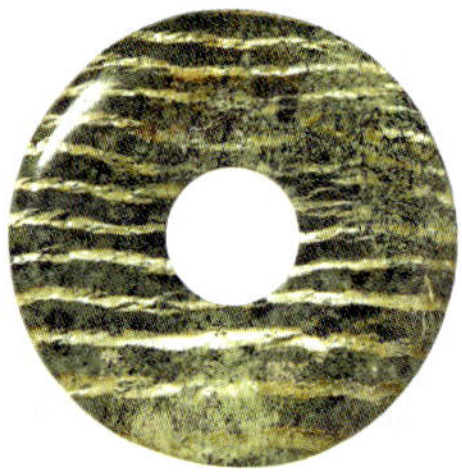

Körperlich: wirkt entkrampfend; lindert Herzrhythmusstörungen, Muskelkrämpfe und Menstruationsbeschwerden; hilft bei Migräne; beugt Parasitenbefall, Insektenstichen und Zeckenbissen vor.
Seelisch: macht gesprächsbereit und hilft die richtigen Kompromisse einzugehen; hilft bei Rachegedanken, Provokation und vermindert Streit; hilft sich abzugrenzen, sich zurückzuziehen und schützt die Gefühle.
Verfügbar: häufig.

Shattuckit

Körperlich: belebt allgemein; wirkt gallensaftanregend und entgiftend über die Leber; bei Herzrhythmusstörungen und Übelkeit auf Reisen; verdünnt das Blut; wirkt immunstimulierend.

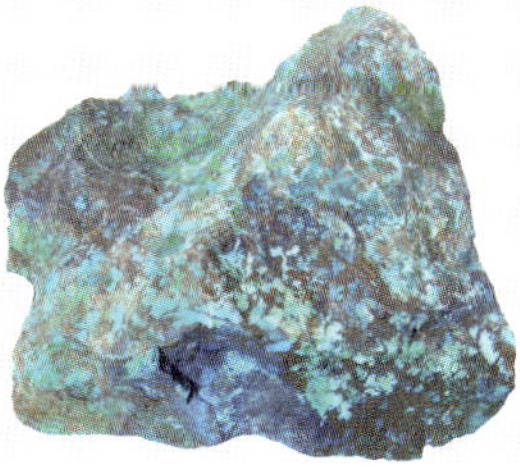

Seelisch: erfrischt und fördert emotionale Flexibilität; erleichtert es, sich auf neue Begegnungen einzulassen; ermöglicht es, andere Menschen in Beziehungen frei zu lassen; hilft Empfindungen genau zu verbalisieren und Missverständnisse zu vermeiden; lässt einen anderen Umgang mit seinem Sicherheitsbedürfnis finden.
Verfügbar: selten.

Shiva Lingam, Tonsandstein

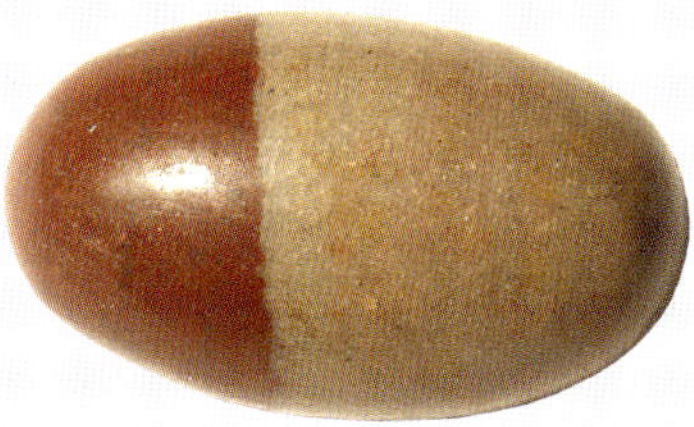

Körperlich: entkrampft und entspannt; stärkt die Widerstandskraft der Haut, verbessert die Peristaltik; vermittelt ein angenehmes leichtes Körpergefühl; wirkt harmonisierend auf Hoden und Eierstöcke.
Seelisch: unterstützt alle Verarbeitungs-, Lern-, Reife- und Entwicklungsprozesse; hilft sich spirituell zu vervollkommnen; erleichtert das Loslassen und das Einlassen auf gegebene Situationen; hilft zuzuhören; gibt Vertrauen in den Fluss des Lebens.
Verfügbar: gering.

Shungit

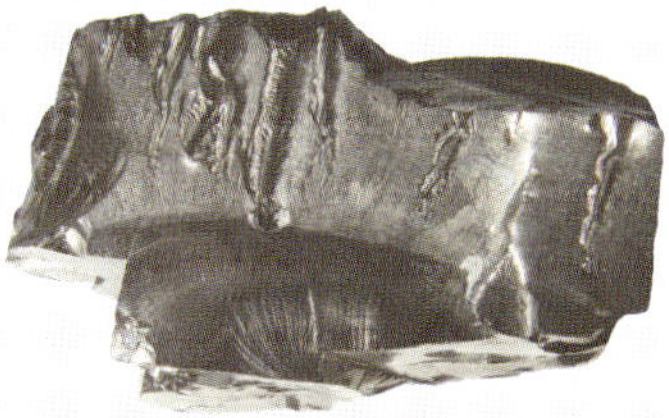

Körperlich: wirkt allgemein entgiftend; hilft Entzündungen abzubauen; wird gegen nekrotisches Wachstum bei gestörter Haut eingesetzt.
Seelisch: hilft Gelegenheiten entschlossen wahrzunehmen; filtert negative Atmosphäre in Räumen.
Verfügbar: gering.

Siderit

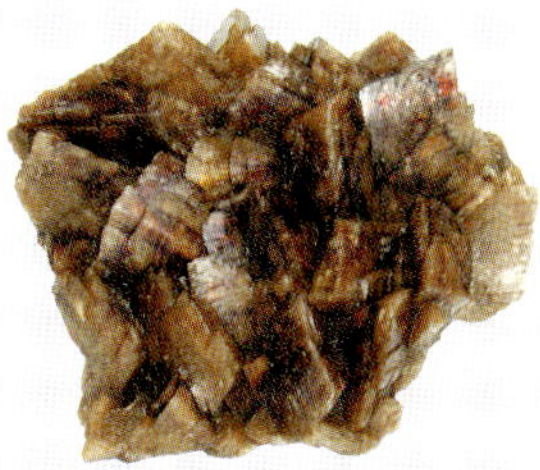

Körperlich: hilft rote Blutkörperchen und Blutplättchen zu bilden; wirkt unterstützend bei Osteoporose; stimuliert die Aufnahme von Eisen, Calcium und Magnesium; fördert die Ausscheidung über den Darm; wirkt gut bei Heiserkeit.
Seelisch: hilft Liebe leben, um im Alltag seine Größe zu entdecken und ermöglicht ein kurzfristiges Erheben aus alltäglicher Gebundenheit; stärkt die Hingabe an die Lebensaufgabe, vergrößert die Stabilität des Arbeitsplatzes und unterstützt Tätigkeiten in der Fürsorge sowie mit behinderten Menschen.
Verfügbar: selten.

Silber

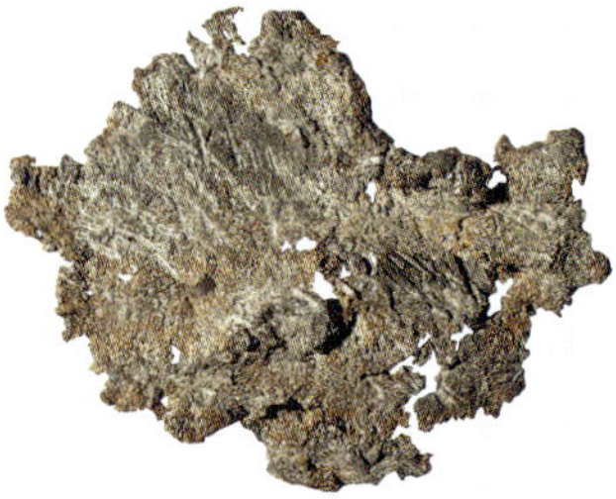

Körperlich: wirkt kühlend, desinfizierend, antibakteriell und fördert die Wundheilung, speziell bei Schürfwunden und Verbrennungen; hilft bei Funktionsstörungen der Sinnesorgane, insbesondere der Augen; wirkt auf die Schilddrüse; reguliert den Flüssigkeitshaushalt des Körpers; fördert die weibliche Fruchtbarkeit und heilt Erkrankungen der Geschlechtsorgane, optimiert die Wasser- und Nährstoffresorption.
Seelisch: fördert die Übereinstimmung der geistig-seelischen Zyklen mit den Lichtzyklen des Jahres, des Mondes und des Tages; befreit die Emotionen, beflügelt die Fantasie und lindert Mondsüchtigkeit und Schlafwandeln; reduziert Lampenfieber.
Verfügbar: gering.

Silber, Kolloidales Silber

Körperlich: bei innerer Einnahme: wirkt antibakteriell, antimykotisch und antiviral; hilft bei Befall von Herpes, Aphthen, Warzen, Parasiten und Pilzen, wirksam bei Durchfall und Blähungen; grundlegend bei hartnäckigen systemischen Erkrankungen wie Borreliose oder Epstein-Barr; leitet Schwermetalle und körpereigene Gifte aus dem Gewebe aus; bessert Entzündungen, auch Zahnfleischentzündungen; fördert Wundheilung und regeneriert defekte Haut; lindert Juckreiz und Wundschmerz; kann bei Mundgeruch und Zahnfleischproblemen eingesetzt werden; bessert längerfristig Depressionen und löst diese vollständig auf.
Seelisch: hilft seinen inneren Frieden zu finden und mit zugrunde liegenden Konflikten in Lösung zu gehen; hellt die Stimmung auf.
Verfügbar: häufig.

Sillimanit

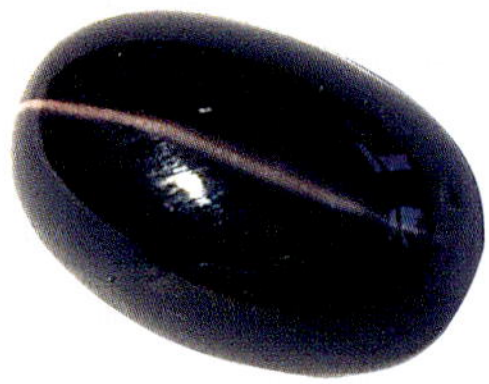

Körperlich: stimuliert die Endorphinausschüttung; kann zur Behandlung von Lungenerkrankungen verwendet werden und die Atmung stimulieren; regt den Lymphfluss an.
Seelisch: verleiht die Kraft, bei geistiger Ermüdung am Tiefpunkt eines Vorhabens durchzuhalten; wirkt dem Verfall entgegen und hilft das Aussehen, die mentalen Fähigkeiten, die Qualität von Gegenständen und Einrichtungen zu erhalten.
Verfügbar: gering.

Skapolith

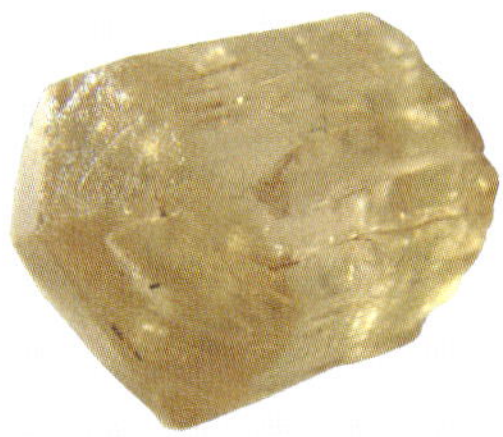

Körperlich: wird zur Verbesserung der Sehfähigkeit bei grauem und grünem Star eingesetzt; erleichtert die Rekonvaleszenz; hilft energetische Schwachstellen zu füllen und zu beleben.

Seelisch: ermöglicht tief in eigene seelische Bereiche vorzudringen; erleichtert das Ein- bzw. Umstimmen vor oder nach einschneidenden Erlebnissen; macht unverkrampft und unbefangen; führt zu geistiger Unabhängigkeit und Erfolg; hilft sich nicht selbst emotional und mental einzuschränken, hilft bei Scheuklappenmentalität.
Verfügbar: selten.

Skolezit siehe Zeolith

Skutterudit

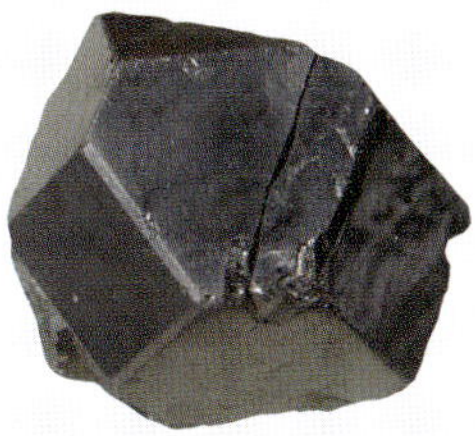

Körperlich: hilft Schwermetalle wie Arsen, Cobalt und Nickel aus dem Gewebe auszuscheiden und die Symptome von Nickelallergien zu erleichtern.
Seelisch: stärkt das analytische Denken; verlängert die Konzentrationsspanne; hilft bei Schwermut.
Verfügbar: selten.

Smaragd

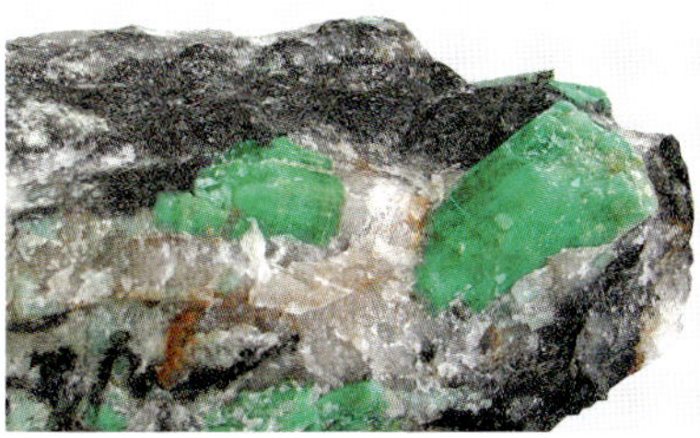

Körperlich: hilft bei Angina der oberen Atemwege; fördert den Aufbau roter und weißer Blutkörperchen und wirkt bei Blutarmut; senkt erhöhten Blutdruck und verbessert die Durchblutung; stärkt das Immunsystem und beeinflusst das Lymphsystem; hilft bei entzündeten Augen, Kurz- und Weitsichtigkeit; heilt Entzündungen der Stirn- und Nebenhöhlen; regt die Leber an und ist einer der wichtigsten Entgiftungssteine; lindert rheumatische Erkrankungen und begünstigt die Ausheilung von Infektionskrankheiten; bessert Einschlaf- und Durchschlafstörungen; wird bei multipler Sklerose, Parkinson, Epilepsie und Schwindelanfällen eingesetzt; stärkt die Liebe und Verbundenheit mit der Natur; verbessert Wuchs und Blüte von Zierpflanzen.
Seelisch: erhöht die Willenskraft, eigenverantwortlich, intensiv und engagiert zu leben; lindert Erschöpfung, Lebensunlust, Nervosität, Streitlust, Unzufriedenheit, Wahnvorstellungen; bringt Weitblick und fördert den Sinn für Ästhetik, Harmonie und Schönheit; vermittelt ein tiefes Verständnis für die eigenen Lebensumstände, verhindert Stillstand und Rückentwicklung; hilft Schicksalsschläge besser zu bewältigen; verjüngt, fördert geistiges und musisches Wachstum; stärkt die Ausrichtung auf Freundschaft, Liebe, Zusammenarbeit und hilft sexuelle Kraft und Sehnsüchte auf eine höhere Ebene zu transformieren.
Verfügbar: häufig.

Smithsonit

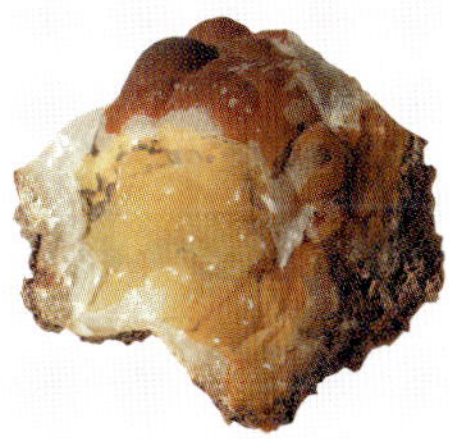

Körperlich: erleichtert die Geburt; verbessert die Elastizität der Venenwände; unterstützt nach Nervenzusammenbrüchen; stärkt das Immunsystem und hilft durch hormonelle

Anregung bei Beschwerden der Prostata und der Eierstöcke, fördert die Wundheilung bei strapazierter, trockener Haut.

Seelisch: lässt schmerzhafte Erlebnisse der Kindheit, insbesondere Missbrauch, besser verarbeiten; hilft sich auf Neuanfänge einzulassen sowie turbulente Zeiten zu überbrücken, bestärkt, wenn Veränderungen in der entsprechenden Lebenssituation anstehen; verleiht innere Sicherheit und schmälert dadurch Ängste vor zwischenmenschlichen Beziehungen; bringt sanfte, liebliche Herzensqualität ins Leben.

Verfügbar: selten.

Sodalith, blau

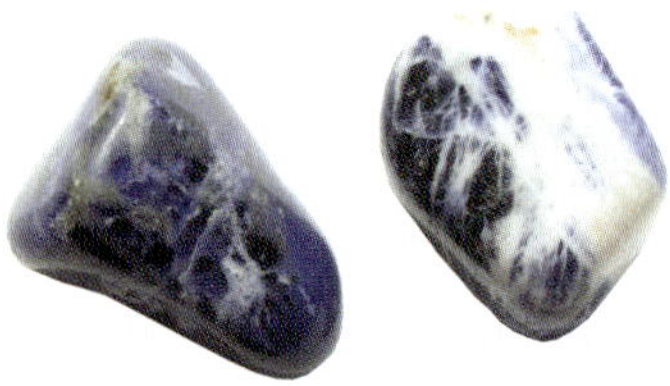

Körperlich: heilt Beschwerden von Hals, Kehlkopf und Stimmbändern, besonders bei chronischer Heiserkeit, Stimmverlust und Asthma; senkt hohen Blutdruck; wirkt kühlend und fiebersenkend; regt die Flüssigkeitsaufnahme im Körper an; entgiftet über die Niere, stärkt das Lymphsystem und beeinflusst Lymphkrebs positiv; wirkt harmonisierend über die Schilddrüse auf das vegetative Nervensystem und alle Drüsentätigkeiten und reguliert den Blutzucker; reguliert den Stoffwechsel in den Wechseljahren.

Seelisch: verbindet Bewusstsein und Unterbewusstsein und balanciert diese aus, macht nachdenklich, konzentriert, genügsam und etwas konservativ; befreit blockierte Gefühle, reduziert Schuldgefühle und ermutigt für seine Ideale einzutreten; bestärkt alle geistigen, der Allgemeinheit dienenden Bestrebungen und ist ein motivierender Stein für alle Träumer und Weltverbesserer; verleiht Überzeugungskraft und Durchsetzungsvermögen.

Verfügbar: häufig.

Sodalith, grün

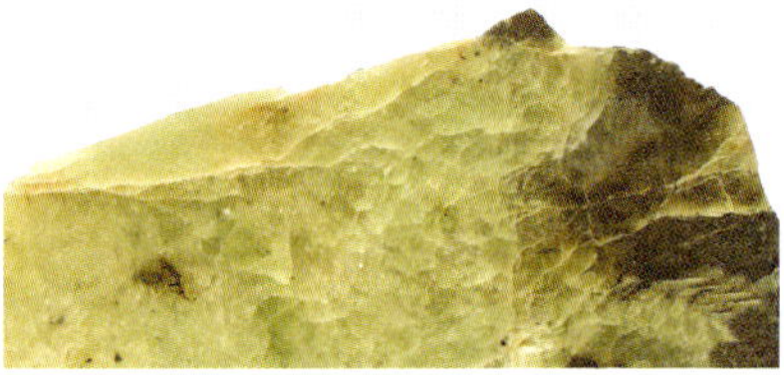

Körperlich: wirkt entzündungshemmend; anregend auf die Schilddrüse; regt den Fettstoffwechsel an und senkt den Cholesterinwert des Blutes.

Seelisch: hilft sich gegen Druck abzugrenzen; ermöglicht die Gefühlswelt auszudrücken und zu entfalten; hilft Destruktivität zu überwinden.

Verfügbar: selten.

Sonnenstein, orange, Feldspat

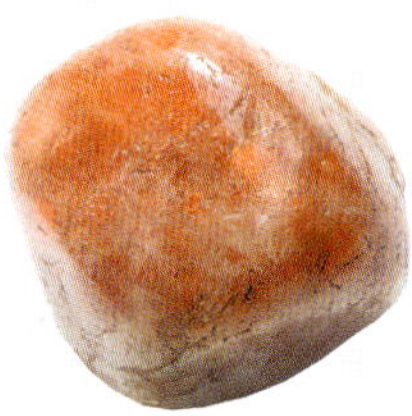

Körperlich: stimuliert und harmonisiert das vegetative Nervensystem; fördert das harmonische Zusammenspiel der inneren Organe; wirkt gegen chronisches Asthma; ist hilfreich bei Durchblutungsstörungen; allgemein heilsam für das Herz und den Herzbereich.

Seelisch: macht optimistisch und lebensbejahend, schenkt Urvertrauen und erleichtert es sich zu öffnen; stärkt den Glauben an das Gute und das Glück; lenkt den Blick auf die Sonnenseiten des Lebens; kann oberflächlich machen; fördert die Entfaltung von Talenten, unterstützt positives Denken und kreiert intuitive Einfälle; fördert Abenteuerlust und Freundschaft; hilft Lebensangst, schwere Selbstzweifel und Depressionen zu überwinden.

Verfügbar: häufig.

Sonnenstein mit grünem Orthoklas, Feldspat

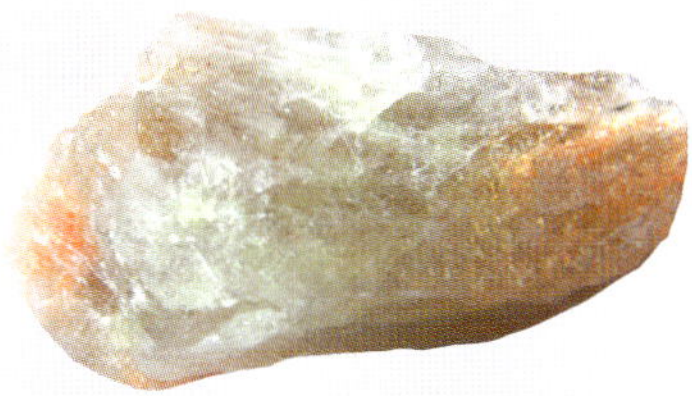

Körperlich: kräftigt und beruhigt das Herz.

Seelisch: wirkt bei Herzensnöten und Kummer; geht tief bis zur Wurzel des Schmerzes und holt ihn ins Bewusstsein; hilft Menschen, denen das Leben im Grunde eine Last ist, sich mit dem Dasein zu versöhnen.

Verfügbar: selten.

Sphärolithischer Chalcedon, Kugelchalcedon, Ozean-Achat

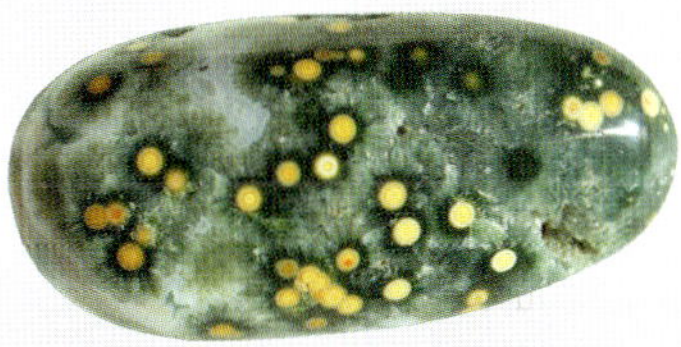

Körperlich: fördert die Verdauung, wirkt erwärmend, entgiftend, entzündungshemmend, regenerierend und aufbauend; stärkt die spezifische Immunabwehr bei Erkältungen, Fieber, Infekten und Parasiten; verbessert das Blutbild; unterstützt Krebstherapien, speziell bei Leukämie; entschlackt über Darm und Haut; fördert den Lymphfluss; kräftigt und reinigt das Bindegewebe.

Seelisch: fördert geistige und seelische Erneuerung, bringt frische Ideen hervor und fördert die Liebe zur Natur; gibt eine gelassene, positive Lebenshaltung, schenkt erfüllte und gestaltete Tage und erquickende Nächte; fördert freundschaftliche Verbundenheit.

Verfügbar: gering.

Sphalerit, Zinkblende allgemein

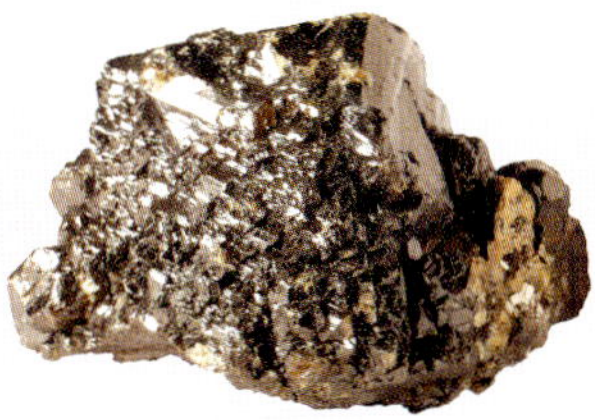

Körperlich: beschleunigt Wundheilung, stärkt das Haar, die Haut und verbessert die Immunabwehr; lindert innere Unruhe und nervöse Reizbarkeit; beschleunigt Reflexe und verbessert die Sinneswahrnehmung.

Seelisch: schenkt erholsamen Schlaf, verbessert die Koordination, stärkt das abstrakte Denken, das Gedächtnis und die Konzentration; hilft neue Informationen rasch und richtig einzuordnen.

Sphalerit, Zinkblende opak

Körperlich: wirkt unterstützend bei Diabetes; hilft bei Schürfungen, hält die Haut elastisch, stärkt das Gehirn.

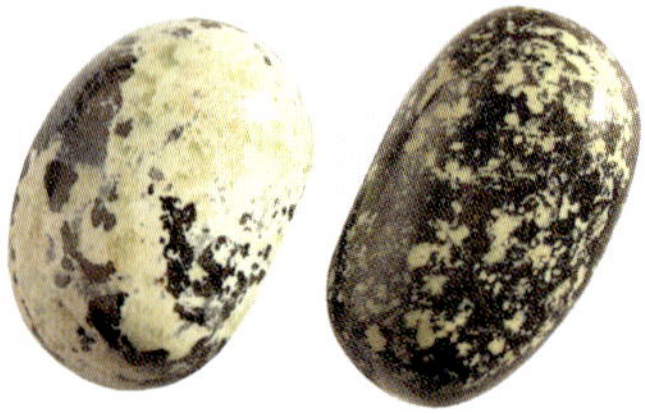

Seelisch: verbessert die Abgrenzungsfähigkeit und die Sammlung.
Verfügbar: häufig.

Sphalerit, Honigblende transparent

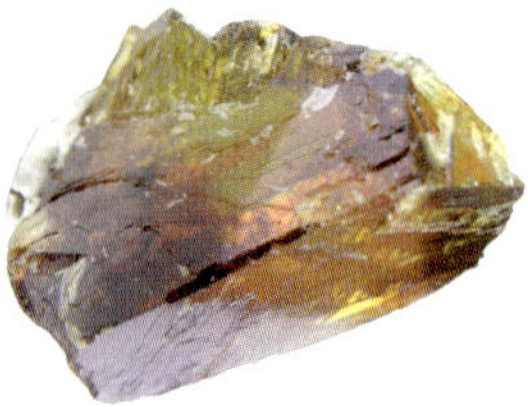

Körperlich: fördert die Fruchtbarkeit bei Mann und Frau.
Seelisch: regt den Geist stark an, begeistert, fördert Temperament, Idealismus und Einsicht gleichermaßen; hilft verschiedene Dinge gleichzeitig zu tun, wirkt stark motivierend bei Erschöpfung, wirkt erdend.
Verfügbar: selten.

Sphen, Titanit

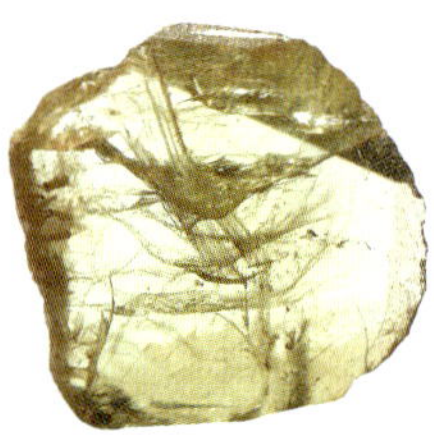

Körperlich: hilft bei Zahnproblemen: reduziert Schmerzen, kann bei rechtzeitiger Anwendung gefährdete Zähne retten; festigt das Zahnfleisch; stoppt Entzündungen, auch der Stirnhöhlen; regt den Stoffwechsel an; hilft bei Überdehnung und Verstauchung; beruhigt die Haut; fördert das Größenwachstum bei Kindern; stellt ein Gleichgewicht zwischen weißen und roten Blutkörperchen her; wirkt bei Erkältungen und Grippe und ist dann auch temperaturerhöhend; stärkt die Potenz des Mannes.
Seelisch: beruhigt, wirkt psychisch stabilisierend und aufbauend; verbessert die Selbstbeherrschung bei Zorn; vermittelt geistige Weite, innere Größe und Aufrichtigkeit und ermutigt, allen Widerständen zum Trotz den eigenen Weg zu gehen.
Verfügbar: selten.

Spinell, allgemein

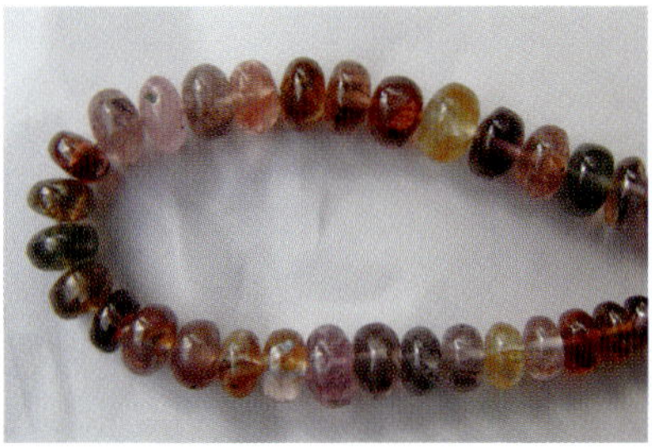

Körperlich: fördert die Funktion von Nerven und Muskeln und ist krampflösend; regt den Darm an; wirkt hemmend auf Entzündungen aller Art, selbst Nervenentzündungen.
Seelisch: löst Ängste und Depressionen; fördert eine lebensbejahende Gesinnung; hilft sich selbst so anzunehmen, wie man ist; gibt Mut, Zuversicht und Beständigkeit, wenn man zu schnell aufgibt; intensiviert die Absicht, richtet sie stärker auf ein Ziel aus und hilft es auch zu erreichen.

Spinell, rot

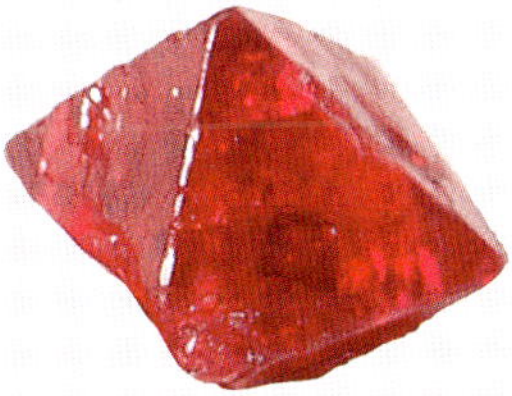

Körperlich: hilft bei Schilddrüsenerkrankungen; bessert Asthma und erhöht niedrigen Blutdruck; angezeigt bei Kollapsneigung und Schwindelgefühl; belebt taube, gefühllose oder gelähmte Gliedmaßen; hilft bei Krämpfen; gut bei Magnesiummangel.
Seelisch: verleiht Spannkraft, Dynamik und Temperament, erleichtert die Konfrontation heftiger Emotionen, gibt überschwänglicher Energie Form und Dauer; schenkt Selbstvertrauen nach Misserfolgen und Einschränkungen.
Verfügbar: gering.

Spinell, blau und schwarz

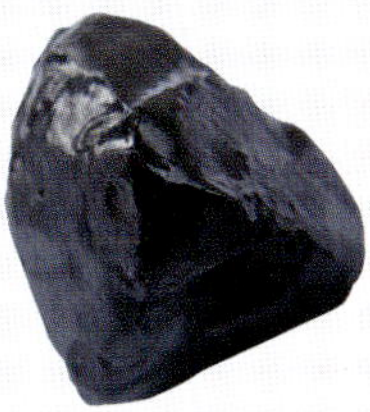

Körperlich: verbessert die Peristaltik und Flora des Darmes; reinigt bis auf Zellebene; verbessert die Blutqualität; lindert chronische Entzündungen.
Seelisch: stärkt das bildhafte und räumliche Vorstellungsvermögen und die Konzentration; fördert innere Sammlung und Disziplin.
Verfügbar: selten.

Spodumen edel, allgemein

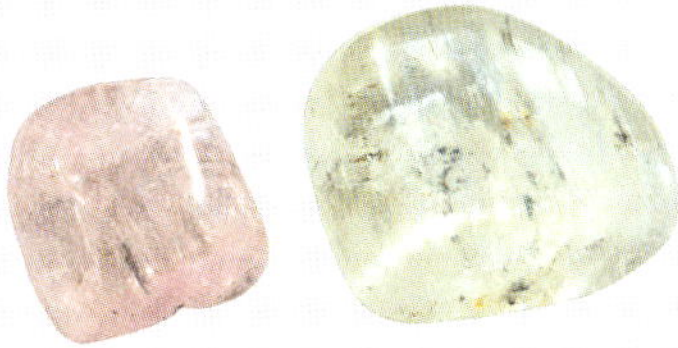

Körperlich: lindert Gelenkbeschwerden; bessert Nervenleiden und wird bei Neuralgien, eingeklemmten Nerven sowie Zahnschmerzen eingesetzt; kann schmerzlindernd bei Nerven- und Sehnenscheidenentzündung, Zahn- und Rückenschmerzen wirken; stärkt Herz und Kreislauf.
Seelisch: wirkt stimmungsaufhellend; macht beschwingt; heilt seelische Verletzungen; lässt ordentlich aufräumen, um frei zu sein für Neues; hilft sich ganz auf eine Situation einzulassen und jeden Moment bewusst zu erleben; stimuliert den Intellekt; steigert das emotionale Gedächtnis und verbessert die Rückrufgeschwindigkeit erheblich; hilft innere Widerstände zu überwinden, um unangenehme, aber notwendige Aufgaben zu erfüllen; unterstützt geistig und emotional anstrengende Aktivitäten.

Spodumen edel, grüngelb, Hiddenit

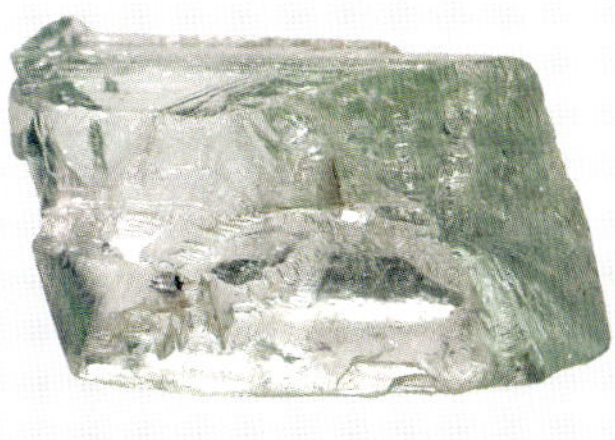

Körperlich: wirkt kühlend und erfrischend; bessert Blasenentzündungen; schmerzlindernd bei Arthritis und Gicht; wirkt gegen körperliche Erschöpfung.
Seelisch: aufhellend bei Apathie, Lebensunlust, Unausgeglichenheit; lässt Unabänderliches erkennen und akzeptieren; hilft die Selbstachtung zu bewahren; macht die eigenen Ziele und Ideale bewusst.
Verfügbar: gering.

Spodumen edel, rosa, Kunzit

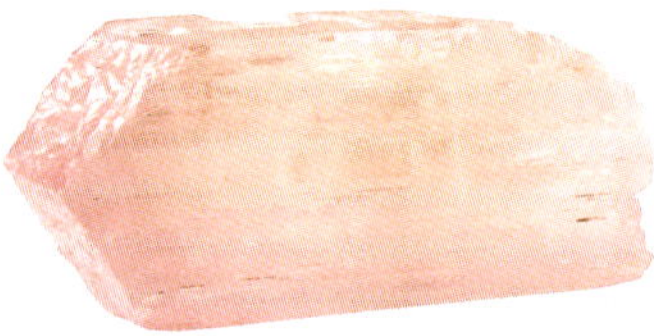

Körperlich: wirkt bei Muskelverhärtungen; vorbeugend gegen Thrombose; greift regulierend in die Schilddrüsentätigkeit ein; regt die Darmbewegung an; wirkt schützend auf die Blutversorgung und die Reizleitung des Herzens.
Seelisch: stärkt das Einfühlungsvermögen, stärkt die Nerven bei großer Belastung und ermöglicht es, schlagfertig und selbstbewusst zu handeln; begünstigt schöpferische Kreativität; hilft schwärmerische, selbstbezogene oder spirituelle Liebe frei auszudrücken.
Verfügbar: gering.

Staurolith, Kreuzstein

Körperlich: mildert den Verlauf von Infektionskrankheiten; reduziert die Nebenwirkungen chemischer Therapien; wirkt fiebersenkend; beruhigt die Nerven und schützt vor Krampfanfällen, Hirngeschwülsten und Benommenheit.

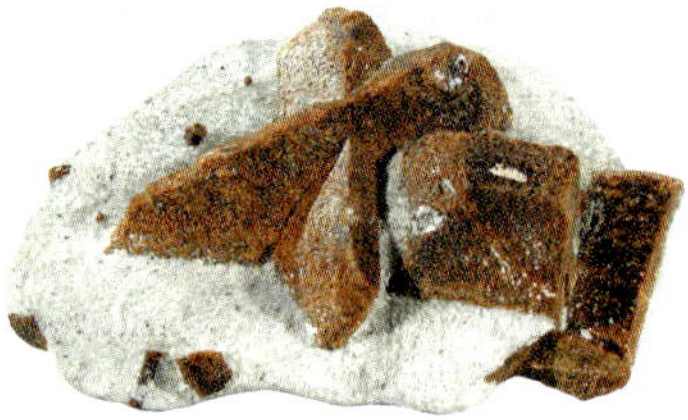

Seelisch: holt einen wieder in die Realität zurück; erzeugt den Wunsch nach Wandlung und Veränderung, hilft sein Leben auf Stagnation und faule Kompromisse zu überprüfen; gibt den Impuls, vorhandene Notsituationen zu wenden; lässt die Bedeutung von wiederkehrenden Situationen erkennen; erleichtert depressive Phasen; hilft sich zu sammeln und fördert Nüchternheit.
Verfügbar: gering.

Steatit, Talk, Speckstein

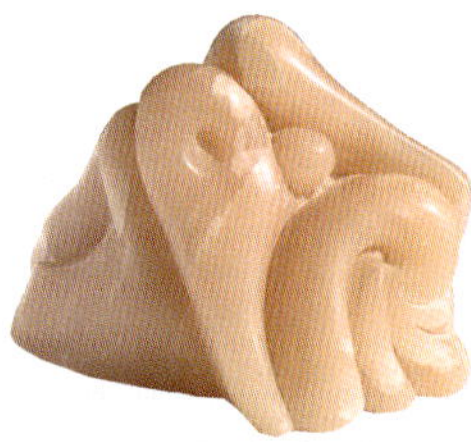

Körperlich: wirkt sanft gegen Rötungen und Juckreiz; stärkt Herz und Thymusdrüse; reguliert allgemeine Fehlfunktionen der Hormondrüsen; reinigt und baut Fettgewebe sanft ab; entlastet das Herz.
Seelisch: setzt verborgene Fähigkeiten frei und hilft Probleme zu lösen, die ihre Ursache in lange zurückliegenden Erfahrungen haben; verleiht Nachgiebigkeit, Anpassungsfähigkeit und schützt vor emotionalen Übergriffen.
Verfügbar: häufig.

Stellerit siehe Zeolith

Stichtit

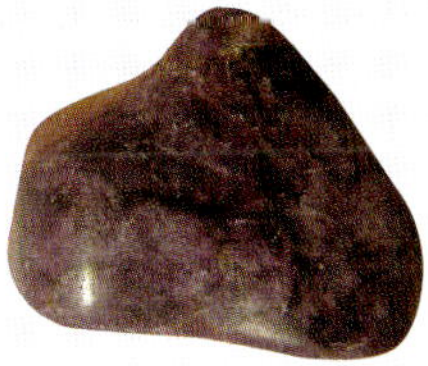

Körperlich: hilft aus der Gelassenheit heraus Kräfte zu mobilisieren; unterstützt die Erfüllung körperlicher Bedürfnisse wie Essen, Bewegung, Erholung; unterstützt die Quecksilberausleitung; beruhigt das Vegetativum; gibt der Haut Elastizität und Spannkraft, besonders nach der Schwangerschaft und nach dem Abnehmen.

Seelisch: gibt sanfte Energie, wenn jedoch die Zeit reif ist, kann er Entscheidungen großer Tragweite voranbringen; für die Durchführung stellt er viel Power zur Verfügung; hilft Dinge bodenständig in der richtigen Reihenfolge und auf gangbare Weise anzugehen; gibt Beständigkeit, auch im Umbruch.

Verfügbar: selten.

Stichtit in Serpentin

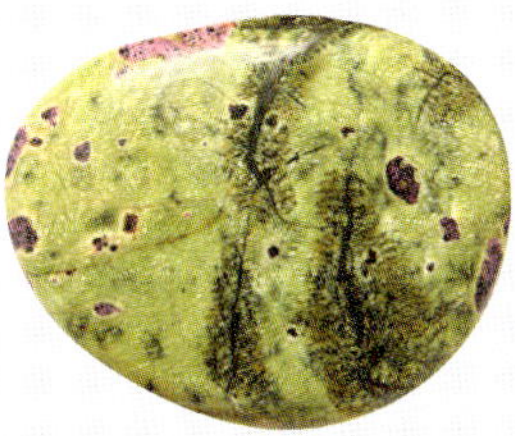

Körperlich: steigert Ausdauer und Belastbarkeit; schützt empfindliche Haut.

Seelisch: macht geduldiger; hilft Meinungsverschiedenheiten beizulegen; hilft andere Weltanschauungen zu tolerieren; verbessert Beziehungen; hilft im Umgang mit Kindern.

Verfügbar: selten.

Stilbit siehe Zeolith

Stromatolith

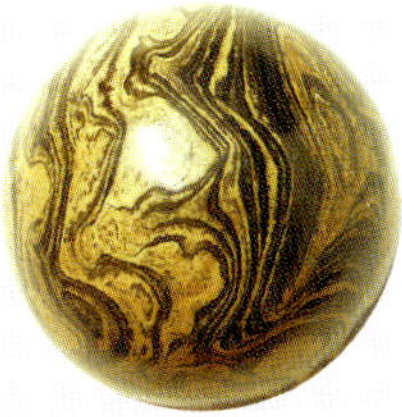

Körperlich: stärkt das Körpergewebe; fördert Nährstoffresorption und Zellstoffwechsel; verbessert die Darmflora; aktiviert und reguliert die Peristaltik; hilft bei Verstopfung und Durchfall; bessert Asthma; erhöht niedrigen und senkt hohen Blutdruck; begünstigt die Beweglichkeit, vitalisiert auf der Zellebene.

Seelisch: macht das Leben lebenswert durch Abwechslung, Erholung, Ruhe und Aktivität; hilft sich vom Leben tragen zu lassen und im Einklang mit seinen Bedürfnissen zu handeln, hilft den eigenen Standpunkt zu bewahren, aber dennoch kompromissbereit und anpassungsfähig zu sein, macht etwas harmoniebedürftig.

Verfügbar: gering.

Strontianit

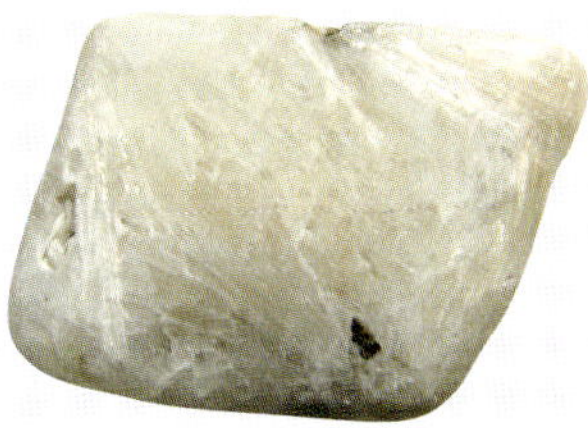

Körperlich: lindert Energiemangelerscheinungen wie Kopfschmerz, Verspannungen, Anstrengung, Schwindelgefühle und Überspanntheit; erhöht körperliche Leistungsfähigkeit, Ausdauer und Durchhaltevermögen; fördert das Bedürfnis nach körperlicher Bewegung; hilft überschüssige Energie abzubauen; hilft gegen Zuckungen und Spasmen, vor allem in den Beinen, und kann in diesem Zusammenhang bei multipler Sklerose eingesetzt werden; hilft bei Entwicklungsstörungen; bessert Schmerzen und Schwellungen nach stumpfen Traumen.

Seelisch: hilft, bei Ungewissheiten und Veränderungen im Leben sowie bei emotionalen Wechselbädern, einen übergeordneten Standpunkt einzunehmen; befähigt sein Leben von einer äußeren Warte aus zu betrachten; beschleunigt in Umbruchphasen Entwicklungen und nimmt Zukunftsangst; weist unangemessene Forderungen zurück, hilft sich mit Begeisterung in unangenehme Arbeiten zu stürzen; entwickelt eine gute Konfliktbereitschaft, führt zu intensiven Träumen.

Verfügbar: selten.

Sugilith

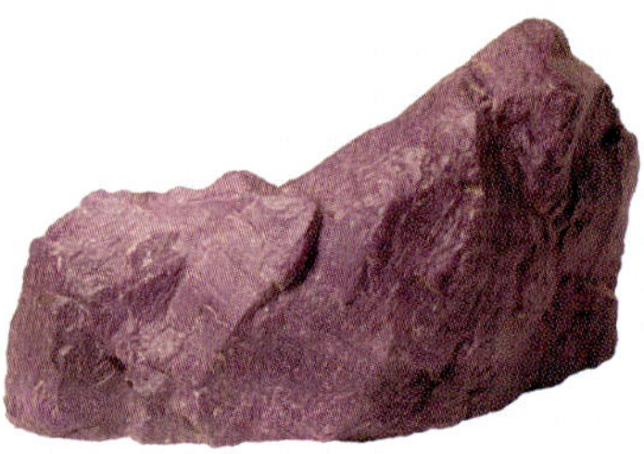

Körperlich: harmonisiert Nerven und Großhirnrinde und hilft bei Psychosen, Epilepsie, Legasthenie und motorischen Störungen; hilft gegen Lähmungserscheinungen; lindert Schmerzen, sogar unerträgliche Zahnschmerzen und Kopfschmerzen; wird bei Bluterkrankungen, auch bei Leukämie verwendet; beseitigt Lymphstaus und lässt Ödeme verschwinden; hilft bei der Narbenentstörung; bringt den gesamten Stoffwechsel in Gang und fördert alle Organfunktionen.

Seelisch: hilft bei jeder Form von Angst; befähigt kompromisslos Konflikte zu lösen und die Wahrheit zu ermitteln; lässt Unangenehmes leichter ertragen; hilft bei psychiatrischen Störungen; hilft bei Überwältigung von Negativität; lehrt Veränderungen anzunehmen; aktiviert gleichermaßen Sexual- und Überlebenstrieb wie Geist und Erkenntnisdrang.

Verfügbar: häufig.

Sugilith mit Richterit

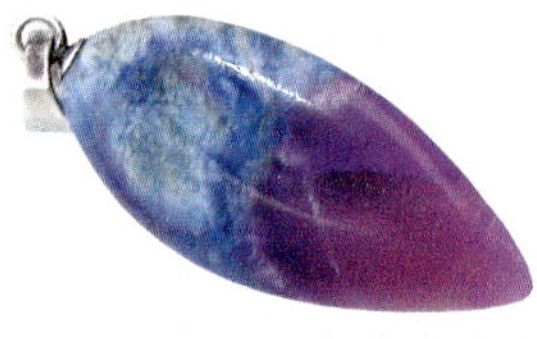

Körperlich: wird unterstützend in der Krebstherapie und bei allen schweren, zehrenden Erkrankungen eingesetzt.

Seelisch: stabilisiert die Psyche stärker als reiner Sugilith; hilft ganz neue Wege zu gehen und sich in alle Richtungen völlig frei zu entscheiden.

Verfügbar: selten.

Tansanit

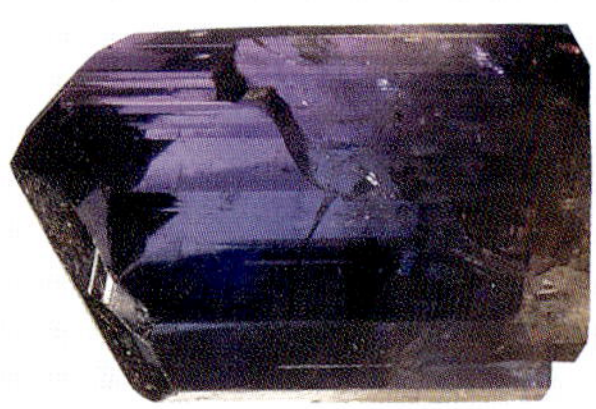

Körperlich: bessert atrophische Hauterkrankungen; stärkt die Nieren und lindert Augenprobleme; hilft nach völliger Erschöpfung; heilsam für Nerven und Gehirn; hilft bei Koma und Lähmungen, vom Körper Besitz zu ergreifen.

Seelisch: ermöglicht die eigene innere Berufung zu erkennen; hilft allen, die von ihrem Einfallsreichtum leben müssen; gibt Überblick über alle offenen Situationen; hilft Vertrauen in die Existenz zu entwickeln; schenkt Zuversicht bei Verzweiflung, negativen geistigen Einflüssen, selbstzerstörerischen Tendenzen, Desorientierung; fördert Klarheit, Weisheit, Sinnfindung, Frieden und Reife.
Verfügbar: gering.

Tektit, schwarz

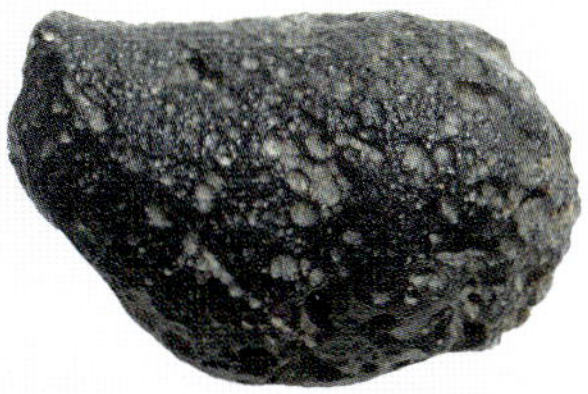

Körperlich: wirkt auf Gehirn und Nerven; reduziert den Bedarf an Kaffee; erhöht die Vitalität; verbessert das biologische Kompensationsvermögen gegenüber Elektrosmog, Strahlung und geopathologischen Einflüssen.
Seelisch: hilft bei Schocks, bösen Überraschungen und Verwirrung, Aufgelöstheit und Weinkrämpfen; zeigt seine geistige Herkunft, nimmt Zukunftsängste; hilft sich von falschen Sicherheiten zu lösen; schützt vor geistigen Angriffen; kann überfordernd wirken und erfordert konstitutionelle Stabilität.
Verfügbar: häufig.

Thulit

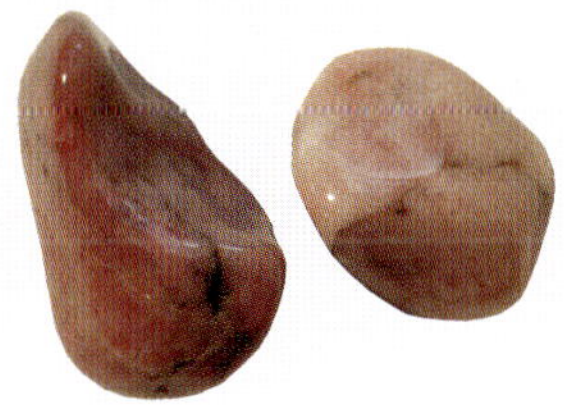

Körperlich: wirkt sexuell stimulierend; fördert die Fruchtbarkeit bei Männern und Frauen; hilft bei Erkrankungen der Hoden und Eierstöcke; erhöht sanft den Blutdruck und verbessert die periphere Durchblutung; beugt Schwächezuständen und Ohnmachtsanfällen vor; hilft bei Darmbeschwerden; fördert Regeneration und Vitalität des gesamten Organismus.
Seelisch: wirkt bei Melancholie und Motivationslosigkeit; regt die Lebensenergie und Kreativität an; steigert die Intensität des Lebens, lässt Anstrengungen mit Erholung belohnen; inspiriert zu neuen Unternehmungen; verleiht Mut, sich größeren Herausforderungen zu stellen und Vorsätze durchzuziehen; hilft Schwierigkeiten und Widerstände zu überwinden; verbindet mit Ahnen und Heimat; fördert Erdverbundenheit und die Liebe zur Natur.
Verfügbar: gering.

Tigerauge

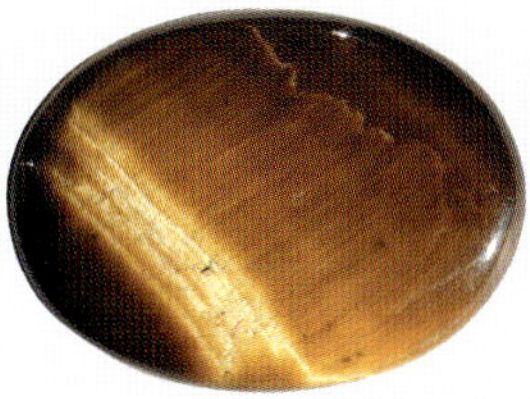

Körperlich: bessert Bronchitis und lindert die Atemnot bei Asthmaanfällen; mildert Gelenk- und Knochenschmerzen, hilft bei Sehnenscheidenentzündung und Kniegelenksentzündung, angezeigt bei Kopfschmerzen und Migräne; stärkt die Funktion des Darmtraktes und der Verdauung; lindert Schmerzen in der Bauchgegend; reguliert den Blutzuckerspiegel; hilft bei Übererregung der Nerven; bessert Krampfanfälle und Störung der Motorik.

Seelisch: hilft rasch richtige Entscheidungen zu treffen; weckt und stärkt die »innere Sonne«; unterstützend bei Mutlosigkeit, starken Stimmungsschwankungen, Stress, Verwirrtheit, Zweifeln; hilft vieles gleichzeitig zu registrieren und zu verfolgen; fördert das intuitive Verstehen; hilft sehr früh potenzielle Störungen zu erkennen und zu handhaben, bevor man gefühlsmäßig zu stark beeindruckt wird.
Verfügbar: häufig.

Tigerauge mit Falkenauge

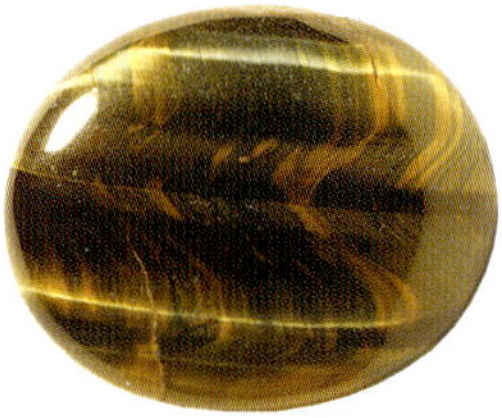

Körperlich: lindert Schmerzen, reguliert die Nebennieren hilft bei akuten Asthmaanfällen.
Seelisch: hilft die Zeit realistisch zu planen; ermöglicht genaueres Arbeiten; lässt Arbeit leichter von der Hand gehen; reduziert die Fehlerhäufigkeit; steigert den Ordnungssinn.
Verfügbar: häufig.

Tigereisen

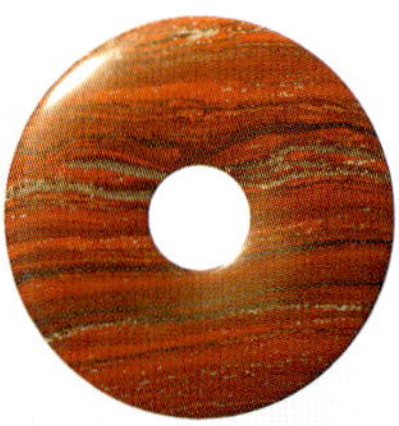

Körperlich: regt die körperliche Vitalität an und erhöht die Leistungsfähigkeit; unterstützt den Muskelaufbau; fördert die Eisenaufnahme und steigert die Anzahl der roten Blutkörperchen; verbessert die Durchblutung und die Sauerstoffaufnahme im Körper; hilft bei Erschöpfung und Schlaffheit; lindert verspannungsbedingten Kopfschmerz und Migräne.
Seelisch: steigert Ehrgeiz, Konzentration und Willenskraft; schenkt Mut, sich in einer Gruppe zu behaupten; unterstützt kreative Vorhaben, indem er die praktische Umsetzung forciert; ermöglicht ein entschlossenes Handeln.
Verfügbar: häufig.

Topas, allgemein

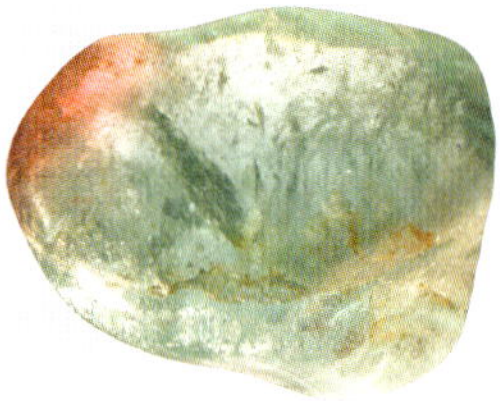

Körperlich: verbessert die Energiegewinnung und -verteilung bei Arterienverkalkung, Verengungen der Gefäße, Krampf, Fettverbrennung, Nährstoffversorgung; wirkt auf die Augen bei Bindehautentzündung und grauem Star; stärkt die Sinne und hilft bei Geschmacksverlust; reguliert die Schilddrüsenfunktion; regt die Zirbeldrüse an, aktiviert das Immunsystem; verbessert unspezifisch alle Stoffwechselvorgänge.
Seelisch: fördert Selbständigkeit und Selbstverwirklichung; hilft geistige Weite und inneren Reichtum zu entfalten, hilft selbstbestimmt das eigene Leben zu leben; stärkt Autorität und Persönlichkeit, hilft Verantwortung zu übernehmen; lässt das Vertrauen ins eigene Potenzial und Fähigkeiten wachsen; hilft eigene Schwächen liebevoll anzunehmen; bringt Gefühle ins Gleichgewicht; bringt Heiterkeit.

Topas, blau

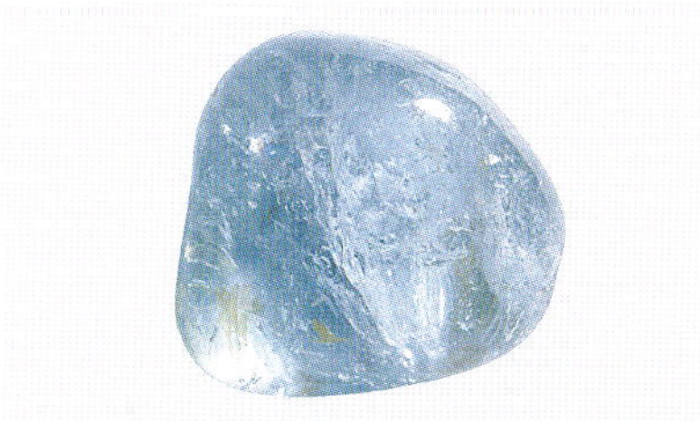

Körperlich: hilft bei Sprachstörungen, Stottern und verbessert das Gehör; regt Verdauung an; lindert Magersucht; wirkt unterstützend auf Bauchspeicheldrüse; stärkt die Nerven, löst Verspannungen und daraus resultierende Kopfschmerzen.

Seelisch: besänftigt überhitzte Emotionen, lindert Anspannung und Leistungsdruck; versetzt in heitere und gelöste Stimmung; hilft jene Ziele zu finden, die Glück und Erfüllung bieten, hilft sie anzuziehen und zu manifestieren; hilft aus den Fehlern des Lebens zu lernen und Weisheit, Vollkommenheit und Vollständigkeit zu erlangen.

Verfügbar: häufig.

Topas, gelb

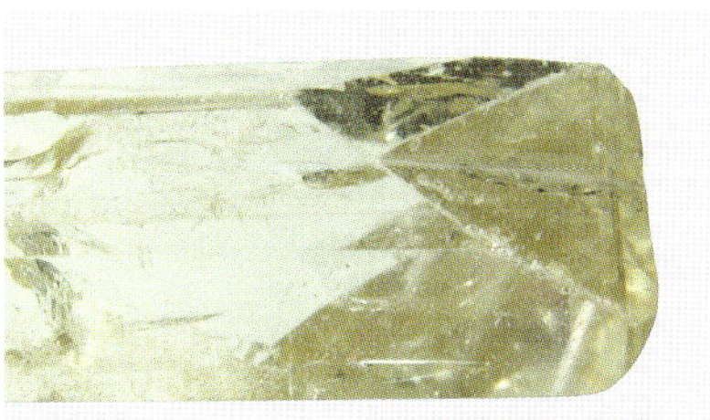

Körperlich: stärkt Bauchspeicheldrüse, Magen und Dünndarm, lindert Unverträglichkeiten.

Seelisch: macht selbstsicher, hilft sich die eigene Bedeutung zu vergegenwärtigen; hilft sich mal was zu gönnen, für Vergnügen und Abwechslung zu sorgen.

Verfügbar: gering.

Topas, farblos

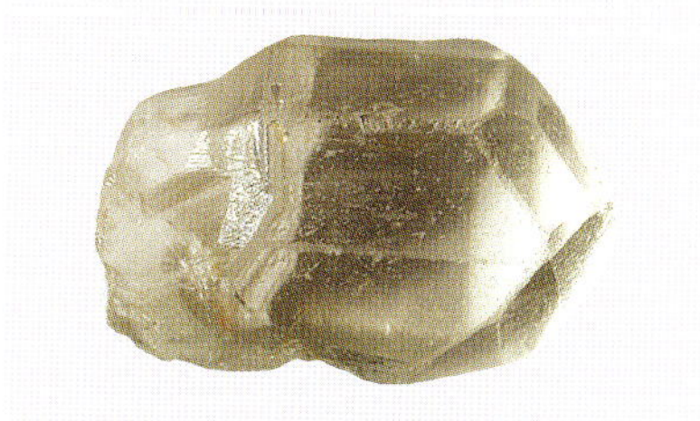

Körperlich: hilft bei Sehschwäche und Augenleiden; regeneriert das Nervensystem, die Lymphknoten und das Immunsystem.

Seelisch: bessert Konzentrationsschwäche, fördert die geistig-seelische Entwicklung, hilft in seine Aufgaben hineinzuwachsen; hilft sich über Weg und Ziel klar zu werden; reduziert Nervosität und Schlaflosigkeit; hilft Erfahrungen zu verarbeiten; fördert Freundschaft, Größe und Glanz.

Verfügbar: häufig.

Topas Imperial, Goldtopas

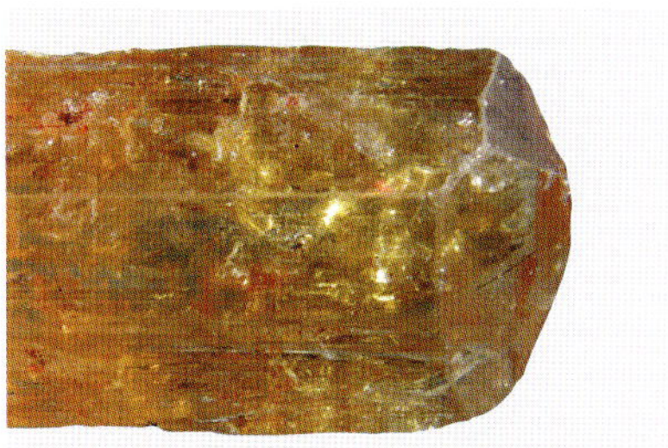

Körperlich: bessert Asthmaanfälle; verhilft bei sowohl Über- als auch Untergewicht, das rechte Maß zu finden; erhöht niedrigen Blutdruck und ist blutstillend; hilft Arterienverkalkung und Arterienverengung zu öffnen; stärkt den Herzrhythmus, stimuliert das sympathische Nervensystem stark; intensiviert Geschmacksnerven und belebt den Geschmackssinn; fördert die weibliche Fruchtbarkeit.

Seelisch: stark stimmungsaufhellend und sehr motivierend bei depressiven Zuständen; macht extravertiert, großzügig und etwas aufgedreht; gibt selbstbewusstes und charismatisches Auftreten.
Verfügbar: häufig.

Tremolit

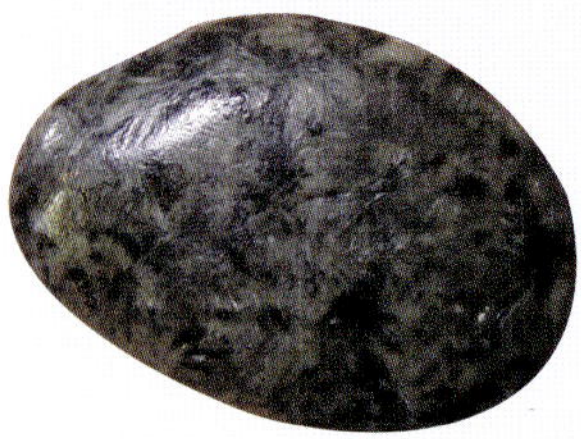

Körperlich: steigert die Belastbarkeit der Nerven in Grenzsituationen; erhöht die Reaktionsbereitschaft der Muskulatur durch Lockerheit; entsäuert das Gewebe und beugt Muskelkater vor; hilft bei Nervosität und Zittern.
Seelisch: gibt Gelassenheit und erleichtert zu verzichten; verbessert die Verbindung mit anderen Menschen oder Wesen; hilft dabei, diese körperlich oder geistig näher zu bringen.
Verfügbar: selten.

Tugtupit

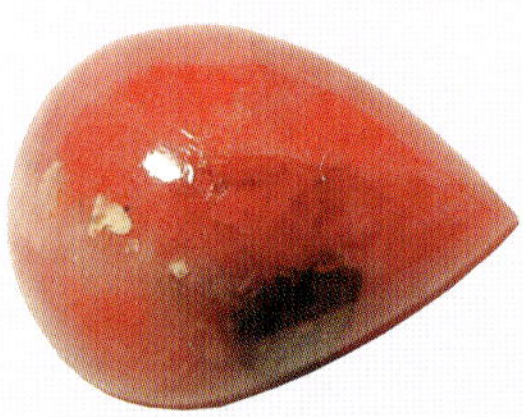

Körperlich: stabilisiert das Gleichgewicht, mildert Bewegungsstörungen und verbessert die Beweglichkeit; fördert die periphere Durchblutung und strafft das Gewebe; gut für Herz und Nieren.
Seelisch: kompensiert Energiemangel; baut Stress ab; hilft bei Selbstzweifeln, Rachegefühlen und Selbstmitleid; macht fröhlich und selbstbewusst; gibt Einfühlungsvermögen und Verständnis für andere; verbessert den Selbstausdruck; hilft Erlebnisse auszuwerten und dies für künftige Vorhaben diszipliniert zu nutzen.
Verfügbar: selten.

Türkis

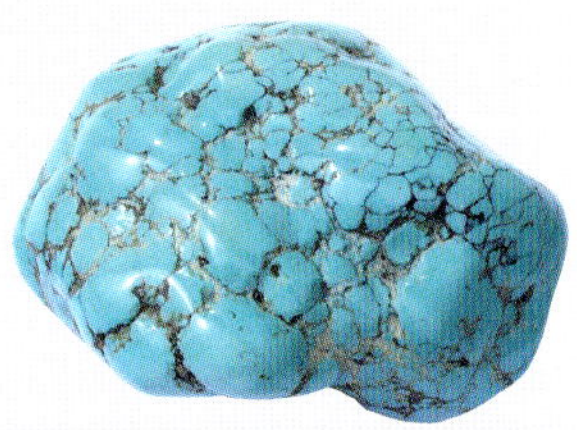

Körperlich: reguliert Schilddrüsenprobleme; hilfreich bei Magersucht und Bulimie; wirkt krampflösend, entzündungshemmend, entgiftend und fiebersenkend; angezeigt bei Erschöpfung, Magenbeschwerden, Zahnproblemen und Atemwegserkrankungen, speziell bei Stirnhöhlenentzündung, Halsentzündungen, Keuchhusten, Bronchitis und Lungenentzündung; kräftigt die Stimme; schmerzlindernd bei Rückenschmerzen und Hämorrhoiden.
Seelisch: gleicht Stimmungsschwankungen aus; mindert Lebensangst, Nervosität und Stottern; schützt vor Angriffen, Belastungen und Fremdeinflüssen; hilft gegen Schicksalsgläubigkeit und Opferhaltung; stärkt Selbstvertrauen und Durchsetzungsvermögen; schenkt Lebensfreude, frische Energie und Motivation.
Verfügbar: häufig.

Turmalin, allgemein

Körperlich: regt den gesamten Stoffwechsel an; hilft bei Schwäche und Mineralstoffman-

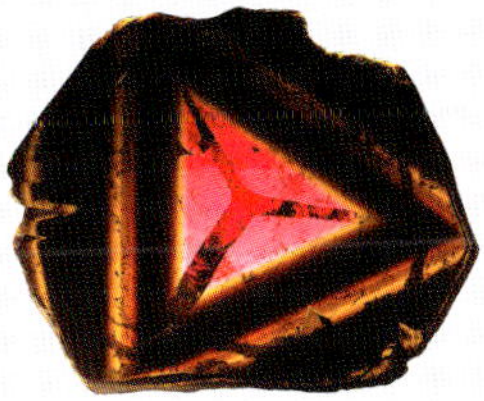

gel; regeneriert geschädigte Nerven; hilft bei Lähmungserscheinungen; entstört Narbengewebe; verbessert die Sinnesfunktionen; stärkt den Gleichgewichtssinn und hilft Kleinkindern, nicht zu stürzen und ihren Körper im Raum zu koordinieren; wirkt auf übergeordnete Hirnregionen, auf den Hormonhaushalt und das limbische System und damit emotionales Verhalten; lindert Spannungen.

Seelisch: fördert die Schaffenskraft, hilft intuitiven und kreativen Ideen Form und Gestalt zu geben; hilft den eigenen Standpunkt zu finden und zu behaupten; fördert wahre Einheit mit sich selber, Originalität und Individualität, stärkt die Ausstrahlung; hilft zur rechten Zeit am rechten Ort zu sein; hilft Dinge zu erkennen und sofort zu begreifen; regt die Fantasie an; intensiviert das Lebensgefühl; gibt Präsenz in der Gegenwart.

Turmalin als länglicher Kristall

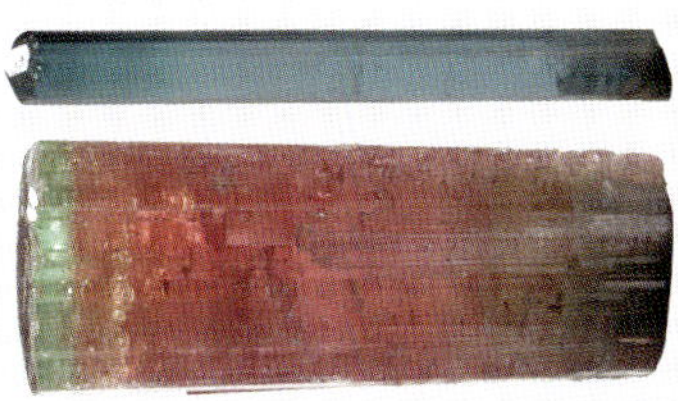

Körperlich: leitet Energie von seiner Basis zur Spitze; einsetzbar bei Energiemangel, Taubheit und Kälte oder Überschuss; Schmerz und Hitze; überbrückt und heilt Narbengewebe.

Seelisch: verbindet alle Wesensglieder, fördert Gewissen und Integrität; verbessert das Zusammenspiel von geistigem Wesen, Denken, Fühlen, Wollen und Tun; reinigt das Energiefeld und leitet Spannungen und Dissonanzen ab; macht unangreifbar und standfest.

Verfügbar: häufig.

Turmalin, Scheibe, Querschnitt

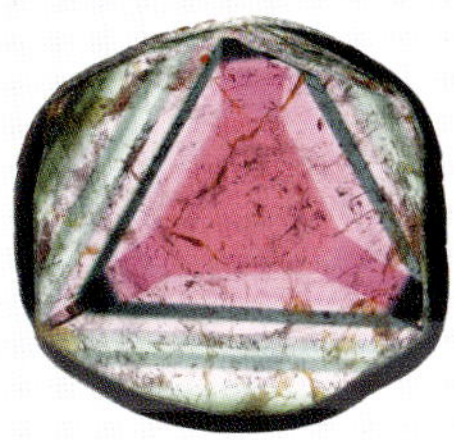

Körperlich: bessert Gefäße, Bindegewebe, innere Organe und die Haut.

Seelisch: bringt das Innere und die Welt in eine harmonische Beziehung, hilft seinen Platz zu finden und einzunehmen; stärkt Individualität und freien Gefühlsausdruck, hilft in die Mitte zu kommen.

Verfügbar: häufig.

Turmalin, Multicolor-Kette

Körperlich: harmonisiert den Säftehaushalt, Bewegungsapparat und Nerven-/Sinnesorganisation.

Seelisch: lässt Gefühle frei fließen, öffnet Herz und Sinne, verleiht Schönheit und Würde.

Verfügbar: gering.

Turmalin, blau

Körperlich: reguliert die Mineralsalze über die Nebennieren; regt den Wasserhaushalt an

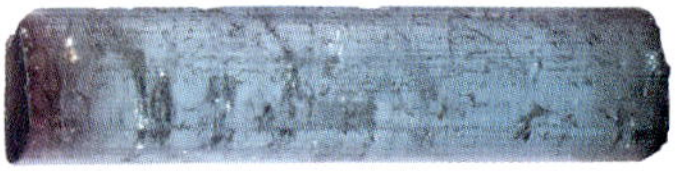

und fördert die Ausscheidung der Nieren und der Blase; heilt Brandwunden; hilft bei Kehlkopfentzündungen, Halsentzündungen und Bronchialerkrankungen.
Seelisch: hilft im Einklang mit den Gesetzen der Natur zu leben; stärkt Liebe, Treue, Zuwendung, Reinheit und Geduld; macht dankbar, besonnen und wirkt verfeinernd; fördert Toleranz und Verantwortungsbewusstsein; bringt die Gefühle ins Fließen; stärkt die Aufnahme- und Rückruffähigkeit.
Verfügbar: selten.

Turmalin, braun, Dravit

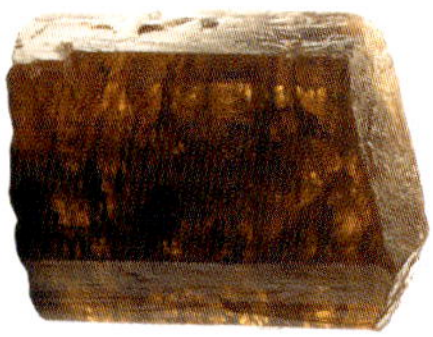

Körperlich: wirkt entspannend und krampflösend bei Nackenverspannungen, regeneriert und verbessert die Sauerstoffversorgung von Zellen, Gewebe und Organen; hilft bei Cellulite und Narbenheilung; lindert degenerative Hauterkrankungen; hilft besonders bei Verstopfung und Unterleibsproblemen; lindert bei Rheuma; greift in die Blutbildung und Blutgerinnung ein.
Seelisch: fördert den Gemeinschaftssinn bei familiären Problemen; hilft sich in Gruppen besser einzugliedern, anzupassen und seinen Platz zu finden; hilft zu sehen, was zu tun ist, und hilft bei der Umsetzung.
Verfügbar: selten.

Turmalin, gelb

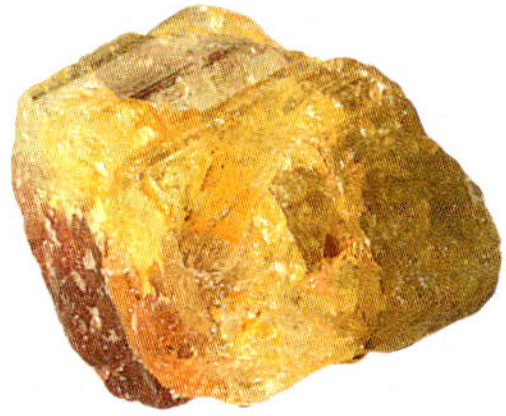

Körperlich: regt Sinne, Nerven, Verdauung und Stoffwechsel an; hilft bei unklaren Schmerzzuständen.
Seelisch: bringt Zufriedenheit und Interesse; stärkt das Selbstvertrauen; hilft seine Talente frei zu entfalten; stärkt das Gedächtnis; macht unternehmungslustig und optimistisch.
Verfügbar: selten.

Turmalin, grün

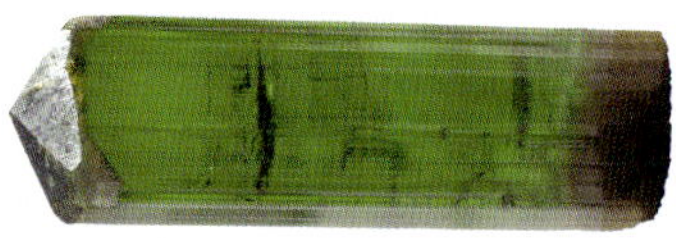

Körperlich: stärkt das Herz; fördert die Entgiftung; erhöht die Enzymaktivität der Zellen und erneuert die Zellen; belebt und vitalisiert das vegetative Nervensystem, regt die Ausscheidungsvorgänge des Dickdarms an und hilft sowohl bei Verstopfung als auch bei Durchfall; wird bei Störungen der Verdauungsorgane, besonders der Leber und der Bauchspeicheldrüse, eingesetzt; kräftigt den Herzmuskel; hilft bei degenerativen Prozessen und Tumoren.
Seelisch: stärkt die gesamte Vitalität, fördert Erlebnishunger, macht robuster und fördert dennoch Empfindungsfähigkeit und Kunstsinn; fördert das Interesse an Begegnung,

hilft jedoch auch sich abzugrenzen; intensiviert die Gefühlswahrnehmung, fördert Freude und Dankbarkeit.
Verfügbar: selten.

Turmalin, Paraiba-Turmalin pink, cyan

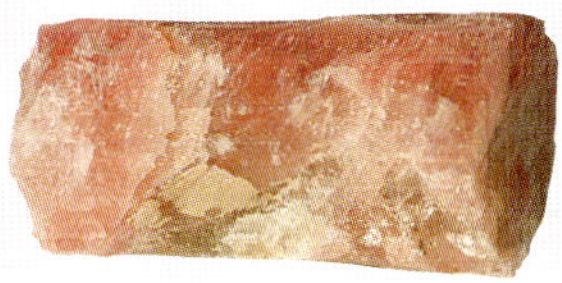

Körperlich: stimuliert die Hormonproduktion, die Hirnnerven sowie das Zentralnervensystem; aktiviert Leber und Galle.
Seelisch: bringt Glück, hilft bedingungslos zu lieben; öffnet Herz und Sinne für das Schöne.
Verfügbar: selten.

Turmalin polychrom, tricolor

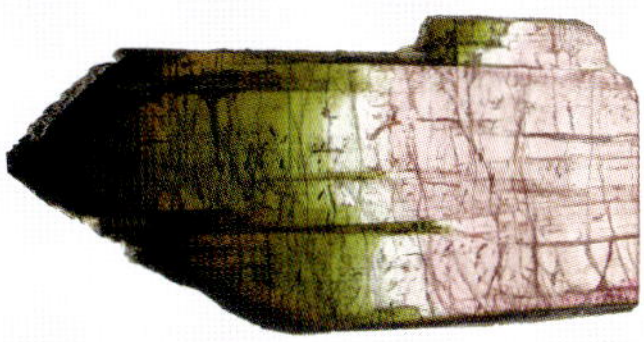

Körperlich: harmonisiert Nerven, Stoffwechsel, Hormondrüsen und Immunsystem.
Seelisch: hilft Entwicklungstendenzen zu beobachten und harmonisch zu beeinflussen; regt die innere Bilderwelt an.
Verfügbar: gering.

Turmalin, rot

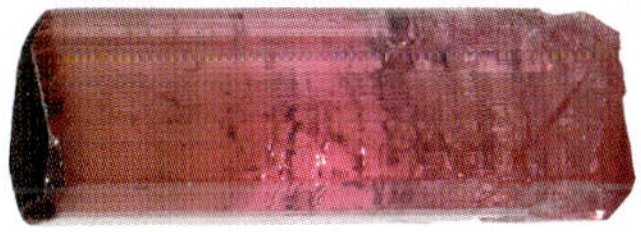

Körperlich: aktiviert und reguliert den Stoffwechsel; wirkt über die Hypophyse auf Blutbildung und Blutgefäße; regt den Kreislauf und die Blutreinigung an; aktiviert die Sexualorgane, hilft gegen Unfruchtbarkeit, Unlust und Geschlechtskrankheiten; stärkt Herz und Milz; wirkt vorbeugend gegen degenerative Zellveränderungen.
Seelisch: ist gut bei Ideenmangel und gestaltet geistige Entwicklungen dynamischer und flexibler; stärkt den Willen, hilft die Initiative zu ergreifen und sich mit Herz und Seele einzusetzen; fördert eine genussvolle Sexualität.
Verfügbar: selten.

Turmalin, schwarz, Schörl

Körperlich: wirkt entspannend; schmerzlindernd bei Energieblockaden der Haut, Muskulatur und des Bewegungsapparates; hilft Strahleneinflüsse und Elektrosmog zu neutralisieren; regt die Nieren an und entgiftet den Körper, auch von Schwermetallen; aktiviert den Energiefluss und wird zur Narbenentstörung verwendet; hilft bei Verstopfung und Durchfall.
Seelisch: fördert Gelassenheit, lindert Stress, schützt vor äußeren Einflüssen, macht nüchtern, klar, logisch und rational; gilt mit Recht als bester Schutzstein.
Verfügbar: häufig.

Turmalin, Wassermelonen-Turmalin

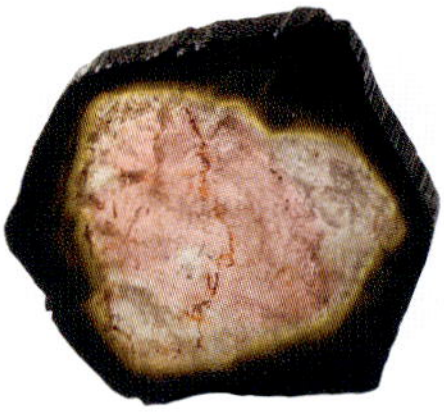

Körperlich: ist schmerzlindernd; fördert die Regeneration markhaltiger Nerven bei Lähmungen und Taubheitsgefühlen, auch bei multipler Sklerose; wird bei allen Erkrankungen des Nervensystems, auch zur Nervenregeneration eingesetzt; stimuliert die endokrinen Drüsen.
Seelisch: verbessert den Selbstausdruck; vermittelt Wärme und Schutz; hilft Freundschaft und vertrauensvolle Zuneigung zu erfahren.
Verfügbar: gering.

Turmalin-Quarz

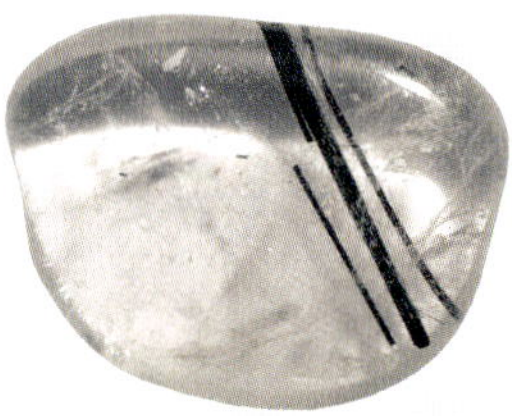

Körperlich: belebend und kräftigend für energetisch verarmte Körperbereiche; krampflösend bei Asthma; entspannt die Muskulatur; hilft bei Verdauungsstörungen; beseitigt Giftstoffe aus dem Körper; hilft bei Gelenkentzündungen, Arthritis und Arthrose.
Seelisch: ermutigt, zu seinen Fehlern zu stehen; hilft Negatives in Förderliches zu transformieren; hilft bei Zerrissenheit, inneren Spannungen und Konflikten; ermutigt, sich so zu akzeptieren, wie man ist; holt unterdrückte Aggressionen ins Bewusstsein und befähigt, mit ihnen besser umzugehen.
Energetisch: neutralisiert eine zu hohe Dosis an aufgenommener Strahlung im Körper. Turmalin-Quarz ist wohl der wichtigste Strahlungsentstörer bei gepulsten Frequenzen oder Bildschirmen.
Verfügbar: häufig.

Ulexit

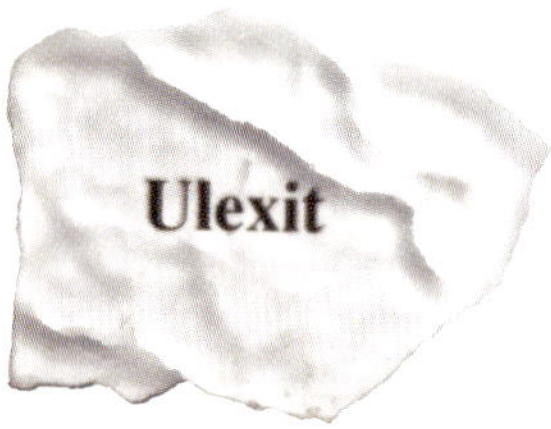

Körperlich: gut bei Augenstörungen; bringt Glanz in die Iris; bei Ermüdung und Überanstrengung; stärkt das Bindegewebe und bessert das Hautbild bei Zellulitis; hilft bei strapazierten Nerven und bei Übelkeit; stabilisiert körperlich und seelisch bei Überlastung sowie emotionalen und vitalen Schwankungen.
Seelisch: gibt Realitätssinn; schützt vor allzu großer Vertrauensseligkeit und bewahrt davor, ausgenutzt zu werden; ermöglicht sich mit anderen zu identifizieren und deren inneres Wesen zu erkennen; regt die Fantasie an; verstärkt die Kreativität im Geschäftsleben und hilft benötigte Güter aufzutreiben.
Verfügbar: gering.

Unakit siehe Epidot

Vanadinit

Körperlich: lindert Atemstörungen und asthmatische Anfälle; bessert Blasenbeschwerden, mildert Schmerzen beim Wasserlassen;

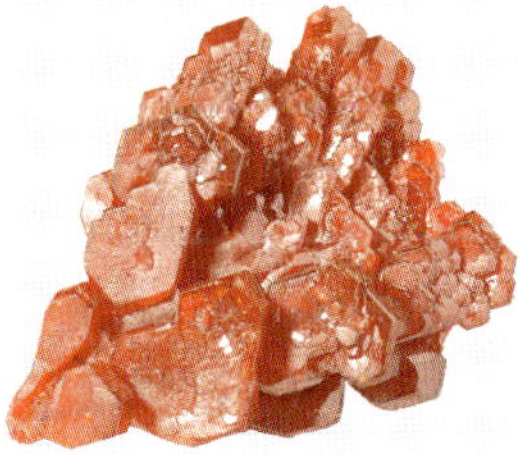

bessert schlecht heilende entzündliche Wunden; bringt latente Krankheiten zum Vorschein.

Seelisch: hilft große Lebensprüfungen sowie schwere Veränderungen im Leben durchzustehen und verringert Abschiedsschmerzen; bringt Ordnung ins Leben, lehrt Ziele zu definieren und diese geordnet anzugehen; gut für verschwenderische Menschen, hilft sparsam mit Lebensenergie und mit Geld umzugehen.

Verfügbar: selten.

Variscit

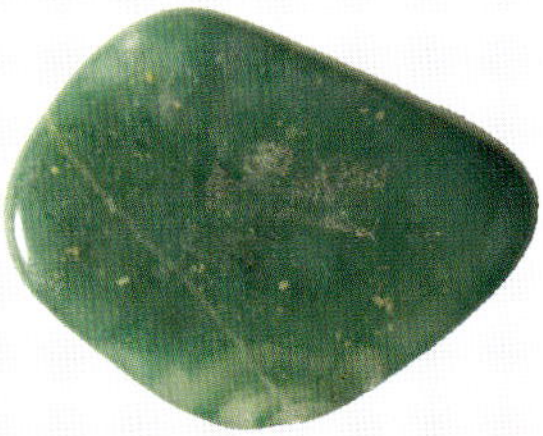

Körperlich: wirkt regenerierend, entsäuernd, entgiftend, krampflösend und fördert die Harmonie im Körper; mobilisiert Energiereserven; aktiviert bei Erschöpfungszuständen und hilft gegen chronische Müdigkeit; steigert den Grundumsatz des Stoffwechsels; bringt das Zentralnervensystem ins Gleichgewicht; lindert innere Unruhe und Zittern; hilft bei allen Folgen von Übersäuerung.

Seelisch: mildert tiefsitzende Trauer; macht wach, interessiert und aufmerksam; wirkt aufmunternd und stimmungsaufhellend; schenkt bei Verzweiflung Beharrlichkeit; fördert rationales Denken, hilft sich verständlich auszudrücken und auch andere besser zu verstehen; lässt Zusammenhänge schneller erfassen.

Verfügbar: selten.

Verdit, Fuchsit-Serpentin-Ton

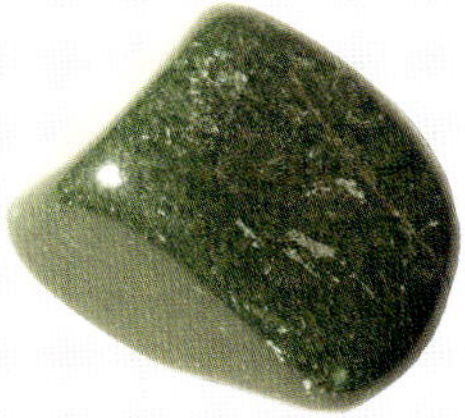

Körperlich: reduziert allergische Hauterscheinungen; entgiftet, entsäuert und entschlackt, verbessert die Verdauung; löst chronisch verspannte Muskulatur.

Seelisch: hilft ohne Wertung zu beobachten; lässt Einflussnahmen schneller erkennen; schützt und stabilisiert die Gefühlswelt; fördert Eigenverantwortung.

Verfügbar: gering.

Verkieseltes Holz, allgemein

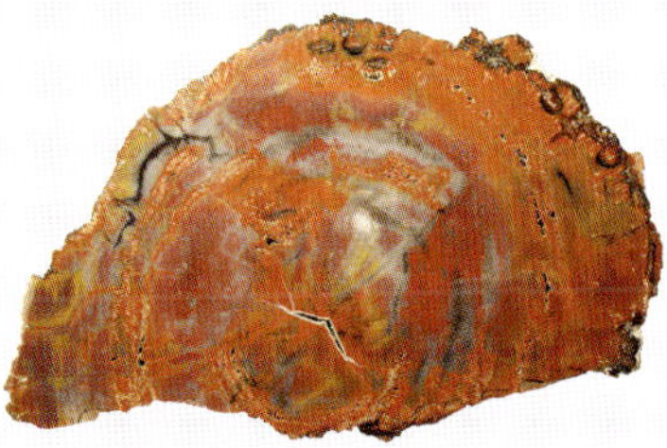

Körperlich: regt den Stoffwechsel an; unterstützt Übergewichtige beim Abnehmen; fördert die Wasserausscheidung und beruhigt die Nerven; schützt vor Infektionen und stabilisiert die Abwehr; optimiert die Geweberegeneration; schützt vor Arterienverkalkung und Gefäßverengungen; eignet sich zur Behandlung von Unterleibs- und Prostatabeschwerden; bessert Muskelschwäche, Rückenbeschwerden und Gelenkrheuma; hilfreich bei Wetterfühligkeit.

Seelisch: hilft sich »zu erden«, wenn man dazu neigt, sich in Gedanken zu verlieren, unkonzentriert abzuschweifen und Begonnenes unvollendet zu lassen; hilft mit Belastungen umzugehen und körperlich wie seelisch regenerative Kräfte aufzubauen; macht geduldig und hilft festen Boden unter den Füßen zu gewinnen; regt die Fantasie an; lädt auf innere Entdeckungsreisen ein; hilft im Einklang mit dem Ort und den natürlichen Zeitrhythmen zu handeln.

Verfügbar: häufig.

Verkieselte Koralle, Petoskey-Stein, Korallen-Achat

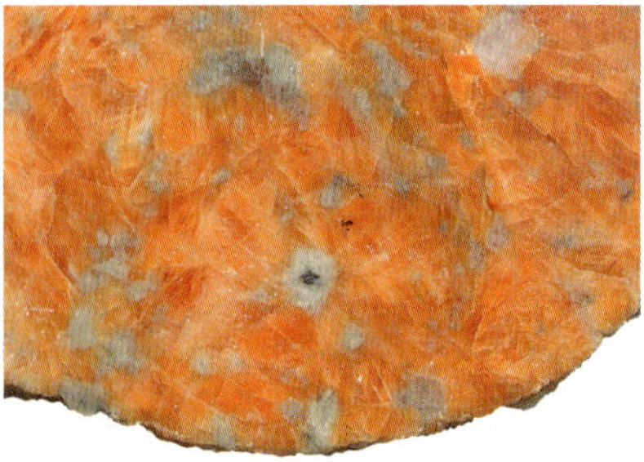

Körperlich: hilft bei Atemnot, verkrampften Bronchien und Husten; regeneriert Haut und Darm; fördert die Zellregeneration, regt die Zellaktivität an.

Seelisch: hilft Schüchternen gelassener und offener auf andere zuzugehen und Gemeinschaftssinn zu entwickeln, stärkt die soziale Ader, hilft aber selbst nicht zu kurz zu kommen; macht bodenständig; hilft bei der Bewältigung des Alltags.

Verfügbar: gering.

Verkieselter Seeigel

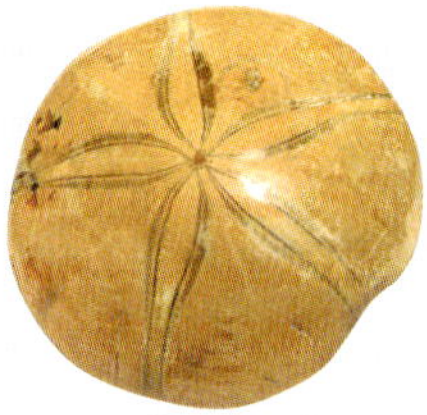

Körperlich: entspannt die Muskulatur; entlastet die Gelenke; gibt der Knorpelsubstanz Elastizität zurück.

Seelisch: gibt Gelassenheit in allen Lebenslagen; hilft sich vertrauensvoll fallen zu lassen.

Verfügbar: gering.

Verkieseltes Palmholz

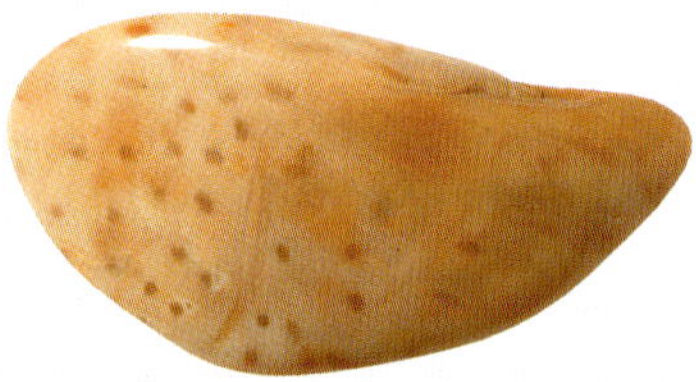

Körperlich: stärkt alle Stoffwechselvorgänge, verbessert den Lymphfluss; wirkt auf den Säftehaushalt.

Seelisch: hilft Gefühle zuzulassen ohne sie festzuhalten; hilft in Gedanken ganz bei der Sache zu sein; erhöht die Reaktionsgeschwindigkeit.

Verfügbar: gering.

Vesuvian, Idokras

Körperlich: wirkt reinigend und entschlackend; beschleunigt den Genesungsvorgang bei schweren Erkrankungen und hilft bei chro-

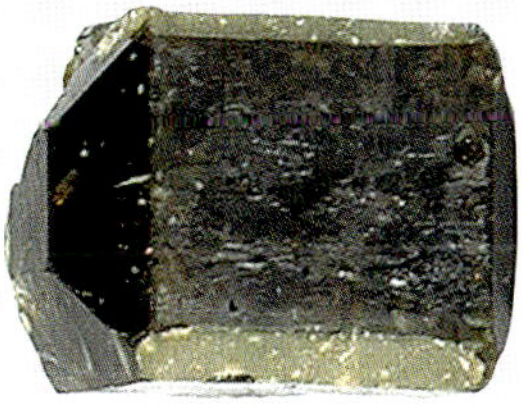

nischen Erkrankungen, die mitunter durch Schwermetallgifte entstanden sind; härtet den Zahnschmelz; hilft bei gestörtem Mineralstoff- und Elektrolythaushalt.
Seelisch: hilft beim Gefühl, neben sich zu stehen, bei Getrenntheit oder Isolation; hellt auf bei Schwermut und Unzufriedenheit, ermöglicht die Lösung von verzwickten Problemen; befähigt Verhaltensmuster loszulassen und Ängste zu überwinden; setzt blockierte mentale Fähigkeiten frei, verbessert das Unterscheidungsvermögen.
Verfügbar: selten.

Vesuvianit, Californit

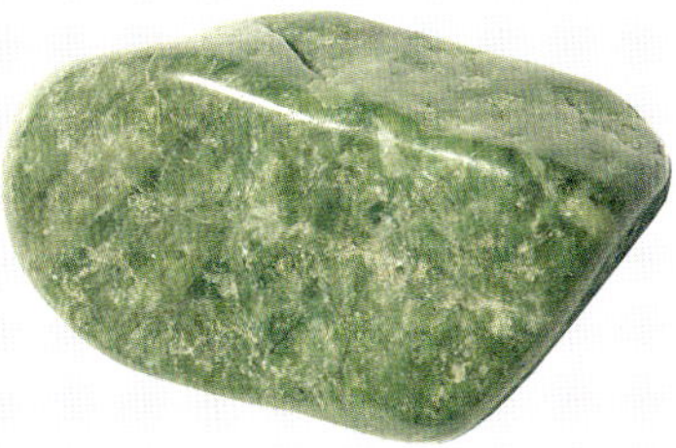

Körperlich: entsäuert, entschlackt, regeneriert und bessert entzündliche Prozesse.
Seelisch: hilft über negative Erfahrungen zu sprechen; weckt Interesse und hilft den Dingen auf den Grund zu gehen; hilft alle Persönlichkeitsanteile zu integrieren; Abhängigkeiten und Gewohnheiten abzulegen.
Verfügbar: selten.

Villiaumit

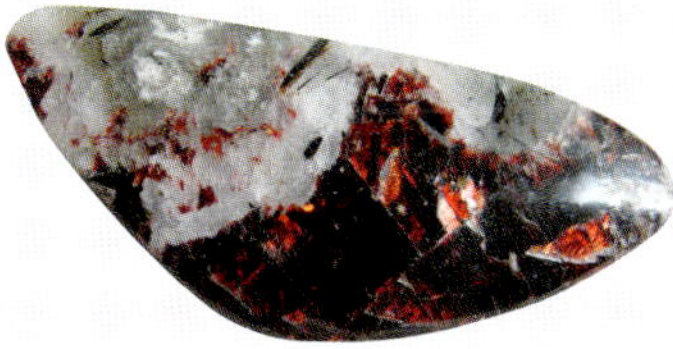

Körperlich: günstig bei Herzrhythmusstörungen; soll die Bauchspeicheldrüse entgiften; bei niedrigem Blutdruck und schwachem Kreislauf; kräftigt Knochen und Bindegewebe; verbessert Reaktion und Reflexe.
Seelisch: hilft bei Verlustängsten, Angst vor Ausgrenzung und Trennung; vermittelt ein Gefühl der Sicherheit; hilft bei Zweifeln an Identität und Aufgabe; als Verstandesstein verstärkt er sowohl rationale Logik als auch gesunden Menschenverstand; befreit von überkommenen, negativ wirkenden Gedankenmustern.
Verfügbar: selten.

Violan, Mangan-Diopsid

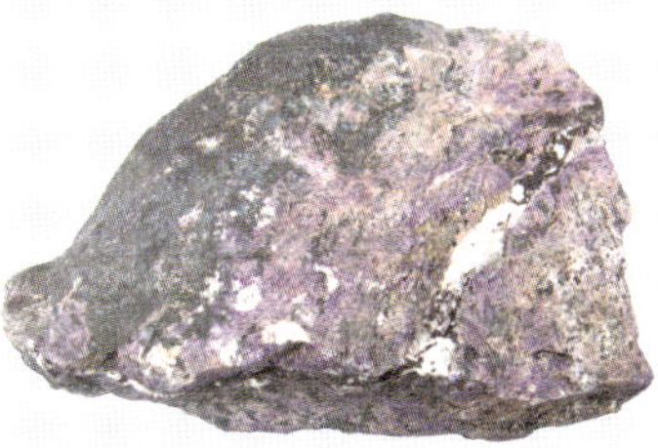

Körperlich: bessert körperliche Erschöpfung; harmonisiert Regulationssysteme im Körper; stärkt das vegetative Nervensystem, wodurch die Reaktionsbereitschaft erhöht wird.
Seelisch: fördert Mitgefühl und Verständnis für Mitmenschen und hebt in Belastungssituationen die Toleranz; erleichtert den Zugang

zur geistigen Welt; fördert das Interesse an Kunst und Kultur.
Verfügbar: selten.

Vivianit

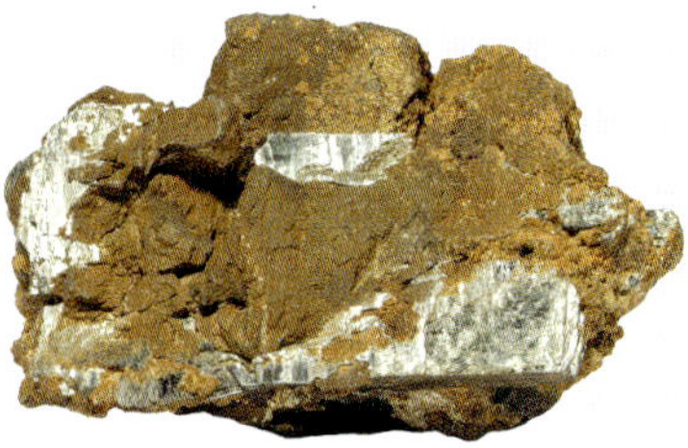

Körperlich: wirkt belebend; regt die Freisetzung eingelagerter Säuren aus dem Gewebe an und unterstützt damit Entsäuerungskuren; regt die Leber an und verstärkt die Eisenaufnahme.
Seelisch: gibt ein intensives Lebensgefühl; macht dynamisch, emotional und mitreißend; hilft das Leben und seine Gefühlswelt von vielen Seiten kennenzulernen; hilft zu entdecken, was noch alles zu entdecken ist; belebt Paarbeziehungen, rüttelt aus Langeweile auf und inspiriert, sich aktiv mit der Umwelt auseinander zu setzen; klärt Weg und Absicht zu positiven Zielen, auch bei belastenden Erinnerungen.
Verfügbar: selten.

Wavellit

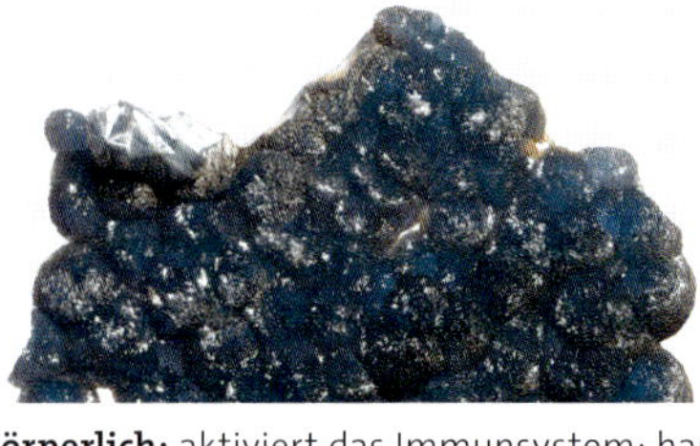

Körperlich: aktiviert das Immunsystem; harmonisiert den Fluss von Körperflüssigkeiten; kann zur Behandlung von Dermatitis eingesetzt werden.
Seelisch: hilft wenn man seine Energie bremst und zurückhält; unterstützt geistiges Wachstum und Ausdehnung; lenkt den Blick vom zentralen Punkt eines Themas auf weitere Details, wodurch ein vollständiges Bild der Situation erfasst werden kann.
Verfügbar: selten.

Wismut

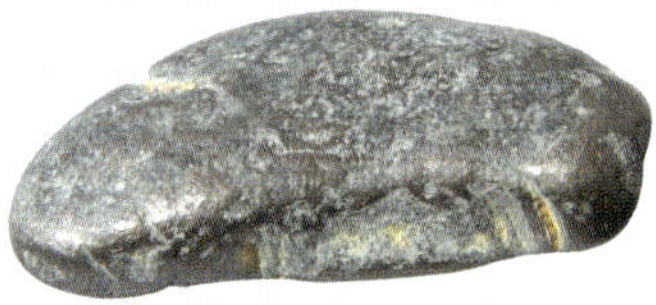

Körperlich: wirkt desinfizierend und zusammenziehend, fördert die Wundheilung; ist fiebersenkend und wird bei krampfartigen Zuständen eingesetzt.
Seelisch: schenkt Gelassenheit in allen Lebenslagen; fördert kindliche Unbefangenheit; hilft das Dasein zu akzeptieren, vor allem bei Einsamkeitsgefühlen; fördert den Zusammenhalt von Gruppen und Beziehungen, ohne dass der Einzelne seine Selbständigkeit aufgeben muss.
Verfügbar: selten.

Wolframit

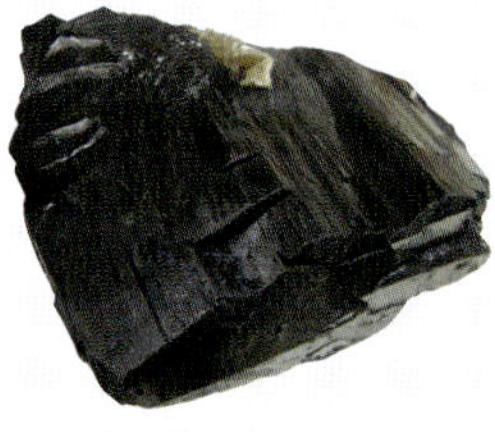

Körperlich: führt dem Körper große Kraft zu; hilft Symptomen von Eisenmangel; bei Schwächezuständen und Unterzuckerung;

schwachem Sehvermögen; verbessert die Beweglichkeit und Spannkraft.
Seelisch: ist ein Stein der Tat und der Bewegung; hilft aus jeder Situation das Beste zu machen; lässt mit dem Geschehen mitgehen und Kontrolle abbauen; gibt Vertrauen, dass Dinge sich von alleine regeln; hilft sowohl gegen Unbesonnenheit als auch gegen Unflexibilität im Vorgehen; lehrt, dass das Leben im Prozess befindlich ist und durch starke Absichten seine Richtung und Prägung erhält; zeigt in der Meditation die Kräfte auf, die für Gegebenheiten ursächlich waren; gibt Antworten auf die Warum-Fragen; hilft als Wächter den geistigen Raum weiträumig frei und sauber zu halten.
Verfügbar: selten.

Wollastonit

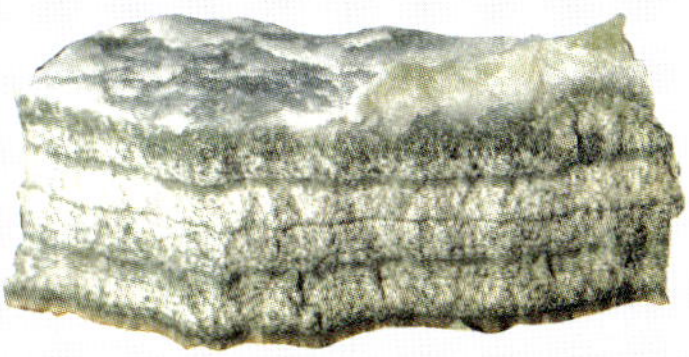

Körperlich: fördert den basischen Stoffwechsel; lindert Kreislaufprobleme, kräftigt schwache Muskulatur; lindert Schmerzen und Herzbeschwerden; stärkt das Bindegewebe und glättet die Haut; verbessert Tonus und Haltung.
Seelisch: vermittelt elastische Widerstandskraft; hilft sich von abwertender Kritik und Beleidigung nicht aus der Bahn werfen zu lassen; schenkt Gelassenheit in Stresszeiten, unterstützt die Meditation und das Träumen; hilft sich mitzuteilen und fördert das Verbundensein mit der Umwelt; weckt den Wunsch nach Heilung und heil zu sein.
Verfügbar: selten.

Wüstenglas, Libysches Wüstenglas

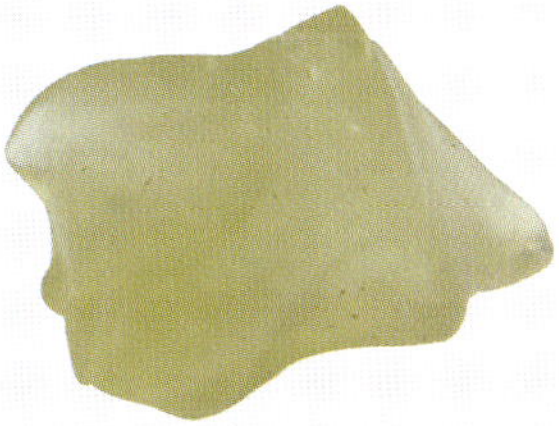

Körperlich: verbessert die Beweglichkeit der Gelenke und macht geschmeidig; unterstützt den Aufbau von Knorpelsubstanz; verbessert die Nährstoffresorption; wirkt auf Milz, Magen und Solarplexus; balanciert das vegetative Nervensystem aus.
Seelisch: bringt innere Größe und natürliche Autorität zum Vorschein; verstärkt den Geltungsdrang und das öffentliche Ansehen; verbessert die Intuition; macht emotional offen, fröhlich und leicht.
Verfügbar: selten.

Wulfenit

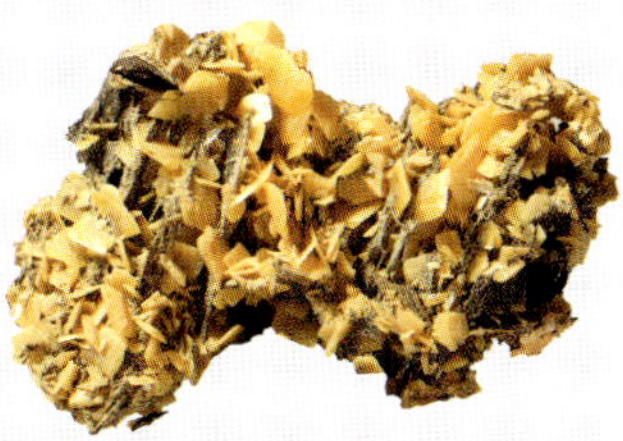

Körperlich: verringert Austrocknung und Verhärtung; hilft bei Beschwerden von Magen und Darm; lindert Wirkungen von Vergiftungen; vermindert Steinbildung in Galle und Niere; bessert Muskelschwund.
Seelisch: hilft Machtspielchen zu erkennen, um sie schließlich ablegen oder bewusst akzeptieren zu können; ermöglicht Verhaltensmuster, die durch Erziehung entstanden sind,

zu erkennen, um sie ablegen oder bewusst akzeptieren zu können; befreit von zwanghafter Zurückhaltung; hilft sich mit dem Negativen abzufinden und trotzdem fortzuschreiten.
Verfügbar: selten.

Yttrofluorid

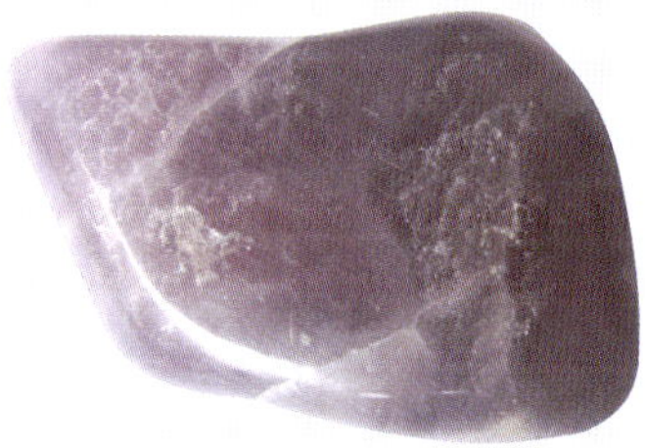

Körperlich: verbessert die Festigkeit des Bindegewebes der Haut; verringert die Empfindlichkeit der Schleimhäute; kräftigt das Zahnfleisch; bessert langfristig die Körperhaltung.
Seelisch: nimmt Spannungen und Belastungen von der Seele; macht den Kopf frei; schärft den Verstand; hilft sich besser zu organisieren und Änderungen konsequent zu vollziehen.
Verfügbar: gering.

Zeolith-Familie, allgemein

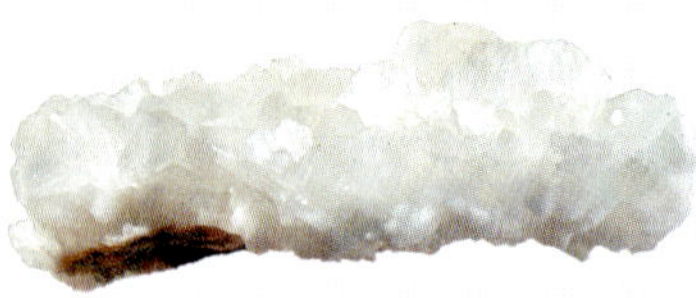

Allgemeine Wirkung: bindet Kationen aus dem Wasser und verringert die Wasserhärte; bindet giftige Stoffe und Gerüche ätherisch; intensiviert feinstoffliche Energieübertragung; hilft bei Alkoholismus, Abgeschlagenheit, Blähungen, senkt Fieber, verbessert die Zellregeneration.
Seelisch: begünstigt den Wissensaustausch mit der Umgebung; unterstützt Fairness und Anpassungsfähigkeit; fördert Bescheidenheit und stille Größe; hilft unkonventionelle Problemlösungen zu entdecken; erzeugt ein stabiles elektromagnetisches Feld um den physischen Körper; beschleunigt den Transfer und die Aufnahme von Informationen mit denjenigen, die in telepathischer Kommunikation zu einem stehen; verbessert die Verbindung zwischen dem physischen und ätherischen Körper.

Zeolith, Chabasit

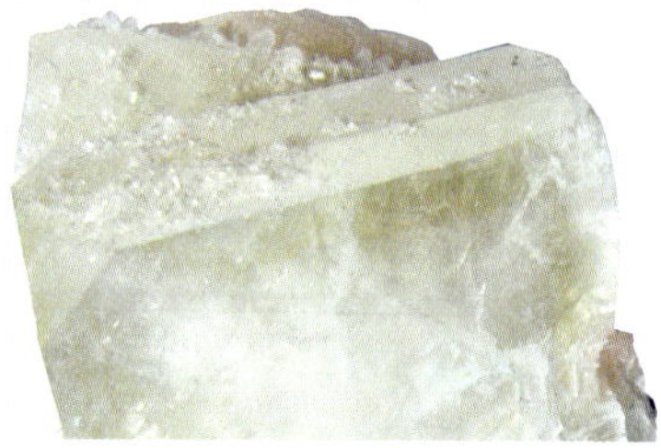

Körperlich: verbessert Vitalität und Spannkraft; gibt ein Gefühl der Leichtigkeit; verbessert das Zusammenspiel unterschiedlicher Prozesse im Körper; aktiviert und kann bei Schilddrüsenunterfunktion eingesetzt werden.
Seelisch: vertieft die Kontemplation; hilft Anstrengung aus dem Denken und Handeln zu nehmen; fördert die Entwicklung eigener Ideen; stärkt den Verstand und die Auffassungsgabe.
Verfügbar: häufig.

Zeolith, Heulandit

Körperlich: wirkt leberstärkend; bessert Kurzatmigkeit; geeignet zur Körperentgiftung, vor allem von Metallen; mobilisiert die Gelenke; kann bei Wachstums- und Sprachstörungen eingesetzt werden.

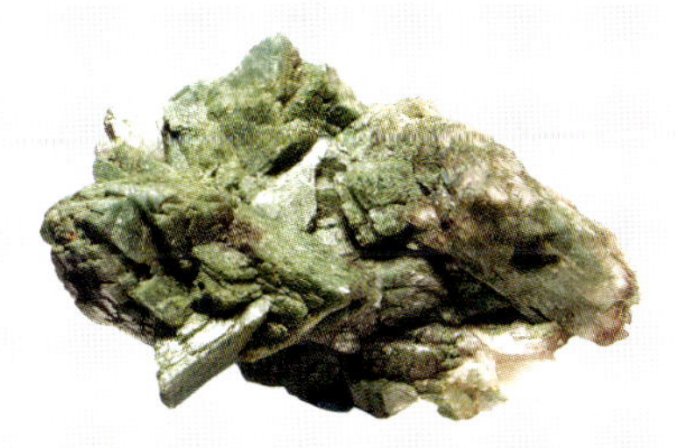

Seelisch: hilft Gewohnheiten, Selbstgefälligkeit, Überheblichkeit, Neid und Eifersucht loszulassen; hilft Luftschlösser und wahre Bedürfnisse zu erkennen.
Verfügbar: gering.

Zeolith, Natrolith

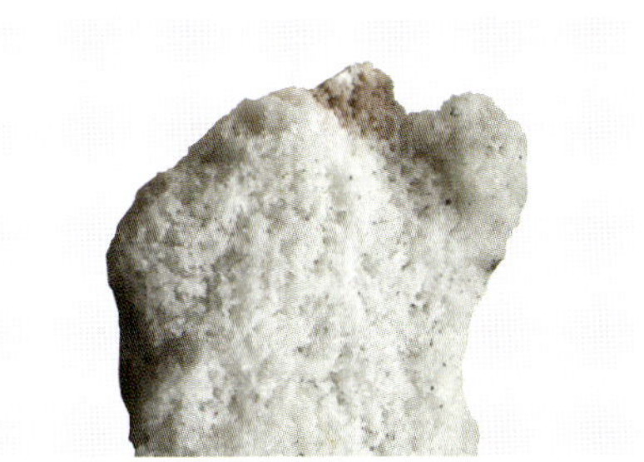

Körperlich: stärkt Haut, Muskel- und Bindegewebe, Schilddrüse und das parasympathische Nervensystem; verbessert die Nährstoffaufnahme im Darm.
Seelisch: hilft Selbstgewissheit zu erlangen; unterstützt dabei, sich frei zu machen von Glaubenssätzen und wohlgemeinten Ratschlägen; gibt Zufriedenheit mit sich und seinem Leben.
Verfügbar: selten.

Zeolith, Okenit

Körperlich: verbessert die Durchblutung der Arme; kann bei dem Gefühl schmerzhaft aufgeladener Haare oder Finger helfen.
Seelisch: ermöglicht auch im Alter klar und geistig beweglich zu bleiben; gibt Gelassen-

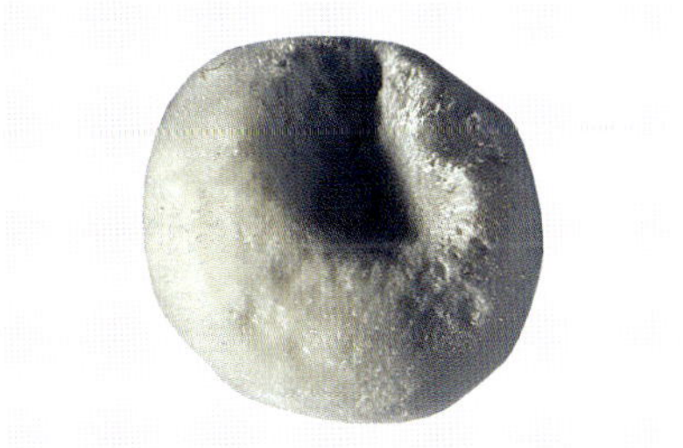

heit bei Sticheleien und Überempfindlichkeit, hilft sich selbst zu vergeben; gibt geistige Beweglichkeit.
Verfügbar: selten.

Zeolith, Skolezit

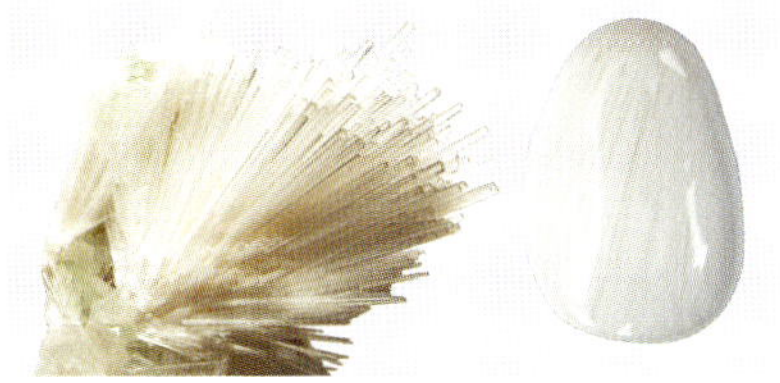

Körperlich: behebt Probleme des Magen-Darm-Traktes; hilft bei Augen-, Ohr-, Hirn- und Lungenproblemen; regt sanft und gleichmäßig den Kreislauf an; stimuliert die Reinigung der Arterienwände, hilft Blutergüsse abzubauen; fördert die Durchblutung; fördert die Nierenfunktionen; harmonisiert die Grundregulation.
Seelisch: verbessert das Zusammenspiel und den Gemeinschaftssinn in Paarbeziehungen und Organisationen; hilft mit der geistigen Welt in Kontakt zu kommen.
Verfügbar: gering.

Zeolith, Stellerit

Körperlich: günstig bei Wadenkrämpfen, Osteoporose, schlechter Blutqualität, ungenügender Muskelstruktur.
Seelisch: verbessert durch bewusstes Fokussieren die Energie; regt an, eigenen Visionen

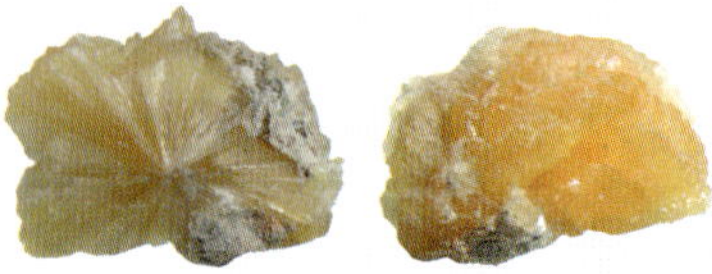

zu folgen; verbessert das Verständnis für Mathematik; schärft die Unterscheidungsfähigkeit zwischen Wahrheit und Illusion.
Verfügbar: selten.

Zeolith, Stilbit

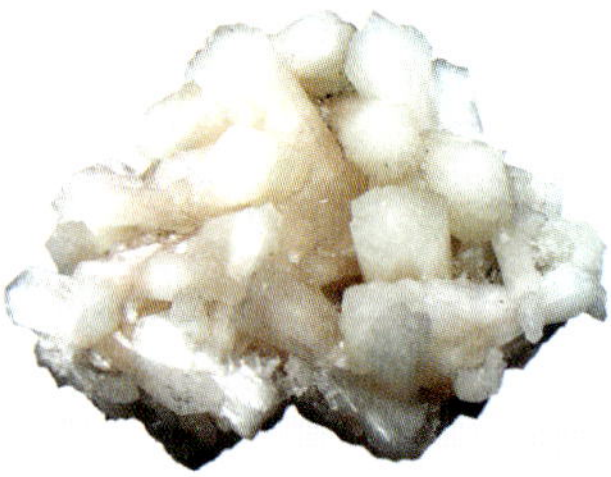

Körperlich: hilft bei Verlust des Geschmacksinns; hilft bei Problemen mit dem Kehlkopf; kräftigt Bänder und Muskulatur.
Seelisch: fördert die Kreativität und die Intuition; spendet Leichtigkeit, Freude und feinen Humor; fördert Kreativität und Intuition bei gutem Bodenkontakt und innerer Führung; fördert Sanftheit und lässt gelöst in sich ruhen, sorgt für ein ausgeglichenes Gemüt; fördert die Entwicklung eigener Ideen und hilft, seinen Visionen zu folgen.
Verfügbar: häufig.

Zinkit

Körperlich: bei Beschwerden der Prostata; zur Verbesserung von Haut, Nägeln und Haaren; steigert das Leistungsvermögen; entfernt Energieblockaden; verbessert die Reizleitung im Körper.

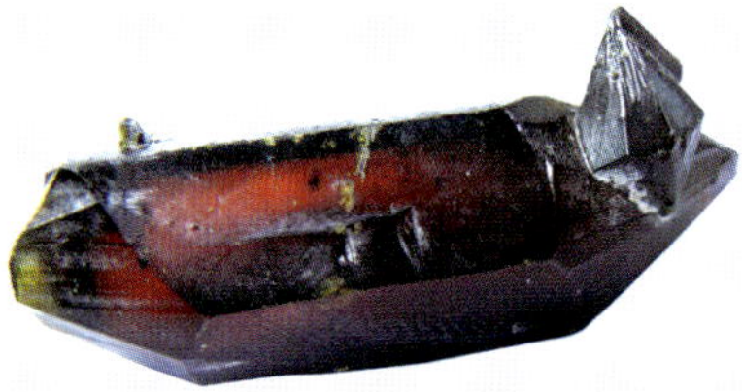

Seelisch: zieht Gleichgesinnte an; verstärkt das Gruppenbewusstsein und den Einsatzwillen; sorgt für die Synthese der persönlichen Stärken; verbessert die Abstimmung und Effizienz von Teams.
Verfügbar: selten.

Zinnober, Cinnabarit

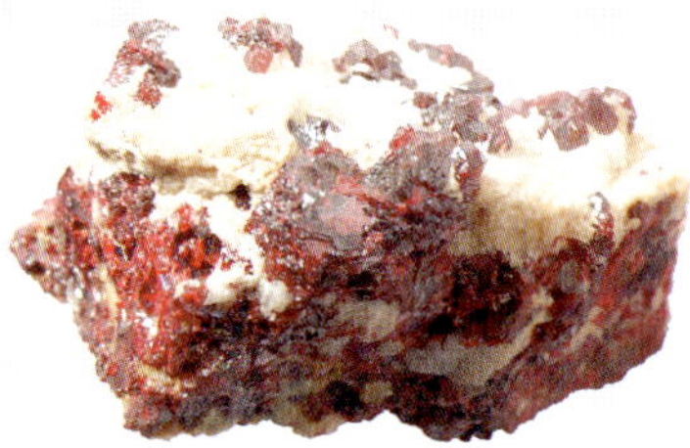

Körperlich: fördert Entgiftungsprozesse des Verdauungstrakts; wird bei geschwollenen und verhärteten Drüsen und bei Schleimhautentzündungen eingesetzt; bessert Zahnfleischentzündungen und Zahnfleischbluten; aktiviert die Bildung weißer Blutkörperchen und baut damit das Immunsystem auf.
Seelisch: wirkt antidepressiv; bessert Konzentrationsstörungen, macht aufnahmebereit und lernfähig; fördert schnelles Denken, Kommunikation und das Fokussieren des Willens; wirkt gegen Nervosität, Unruhe und Zittern; regt Würde und Lebenskraft an.
Verfügbar: selten.

Zinnober-Opal, Cinnabaritspuren in Opal

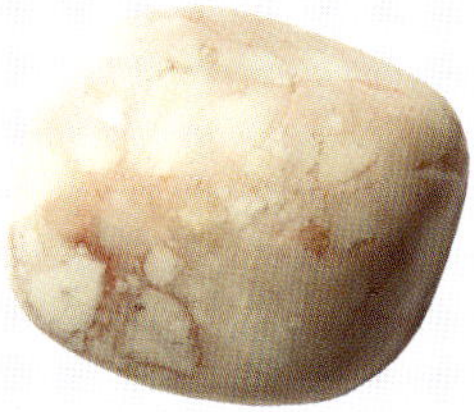

Körperlich: entgiftet intensiv vor allem bei Amalgamvergiftungen durch Quecksilberausscheidung, oft mit starken Erstverschlimmerungen; bessert Anginen und andere Entzündungen im Mundbereich.
Seelisch: löst alte negative Denk- und Verhaltensmuster; hilft subjektiv völlig neue Gedanken zu erfassen, ohne Widerstände aufzubauen; fördert die Begeisterungsfähigkeit; hilft sich von schönen Worten nicht blenden zu lassen; gibt ein Gespür für Authentizität und Substanz; hilft geistigen Impulsen zu folgen.
Verfügbar: selten.

Zirkon

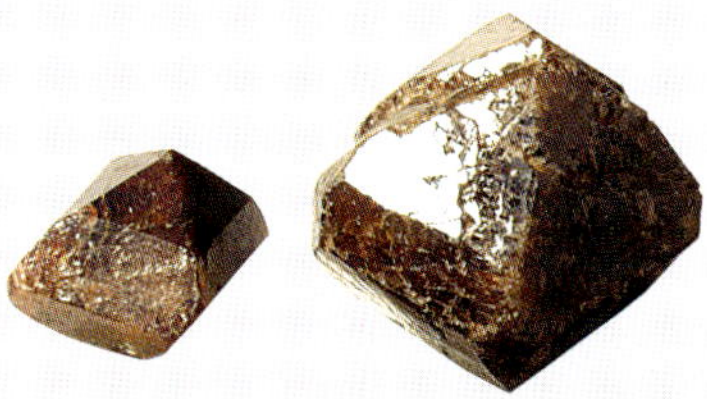

Körperlich: hilft bei Augenleiden und stärkt die Sehkraft; lindert Darmstörungen und Verdauungsprobleme; wirkt anregend auf die Enzymausschüttung der Bauchspeicheldrüse; wirkt schmerzlindernd bei Störungen des Nervensystems und krampflösend, insbesondere bei Menstruationsbeschwerden mit verspäteter Regel; reduziert Schwindelgefühle und verbessert den Gleichgewichtssinn; beugt Blutgerinnseln nach Operationen vor; heilt Herzschmerzen; hilfreich bei allergisch bedingter Atemnot sowie bei Beklemmungen; bändigt unmäßiges Verlangen.
Seelisch: mildert Ängste und Trauer; beruhigt emotional geladene Menschen; regt an, neue Ideen zu entwickeln und zu verwirklichen; hilft bei innerer Zerrissenheit; befreit bei okkulter Belastung; schafft Klarheit bei den Themen Sexualität und Macht; hilft aus Abhängigkeit heraus; erleichtert Verluste zu überwinden und sich von Materiellem zu lösen; fördert die Vereinigung der physischen, psychischen und mentalen Prozesse; befähigt Wesentliches von Unwesentlichem zu unterscheiden; verbessert das Abstraktionsvermögen; hilft symbolisches und analoges Denken zu ordnen; sorgt für Ruhe im Traumleben; hilft gegen Halluzinationen; verleiht ein starkes Charisma.
Verfügbar: gering.

Zitronen-Chrysopras

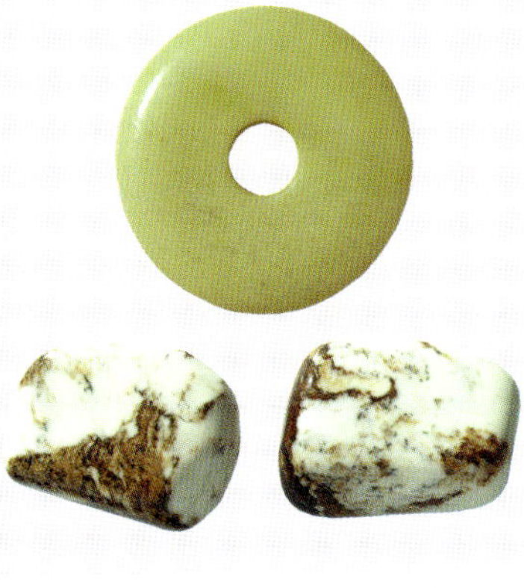

Körperlich: hilfreich zur Entschlackung und Entsäuerung des Bindegewebes; bei Muskelkater; erfrischt bei Müdigkeit; reinigt und entlastet das Herz.

Seelisch: hilft Einsamkeit und Hemmungen zu überwinden; entstresst und entspannt; hilft das Leben locker zu nehmen und positive Abwechslung zu suchen.
Verfügbar: gering.

Zoisit

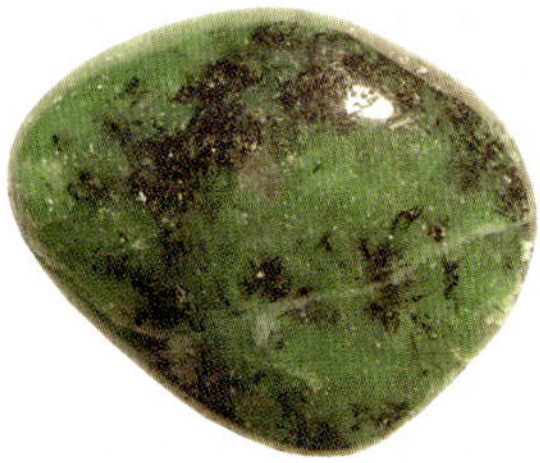

Körperlich: unterstützt die Fruchtbarkeit; hilft bei Erkrankungen der Prostata, der Hoden und Eierstöcke; neutralisiert Gewebeübersäuerung; wird zur Entzündungshemmung bei Arthritis eingesetzt, stärkt die humorale Abwehr; regeneriert die Zellen; fördert Rekonvaleszenz nach schweren zehrenden Erkrankungen.
Seelisch: bringt sanfte Anregung; nimmt den Druck perfekt zu sein oder es allen recht zu machen; hilft verschüttete Gefühle freizulegen und wieder zu entdecken; aktiviert Kraftreserven; lässt Resignation und destruktive Geisteshaltungen überwinden und inspiriert, das eigene Leben selbst in die Hand zu nehmen; eigene Ideen und Wünsche zu entwickeln und zu verwirklichen.
Verfügbar: häufig.

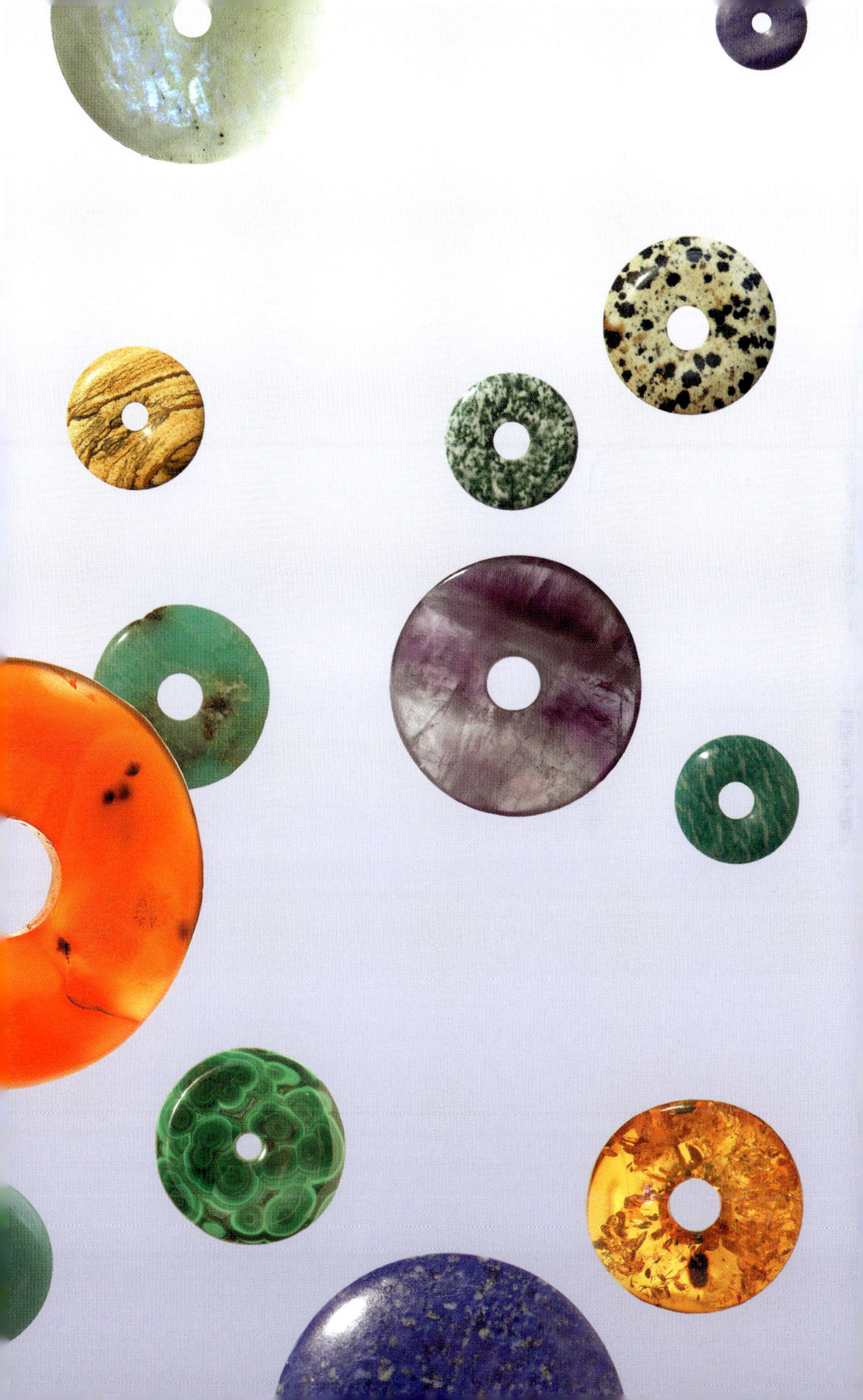

Indikationsverzeichnis

Die folgenden Listen sollen Anfängern das Auffinden eines Heilsteins erleichtern und Erfahrenen neue Anregungen geben. Sie sollen die Arbeit mit Heilsteinen erleichtern und auch Mut machen, im gegebenen Fall einen Stein als Ergänzung zu ärztlichen Therapien hinzuzuziehen. Ebensowenig wie Steine eine Behandlung durch den Heilpraktiker ersetzen, kann das Indikationsverzeichnis eine Heilsteinberatung ersetzen.

Das vorliegende Taschenlexikon ist zur Bestimmung der Wirkung Ihrer Steine gedacht, weniger zur Ermittlung des optimalen Steines im Falle einer gesundheitlichen Einschränkung. Speziell dafür gibt es das Buch »Gesund durch Heilsteine und Öle«, welches ermöglicht, die wirksamste Steinkombination rasch zu ermitteln.

So arbeiten Sie hier am besten mit dem Indikationsverzeichnis: Bei der Suche nach dem für Ihre Bedürfnisse passenden Heilstein geht es zunächst darum, zwei bis vier Begriffe zu finden, die den bestehenden oder erwünschten Zustand beschreiben. (Nach dem gängigen Denken folgen wir dabei der Überlegung: »Was kann ich gegen ... tun?« beziehungsweise »Welchen Stein kann ich gegen ... einsetzen?«) Unter diesen für Sie beziehungsweise Ihren momentanen Zustand relevanten Begriffen schlagen Sie dann nach und vergleichen die dort vorgeschlagenen Mineralien, um schließlich die oder unter den mehrfach genannten Steinen auszuwählen.

Dabei sind folgende Punkte zu beachten: Steine, die grundsätzlich entspannend wirken, werden unter Entspannung geführt, nicht aber bei den einzelnen Beschwerden, bei denen Entspannung hilfreich ist. Bei allergischem Asthma sollte sowohl unter Allergien als auch unter Asthma gesucht werden. Bei großen Mineralgruppen, wie z.B. Calcit oder Turmalin, trifft der Suchbegriff oft nur auf bestimmte Varietäten zu. Der Suchbegriff muss nicht wörtlich beim zugeordneten Stein erscheinen. Suchen Sie nach körperlichen wie auch nach seelischen Indikationen und lesen Sie die Beschreibung der angegebenen Steine durch. Je vollständiger ein Stein auf die konkrete Situation zutrifft, umso besser.

Ausführlich sind die Steine in der ebenfalls im AT Verlag erschienenen »Enzyklopädie der Steinheilkunde« beschrieben. Neben der Wirkung der Steine auf körperlicher, seelischer und spiritueller Ebene finden Sie dort ausführliche Angaben zu Mineralogie, Bestimmungsmerkmalen, Vorkommen, Handelsformen und Bezeichnungen.

Körperliche Symptome

A

Ablagerungen in den Gelenken: Apatit, Bergkristall, Prehnit, Türkis.
Abnehmen: Chalcedon rot, Danburit, Gips, Gold, Howlith, Klinoptilolith, Marienglas, Rauchquarz, Rubin, Smaragd, Turmalin, Verkieseltes Holz.
abschwellend: Amazonit, Apatit, Chalcedon, Strontianit.
abwehrstärkend: Bergkristall, Charoit, Heliotrop, Karneol, Klinoptilolith, Nephrit, Olivin, Peridot, Pyrit-Sonne, Richterit, Rubin, Serpentin, Silber, Sphärolithischer Chalcedon, Sugilith, Thulit, Tigereisen, Turmalin Schörl, Zoisit.
Abszess: Amethyst, Baryt, Heliotrop, Klinoptilolith, Mondstein, Mookait, Rhodochrosit, Silber, Sphärolithischer Chalcedon.
adrenalinanregend: Eudialith, Feueropal, Rubin.
Allergie allgemein: Apophyllit, Aventurin, Bernstein, Beryll, Chalcedon, Chrysopras, Fluorit, Heliotrop, Klinoptilolith, Landschaftsjaspis, Perle, Phenakit, Serpentin, Silber, Sphärolithischer Chalcedon, Zirkon.
Allergische Reaktion der Haut: Achat, Apophyllit, Aventurin, Bernstein, Beryll, Bronzit, Calcit, Chalcedon, Chrysoberyll, Fluorit, Fuchsit, Jaspis, Lapislazuli, Larimar, Moosachat, Obsidian, Phenakit, Saphir, Topas, Türkis, Zirkon.
appetitverbessernd: Apatit grün, Bernstein, Blut-Achat, Covellin, Danburit, Imperial-Topas, Jadeit, Rubin, Tigereisen.
Arterien: Euklas, Koralle, Rhodochrosit.
Arthritische Schmerzen: Aragonit, Biotit, Citrin, Euklas, Fluorit, Gagat, Granat, Granat Grossular, Klinoptilolith, Magnesit, Rhodochrosit, Saphir, Smaragd, Tigerauge, Türkis.
Asthma: Apophyllith, Bernstein, Beryll, Falkenauge, Fluorit, Goldquarz, Kopal, Kyanit, Larimar, Malachit, Obsidian, Onyx, Prasem, Prehnit, Rutil-Quarz, Sonnenstein, Tigerauge, Topas, Türkis, Turmalin-Quarz, Vanadinit.
Atemwegsbeschwerden: Bernstein, Biotit, Chalcedon, Falkenauge, Fluorit, Halit, Heliotrop, Koralle, Kyanit, Larimar, Malachit, Moldavit, Obsidian, Onyx, Pietersit, Richterit, Rutilquarz, Saphir, Spinell, Stromatolith, Tigerauge, Topas, Turmalinquarz, Türkis.
Augenbrennen: Achat, Bergkristall, Beryll, Chalcedon, Falkenauge, Girasol, Opal, Rhodonit.
Augenermüdung: Achat, Bergkristall, Beryll, Chrysoberyll, Falkenauge, Kyanit, Malachit, Olivin, Onyx, Saphir, Smaragd, Topas, Ulexit.

B

Bandscheibenbeschwerden: Ägirin, Apatit, Aragonit, Augit, Bernstein, Calcit, Dolomit, Fluorit, Gips, Jaspis, Klinoptilolith, Lepidolith, Malachit, Pyrit-Sonne, Spodumen, Verkieselter Seeigel.
Bauchschmerzen: Bernstein, Chalcedon-Rosetten, Citrin, Dumortierit, Jaspis, Malachit, Moosachat.
belebend: Granat, Kyanit, Peridot, Piemontit, Rhodochrosit, Rubin, Vivianit.
Bettnässen: Chrysopras, Citrin.
bindegewebsentschlackend: Bornit, Chrysopras, Halit, Heliotrop, Howlith, Mookait, Schneequarz.
bindegewebsfestigend: Achat, Amethyst, Ametrin, Apatit, Bergkristall, Feldspat, Jadeit, Klinoptilolith, Mookait, Schneequarz, Topas, Ulexit, Wollastonit.
blutbildend: Chalcedon rosa, Cuprit, Eisenkiesel, Granat, Granat Grossular, Hämatit, Hilutit, Kupfer, Limonit, Magnetit, Moqui Marbles, Pyrit, Rubin, Siderit, Tigereisen, Turmalin rot.
blutdruckerhöhend: Chalcedon rot, Coelestin, Feueropal, Halit, Hämatit, Koralle rot, Kyanit rot, Lapis mit Pyrit, Magnetit, Piemontit, Pietersit, Proustit, Rhodochrosit, Spinell, Strontianit, Topas, Rubin.

blutdruckregulierend: Aurichalcit, Azurit, Halit, Hämatit, Rhodochrosit, Sodalith, Stromatolith, Wolframit.

blutdrucksenkend: Amethyst, Apatit, Chalcedon, Chrysokoll, Cordierit, Dumortierit, Lapislazuli ohne Pyrit, Lavendelquarz, Saphir, Sodalith.

Blutergüsse: Achat, Amethyst, Lavendel-Jade, Obsidian, Rhodonit.

blutungsstillend: Alunit, Hämatit, Ilvait, Karneol, Koralle, Mookait, Obsidian, Prasem, Purpurit, Rhodonit.

blutzuckersenkend: Analcim, Bernstein, Chalcedon blau, Citrin, Hämatit, Karneol, Klinoptilolith, Magnetit, Moosachat, Opal, Smithsonit, Sphalerit.

Brandwunden: Amethyst, Bergkristall, Beryll, Chrysokoll, Mookait, Prasem, Pyrit-Sonne, Rhodochrosit, Rhodonit, Silber, Turmalin.

Brechreiz: Chalcedon, Howlith, Malachit.

Brustschmerz: Chalcedon rosa, Pietersit.

C

cholesterinsenkend: Andesin, Aventurin, Chrysoberyll, Citrin, Diamant, Jadeit, Karneol, Magnesit, Moosachat, Prehnit, Rubin.

D

Darmkrämpfe: Chrysoberyll, Dolomit, Dumortierit, Jaspis, Malachit, Sardonyx, Stromatolith, Zirkon.

depressionslösend: Bernstein, Citrin, Feueropal, Opal, Richterit, Silber, Sonnenstein, Imperial-Topas.

Durchblutung verbessern: Blut-Achat, Anglesit, Aventurin rot, Chiastolith, Citrin, Eisenkiesel, Feueropal, Granat, Heliotrop, Hilutit, Karneol, Kyanit rot, Lapislazuli, Obsidian, Okenit, Piemontit, Rhodochrosit, Rhodonit, Rosenquarz, Rubin, Smaragd, Sonnenstein, Spodumen, Thulit, Tigereisen, Tugtupit.

Durchfälle: Amethyst, Dumortierit, Gagat, Klinoptilolith, Moosachat, Serpentin, Silber, Smaragd, Stromatolith.

durchwärmend: Feueropal, Gold, Hilutit, Purpurit.

Drüsenschwellung: Bergkristall, Beryll, Chalcedon, Eldarit, Mondstein, Moosachat, Opal.

E

energiemobilisierend: Apatit, Feueropal, Opal, Rubin, Turmalin Schörl, Variscit.

entgiftend: Aktinolith-Quarz, Azurit-Malachit, Bornit, Chalcedon, Chalkopyrit, Chrysopras, Galenit, Heulandit, Jamesonit, Lepidolith, Malachit, Peridot, Prehnit, Smaragd, Variscit.

entzündungshemmend: Achat, Amethyst, Blau-Quarz, Calcit grün, Cavansit, Chrysokoll, Citrin, Dioptas, Euklas, Fuchsit, Granat, Granat Grossular, Heliotrop, Herkimer-Diamant, Jamesonit, Lapislazuli, Lavendel-Jade, Malachit, Obsidian, Peridot, Phenakit, Praseolith, Pyrit, Smaragd, Türkis, Vesuvianit, Zoisit.

epileptische Krampfbereitschaft: Feuer-Achat, Angelit, Chrysopras, Coelestin, Dumortierit, Smaragd.

Erkältungsbereitschaft: Beryll, Epidot, Heliotrop, Imperial-Topas, Moosachat, Verdelith.

Erschöpfungszustände: Amazonit, Bronzit, Chiastolith, Coelestin, Diopsid, Epidot, Feueropal, Nephrit, Porzellanit, Rhodochrosit, Rubin, Silber, Smaragd, Spodumen, Tigereisen, Variscit, Zirkon, Zoisit.

Essstörungen: Antimonit, Covellin, Danburit, Gold, Imperial-Topas.

F

Fersensporn: Ägirin, Augit, Calcit, Klinoptilolith.

fettstoffwechselanregend: Aventurin, Epidot, Hämatit, Magnesit, Magnetit, Pallasit, Peridot, Prehnit.

fiebersenkend: Achat, Amethyst, Bergkristall, Bernstein, Chalcedon, Chrysokoll, Chrysopal, Dumortierit, Jadeit, Jamesonit, Lapislazuli, Moosachat, Prasem, Saphir, Saphir-Quarz, Sodalith, Staurolith, Türkis, Wismut, Zeolith.

fruchtbarkeitfördernd: Chalcedon, Chrysopras, Jadeit, Malachit, Perle, Rhodonit, Rosenquarz, Rubin-Zoisit, Silber, Thulit.

G

galleanregend: Chrysopras, Malachit, Peridot, Smaragd, Turmalin.
Gallencholik mildernd: Azurit, Magnetit, Saphir.
geburtserleichternd: Amazonit, Biotit, Chrysokoll, Karneol, Magnesit, Malachit, Opal, Perle, Peridot, Sarder, Smithsonit.
gefäßerweiternd: Magnesit, Rosenquarz.
Gehirnentwicklung: Augit, Baryt, Coelestin, Magnesit, Schalenblende.
Gelenkbeschwerden: Apatit, Aragonit, Augit, Biotit, Chalcedon-Rosetten, Citrin, Fluorit, Gagat, Granat, Labradorit, Lepidolith, Pyrit-Sonne, Sardonyx, Turmalin-Quarz, Verkieselter Seeigel, Verkieseltes Holz.
Geschmacksverlust: Zeolith Stilbit.
gewebeentsäuernd: Albit, Andalusit, Biotit, Fuchsit, Heliotrop, Hemimorphit, Malachit, Porzellanit, Prehnit, Türkis, Variscit, Vivianit, Zitronen-Chrysopras, Zoisit.
gewebekräftigend: Gips, Hermanover Kugeln.
geweberegenerierend: Atacamit, Chromdravit, Coelestin, Hemimorphit, Nephrit, Opal, Pop Rocks, Purpurit, Verkieseltes Holz, Wüstenglas.
Geschwüre/Geschwülste: Azurit-Malachit, Chalcedon rosa, Charoit, Ilvait, Magnetit, Richterit, Leopardenfell-Rhyolith, Septarie, Sugilith, Wüstenglas, Xonotlit.
giftausleitend: Antimonit, Baryt, Beryll, Cavansit, Chalcantit, Chrysoberyll, Chrysokoll, Covellin, Creedit, Fuchsit, Galenit, Jadeit, Klinoptilolith, Nephrit, Pyrit, Rhodonit, Serpentin, Silber, Turmalin Schörl.
Gleichgewichtsstörungen: Achat, Diamant, Dioptas, Jaspis, Kyanit, Magnesit, Onyx, Turmalin, Zirkon.

H

haarwuchsfördernd: Fluorit, Rutilquarz.
Halsschmerzen: Bernstein, Beryll, Chalcedon, Lapislazuli, Pyrit.
Hämorrhoidalbeschwerden: Achat, Bergkristall, Hämatit, Heliotrop, Rubin, Türkis.
harntreibend: Chalcedon, Howlith, Turmalin.
Hautausschläge: Alunit, Amethyst, Ametrin, Analcim, Aventurin, Beryll, Chrysopras, Halit, Klinoptilolith, Lapislazuli, Silber, Smaragd, Zirkon.
hautglättend: Biotit, Fluorit, Fuchsit, Rosenquarz, Shungit, Smithonit.
hautregenerierend: Adamin, Amazonit, Amethyst, Apophyllit, Beryll, Biotit, Fluorit, Fuchsit, Granat Grossular, Hemimorphit, Hermanover Kugel, Jaspis, Klinoptilolith, Lepidolith, Marmor, Silber, Stromatolith, Türkis, Ulexit, Wollastonit, Zeolith.
hautreinigend: Amethyst, Hemimorphit, Jaspis, Lepidolith.
Heiserkeit: Achat, Bernstein, Chalcedon, Lapislazuli, Opal, Pyrit, Silber, Sodalith.
Herzbeschwerden: Aventurin, Bustamit, Calcit, Chalcedon, Danburit, Diamant, Enstatit, Erdbeerquarz, Gold, Heliotrop, Koralle, Magnesit, Manganocalcit, Muskovit, Opal, Rosenquarz, Rutilquarz, Smaragd, Spodumen, Turmalin, Wollastonit.
herzrhythmusberuhigend: Amazonit, Calcit, rosa Chalcedon, Chrysokoll, Heliotrop, Malachit, Manganocalcit, Petalit, Rosaquarz, Rutilquarz, Serpentin.
Hitzschlag: Aventurin, Bergkristall, Fuchsit, Prasem.
Hörschwäche: Chalcedon-Rosetten, Cavansit, Onyx, Saphir Sardonyx.
hustenreizmildernd: Apophyllit, Bernstein, Beryll, Borax, Chalcedon, Fluorit, Goethit-Quarz, Koralle, Moosachat, Opal, Rutilquarz.

I

immunstärkend: Ametrin, Apatit, Bernstein, Beryll, Charoit, Chrysokoll, Citrin, Epidot, Heliotrop, Klinoptilolith, Lazulith, Peridot, Praseolith, Rhyolith, Richterit, Silber, Smithsonit, Sphärolithischer Chalcedon, Sphen, Türkis.

Inkontinenz: Chrysopras, Citrin, Heliotrop, Nephrit, Prehnit, Zoisit.

Insektenstiche: Amethyst, Bergkristall, Chrysopras, Halit, Heliotrop, Lapislazuli, Prasem, Rhodonit, Serpentin.

J

juckreizmildernd: Achat, Analcim, Antimonit, Aventurin, Bergkristall, Bernstein, Calcit, Chalcedon, Fuchsit, Klinoptilolith, Lapislazuli, Lepidolith, Saphir, Schalenblende, Silber.

K

Kälteempfindlichkeit: Baryt, Citrin, Hilutit, Labradorit, Purpurit, Pyromorphit, Rubin.

Karies: Apatit, Fluorit, Klinoptilolith.

Kniebeschwerden/-schmerzen: Apatit, Aragonit, Biotit, Diamant, Pyrit-Sonne, Sardonyx, Turmalin rot.

knochenaufbauend: Apatara, Apatit, Aragonit, Calcit, Chrom-Chalcedon, Coelestin, Fluorit, Magnetit.

knochenstabilisierend: Apatara, Apatit, Aragonit, Bronzit, Fluorit, Larimar, Limonit, Marmor, Melanit, Orthoklas, Sandrose, Tigerauge, Türkis.

knorpelneubildend: Apatara, Apatit, Wüstenglas.

konzentrationsfördernd: Amethyst, Azurit, Chalcedon, Citrin, Diamant, Fluorit, Heliotrop, Koralle, Malachit, Obsidian, Saphir.

Kopfschmerzen: Achat, Amethyst, Bergkristall, Dioptas, Halit, Jadeit, Koralle, Lapislazuli, Pietersit, Rubin, Saphir, Smaragd, Topas.

Krampfadern: Achat, Bergkristall, Chalcedon, Citrin, Cordierit, Dumortierit, Heliotrop, Jadeit, Klinoptilolith, Koralle, Lapislazuli, Malachit, Perle, Rhodochrosit, Rubin.

krampflösend: Amazonit, Azurit-Malachit, Bergkristall-Fadenquarz, Biotit, Bornit, Bronzit, Chalkanthit, Charoit, Chrysokoll, Chrysopras, Cordierit, Dioptas, Dolomit, Euklas, Gips, Halit, Kupfer, Magnesit, Magnetit, Malachit, Pyrit-Sonne, Rauchquarz, Serpentin, Smaragd, Türkis, Unakit, Variscit, Zirkon.

Krebs-Nachbehandlung: Albit, Covellin, Klinoptilolith, Lapislazuli, Magnetit, Mookait, Richterit, Silber, Sugilith.

kreislaufanregend: Altait, Aventurin rot, Dravit, Gold, Granat, Halit, Hämatit, Jaspis rot, Karneol, Koralle, Magnetit, Rhodochrosit, Rhodolith, Rubin, Skolezit, Tigereisen.

kreislaufstabilisierend: Cordierit, Dolomit, Erdbeerquarz, Granat, Labradorit, Malachit, Psilomelan, Pyrolusit, Sternrubin, Türkis, Wollastonit.

L

Lähmungserscheinungen: Ägirin, Andalusit, Chiastolith, Cordierit, Diamant, Sugilith, Tansanit, Turmalin.

leberanregend: Aktinolith, Azurit, Azurit-Malachit, Chrysoberyll, Chrysokoll, Dioptas, Epidot, Jaspis, Klinoptilolith, Kupfer, Markasit, Praseolith, Pyrit, Smaragd, Sphärolitischer Chalcedon, Turmalin, Vivianit.

leistungssteigernd: Beryll, Epidot, Eudialyth, Granat, Piemontit, Rubin, Strontianit, Thulit, Tigereisen.

lymphflussanregend: Chalcedon, Flint, Girasol-Quarz, Heliotrop, Koralle weiß, Magnesit, Mondstein, Moosachat, Opal, Sphärolithischer Chalcedon, Sugilith.

lymphknotenabschwellend: Baryt, Beryll, Chalcedon blau, Girasol-Quarz, Jadeit, Jaspis, Moosachat, Rhyolith, Topas.

M

Magen-Darm-Schmerzen: Ägirin-Augit, Antimonit, Bernstein, Calcit, Chalcedon-Rosetten, Chrysokoll, Dolomit, Dumortierit, Gagat, Heliotrop, Hypersthen, Jadeit, Jaspis, Pyrit, Rhodochrosit, Sardonyx, Smaragd.
magensäureanregend: Covellin.
Magenübersäuerung: Biotit, Chrysoberyll, Diaspor, Dolomit, Magnesit, Onyx, Rubin, Smaragd, Türkis, Variscit.
Migräne: Amethyst, Analcim, Dioptas, Halit, Magnesit, Rhodochrosit, Rubin, Serpentin.
milchbildungsanregend: Chalcedon, Girasol-Quarz, Mondstein, Moosachat, Opal, Rosenquarz.
Milzschwellung: Bernstein, Beryll, Citrin, Mookait, Onyx, Rubin, Topas, Zirkon.
Müdigkeit: Apatit, Bergkristall, Coelestin, Feueropal, Granat, Halit, Klinoptilolith, Moqui Marbles, Porzellanit, Rhodochrosit, Rubin, Silber, Tigereisen, Variscit, Vivianit.
Muskelkater: Calcit, Dolomit, Hämatit, Moosachat, Nebelquarz, Pyrit, Rhodonit, Zitronen-Chrysopras.
muskelkräftigend: Apatit, Aragonit, Coelestin, Hilutit, Rhodonit, Verkieseltes Holz.
Muskelkrämpfe: Bronzit, Diopsid, Dolomit, Magnesit, Malachit, Obsidian.
Muskelschmerzen: Ägirin, Bronzit, Malachit, Rhodonit.
muskelentspannend: Ägirin, Amazonit, Bronzit, Coelestin, Danburit, Dolomit, Euklas, Hermanover Kugeln, Leopardenfell-Rhyolith, Magnesit, Malachit, Orthoklas, Rauchquarz, Rhodonit, Spodumen, Turmalin-Quarz.

N

Nägel, brüchige: Abalone, Apatit, Aragonit, Calcit, Karneol, Klinoptilolith, Turmalin.
Narbenbildung vermeidend: Ägirin, Bergkristall, Chrysokoll, Obsidian, Prasem, Rhodonit, Turmalin.
narbenentstörend: Ägirin, Bergkristall-Doppelender, Dolomit, Eisenkiesel, Rauchquarz, Rosenquarz, Sugilith, Turmalin Schörl.
Nasenbluten: Karneol, Rhodonit.
nervenberuhigend: Ametrin, Aragonit, Blau-Quarz, Charoit, Chrysokoll, Citrin, Cordierit, Diaspor, Fuchsit, Gips, Lazulith, Meteorit, Muskovit, Orthoklas, Porphyrit, Porzellanit, Rauchquarz, Variscit, Verkieseltes Holz, Zitronen-Chrysopras, Zoisit.
Nervenschmerzen: Kyanit, Lavendeljade, Lepidolith, Spodumen, Sugilith.
nervenstärkend: Amazonit, Bronzit, Citrin, Diopsid, Gold, Labradorit, Lazulith, Periklas, Porphyrit, Rauchquarz, Saphir, Thulit.
Netzhautablösung: Achat, Girasol, Opal.

O

Ödeme: Anhydrit, Beryll, Chalcedon, Dumortierit, Halit, Jadeit weiß, Mondstein, Prehnit, Richterit, Rosenquarz, Sugilith.
Ohrenschmerzen: Bergkristall, Cavansit, Chalcedon-Rosette, Granat, Heliotrop, Rhodonit, Sardonyx, Thulit, Türkis, Turmalin Schörl.

P

potenzsteigernd: Citrin, Eudialyt, Feueropal, Granat, Hilutit, Kyanit rot, Magnetit, Rhodochrosit, Rhodonit, Rubin, Rubin-Zoisit, Thulit.
Prellungen: Amazonit, Amethyst, Karneol, Malachit, Prasem, Purpurit, Rhodonit.

Q

Quetschungen: Obsidian, Prasem, Rhodonit.

R

reflexbeschleunigend: Azurit, Bergkristall, Dalmatinerstein, Diopsid, Eudialyt, Kyanit, Piemontit.
Rekonvaleszenz: Amazonit, Ametrin, Chiastolith, Coelestin, Dalmatinerstein, Dioptas, Epidot, Gaspeit, Granat, Hämatit, Krokoit, Purpurit, Pyrit, Zoisit.

Rückenschmerzen: Ägirin, Augit, Bernstein, Melanit, Pyrit-Sonne, Rauchquarz, Skapolith, Streifen-Achat, Türkis, Versteinerter Seeigel.

S

schilddrüsenhormonregulierend: Azurit, Beryll, Granat Grossular, Hessonit, Jadeit, Koralle, Lapislazuli, Mondstein, Richterit, Saphir, Sardonyx, Silber, Spinell, Spodumen, Topas, Türkis.
schlaffördernd: Achat, Amazonit, Amethyst, Apophyllit, Aventurin, Chalcedon, Chrysopras, Coelestin, Dumortierit, Gips, Halit, Jadeit, Klinoptilolith, Labradorit, Lepidolith, Nuummit, Opal, Opalith, Purpurit, Rhodochrosit, Rhyolith, Rosenquarz, Silber, Smaragd, Zirkon.
schlaganfallvorbeugend: Diamant, Lapislazuli, Tansanit.
Schleimhaut: Apophyllit, Bernstein, Chalcedon, Flint, Fluorit, Granat Grossular, Mookait, Moosachat, Opal, Sphärolithischer Chalcedon.
Schluckbeschwerden: Kyanit, Lapislazuli.
schmerzlindernd: Ägirin, Amethyst, Aventurin, Blau-Quarz, Cavansit, Charoit, Cordierit, Gips, Lepidolith, Malachit, Obsidian, Pyrit-Sonne, Rauchquarz, Smaragd, Spodumen, Sugilith, Turmalin Schörl, Zirkon.
Schnittwunden: Coelestin, Hämatit, Magnetit, Mookait, Obsidian, Rhodonit.
schocklösend: Diamant, Obsidian, Rhodonit.
Schwangerschaftsbeschwerden: Achat, Biotit, Dolomit, Jadeit, Malachit.
Schwangerschaftsschutz: Achat Enhydro, Bornit, Malachit.
Schwächezustände: Andalusit, Chiastolith, Diamant, Leucit, Schneequarz, Smaragd, Thulit, Tigereisen, Variscit.
schweißunterdrückend: Calcit grün, Dendriten-Chalcedon, Halit, Magnetit.
schwellungsabbauend: Antimonit, Apatit, Bornit, Jadeit.
Schwerhörigkeit: Azurit, Cavansit, Chalcedon, Granat, Lapislazuli, Rhodonit, Richterit, Sarder, Topas.
Schwindel: Bergkristall, Lapislazuli, Plagioklas, Sarder, Smaragd, Spinell, Zirkon.
sehkraftstärkend: Amblygonit, Bergkristall, Beryll, Chrysoberyll, Dioptas, Falkenauge, Kupfer, Kyanit, Lapislazuli, Onyx, Orthoklas, Peridot, Petalit, Prasem, Rubin, Skapolith, Smaragd, Topas, Zirkon.
Sehnenschmerzen: Ägirin, Spodumen, Zeolith.
sexuell stimulierend: Brookit, Eudialyt, Feueropal, Gold, Granat, Jaspis, Krokoit, Purpurit, Rubin, Thulit.
Sodbrennen: Diaspor, Magnesit, Serpentin, Türkis.
Sonnenbrand: Amethyst, Aventurin, Baryt, Bergkristall, Beryll, Dumortierit, Fuchsit, Hemimorphit, Lapislazuli, Lazulith, Magnetit, Prasem, Silber, Sphalerit.
Sonnenstich: Aventurin, Fuchsit, Prasem, Rauchquarz.
Sprachstörungen: Chalcedon, Heulandit, Lapislazuli, Topas.
Stimmverlust: Chalcedon, Lapislazuli, Sodalith.
stoffwechselanregend: Biotit, Calcit, Citrin, Fluorit, Jaspis, Karneol, Koralle, Peridot, Porzellanit, Prehnit, Rubin, Sardonyx, Schneequarz, Stromatolith, Topas, Turmalin rot, Variscit, Verkieseltes Holz.
Strahlenschäden: Achat, Ammonit, Baryt, Halit, Malachit, Prasem, Rauchquarz, Schalenblende, Serpentin, Shungit, Turmalin Schörl.
Suchtentwöhnung: Amethyst, Antimonit, Dumortierit, Klinoptilolith, Zirkon.

T

Taubheitsgefühl: Bergkristall, Cordierit, Granat, Spinell, Turmalin rot.
temperaturerhöhend: Karneol, Rubin, Sarder.
thrombosevermindernd: Koralle, Magnesit, Rhodonit, Rosenquarz.
tumorverkleinernd: Azurit-Malachit, Covellin, Lapislazuli, Magnetit, Mookait violett, Richterit, Sugilith, Zirkon.

U

V

W

Z

Seelische Symptome

A

Abenteuerlust: Malachit, Mookait, Opal, Rhodochrosit, Thulit, Vivianit.
Abgespanntheit: Amethyst, Bergkristall, Chloromelanit, Chrysopras, Danburit, Gaspeit, Halit, Heliotrop, Larimar, Lepidolith, Moosachat, Moqui Marbles, Obsidian, Prehnit, Rhyolith, Rubin, Sphärolithischer Chalcedon, Zoisit.
Abgrenzungsschwierigkeit: Ägirin, Biotit, Bronzit, Chalcedon, Fuchsit, Gips, Heliotrop, Jade, Lepidolith, Nephrit, Onyx, Prasem, Serpentin, Türkis, Turmalin, Verkieseltes Holz.
Ablenkung vermeiden: Achat, Bronzit, Cavansit, Diaspor, Gips, Jadeit, Kalkoolith, Lepidolith, Pietersit, Purpurit, Saphir, Sugilith, Turmalin, Zirkon.
Abwechslung und Vergnügen: Alexandrit, Apatit, Bronzit, Citrin, Cordierit, Heliotrop, Jaspis, Mookait, Opal, Pietersit, Rhodochrosit, Rubin-Zoisit, Turmalin, Variszit.
Abwertung: Andesin, Biotit, Covellin, Epidot, Muskovit, Rhodonit, Zoisit.
Aggression verstärkend: Chalcedon rot, Eisenkiesel, Eudialyt, Granat, Hilutit, Lava, Malachit, Pyrit, Realgar, Rubin, Schwefel, Spinell, Strontianit, Thulit.
Aggression abschwächend: Achat, Apatit, Apophyllit, Beryll, Chalcedon, Chrysokoll, Heliotrop, Hemimorphit, Moosachat, Moqui Marbles, Nephrit, Rosenquarz, Serpentin, Silber, Stromatolith, Türkis, Zeolith.
Aktivität steigern: Ametrin, Citrin, Eudialyt, Hämatit, Jadeit, Jaspis, Mookait, Rhodochrosit, Rubin, Smaragd, Stromatolith, Topas, Türkis, Vivianit.
Aktivität reduzieren: Achat, Anhydrit, Apophyllit, Coelestin, Gips, Lepidolith, Mookait, Zeolith.
Alltagsbewältigung: Amazonit, Ametrin, Andalusit, Bauxit, Bernstein, Bornit, Calcit, Citrin, Diaspor, Dolomit, Dumortierit, Feldspat, Gagat, Granat, Hämatit, Hermanover Kugel, Ilmenit, Jaspis, Karneol, Moqui Marbles, Orthoklas, Rauchquarz, Rubin, Sonnenstein, Spodumen, Verkieseltes Holz.
albtraumlösend: Achat, Amethyst, Chalcedon, Chrysoberyll, Chrysopras, Halit, Heliotrop, Jade, Jaspis, Karneol, Malachit, Nephrit, Perle, Rauchquarz, Rutil, Türkis, Turmalin, Zirkon.
angstlösend: Amethyst, Apophyllit, Augit, Aventurin, Beryll, Cavansit, Cerussit, Charoit, Chiastolith, Chrysoberyll, Chrysokoll, Coelestin, Diamant, Dumortierit, Eudialyt, Feldspat, Fluorit, Gold, Granat, Halit, Jadeit, Jaspis, Karneol, Koralle, Labradorit, Larimar, Lepidolith, Magnesit, Magnetit, Moldavit, Moosachat, Obsidian, Onyx, Opal, Purpurit, Rhodonit, Rubin, Rutil, Saphir, Schalenblende, Sodalith, Sphalerit, Spinell, Spodumen, Sugilith, Tansanit, Türkis, Turmalin, Vesuvian, Zirkon.
Anpassungsfähigkeit: Andalusit, Biotit, Chrysoberyll, Chrysokoll, Fuchsit, Gips, Mookait, Moosachat, Sepiolith, Stromatolith, Zoisit.
Anregung, geistige: Amethyst, Danburit, Fluorit, Jaspis, Lazulith, Mookait, Purpurit, Rutil, Smaragd, Sphen, Turmalin.
Anstrengung bewältigen: Antimonit, Coelestin, Granat, Hämatit, Jaspis, Karneol, Rauchquarz, Rhyolith, Rosenquarz, Sarder, Sphalerit, Spodumen, Zirkon.
Apathie: Apatit, Diopsid, Dioptas, Jade, Magnetit, Nephrit, Rhodochrosit, Spodumen, Topas, Türkis, Spinell, Tansanit.
Ärger: Apatit, Aventurin, Bergkristall, Blauquarz, Chrysokoll, Jaspis, Lapislazuli, Lazulith, Lepidolith, Malachit, Peridot, Rhodonit, Tigerauge, Vesuvian.
Ästhetik: Chalcedon, Chrysopras, Dioptas, Jadeit, Kupfer, Malachit, Rosenquarz, Smaragd, Sonnenstein, Turmalin.
Auffassungsvermögen: Amethyst, Bergkristall, Chalcedon, Feueropal, Fluorit, Spodumen.

Aufgeschlossenheit/Offenheit: Azurit, Bernstein, Beryll, Cavansit, Chalcedon, Chalkopyrit, Erdbeerquarz, Feldspat, Halit, Jaspis, Labradorit, Larimar, Moldavit, Mondstein, Mookait, Rosenquarz, Rutil, Sodalith, Spodumen, Turmalin.
Aufrichtigkeit/Authentizität: Apophyllit, Bergkristall, Chrysoberyll, Diamant, Feueropal, Malachit, Skapolith, Sodalith, Sphen, Sugilith, Turmalin, Vesuvian.
Ausgeglichenheit: Aventurin, Bernstein, Charoit, Chrysokoll, Diopsid, Dolomit, Halit, Jadeit, Jaspis, Koralle, Kupfer, Malachit, Mondstein, Mookait, Nephrit, Perle, Rauchquarz, Rosenquarz, Rubin, Serpentin, Sodalith, Spodumen, Stromatolith, Türkis, Variscit, Verkieseltes Holz.
Ausrichtung klären/festlegen: Beryll, Feldspat, Granat, Halit, Orthoklas, Smaragd, Sugilith.
Authentizität: Apophyllit, Diamant, Malachit, Sodalith, Variscit.
Automatismen: Apophyllit, Azurit, Chiastolith, Chrysokoll, Gips, Granat, Lapislazuli, Mimetesit, Obsidian, Vesuvian, Zeolith, Zirkon.
Autorität stärken: Ametrin, Chrysoberyll, Diamant, Gold, Granat, Rauchquarz, Rubin, Topas.

B

Bedürfnisse erfüllen: Amazonit, Amulettstein, Astrophyllit, Chrysokoll, Girasol, Granat, Jadeit, Moqui Marbles, Opal, Rhodochrosit, Rosenquarz, Rubin, Rubin-Zoisit, Serpentin.
Begeisterung: Beryll, Eisenkiesel, Feueropal, Mondstein, Petalit, Rhodochrosit, Spinell, Variscit, Vivianit.
Beklemmung: Alunit, Apophyllit, Chrysoberyll, Goethit-Quarz, Lapislazuli, Lava, Orthoklas, Rhodochrosit, Zeolith, Zirkon.
Bescheidenheit: Achat, Apophyllit, Erdbeerquarz, Hemimorphit, Pyritsonne, Saphirquarz, Silber, Spodumen, Zeolith.
Besessenheit: Alunit, Halit, Jadeit, Zirkon.
Besinnlichkeit: Achat, Beryll, Blauquarz, Labradorit, Rosenquarz, Serpentin.
Besonnenheit: Achat, Aventurin, Bergkristall, Charoit, Eisenkiesel, Halit, Jaspis, Moqui Marbles, Rauchquarz, Richterit, Rutil, Saphir, Saphirquarz, Sarder, Septarie, Serpentin, Siderit, Spodumen, Zoisit.
Bettnässen: Amethyst, Chrysopras, Citrin.
Beziehungen verbessern: Beryll, Chalcedon, Cuprit, Danburit, Feueropal, Hornblende, Karneol, Malachit, Petalit, Purpurit, Rhodochrosit, Rhodonit, Rosenquarz, Silber, Smaragd, Sodalith, Sonnenstein, Vivianit, Wollastonit, Zeolith.
Blockaden: Ägirin, Amazonit, Augit, Azurit-Malachit, Bergkristall, Granat, Halit, Labradorit, Moldavit, Pyrit, Rauchquarz, Rhodonit, Sodalith, Turmalin, Vesuvian.
Bodenständigkeit: Bernstein, Citrin, Dolomit, Granat, Jaspis, Karneol, Rhodonit, Saphirquarz, Sarder, Septarie, Verkieseltes Holz.

C

charakterbildend: Ägirin, Diamant, Gagat, Granat, Limonit, Pyrit, Rauchquarz, Rubin, Rutil, Saphir, Smaragd, Sphen, Turmalin, Zirkon.
Charisma: Andalusit, Citrin, Hemimorphit, Rhodochrosit, Rubin, Topas, Turmalin, Zirkon.
Charme: Chalcedon, Kupfer, Mondstein, Opal, Rhodochrosit, Rosenquarz, Turmalin.

D

Denken, assoziativ/bildhaft: Achat, Azurit-Malachit, Moldavit, Opal, Porzellanit, Psilomelan.
Denken, klares: Albit, Amethyst, Bergkristall, Beryll, Magnesit, Psilomelan, Rutil, Zirkon.
Denken, analytisch: Antimonit, Azurit, Bergkristall, Chiastolith, Diopsid, Howlith, Kyanit, Onyx, Rauchquarz, Saphir, Sardonyx, Variscit.
Denken, systematisch/strukturiert: Chalkopyrit, Diopsid, Fluorit, Kassiterit, Schalenblende, Spinell.

depressionslösend: Achat, Amazonit, Amethyst, Ametrin, Apophyllit, Astrophyllith, Bernstein, Beryll, Biotit, Bornit, Citrin, Coelestin, Diopsid, Dioptas, Dumortierit, Feueropal, Gagat, Gold, Granat, Halit, Jadeit, Klinoptilolith, Lapislazuli, Lazulith, Nephrit, Obsidian, Opal, Orthoklas, Peridot, Purpurit, Rauchquarz, Rosenquarz, Rubin, Rutil, Saphir, Sardonyx, Silber, Sonnenstein, Spinell, Spodumen, Topas, Türkis, Turmalin, Variscit, Vivianit, Zeolith.
Destruktivität: Cavansit, Gold, Zirkon, Zoisit.
Disziplin: Chrysoberyll, Citrin, Diamant, Diaspor, Fluorit, Galenit, Gips, Heliotrop, Howlith, Lapislazuli, Lepidolith, Meteoreisen, Onyx, Prasem, Rauchquarz, Saphir, Sardonyx, Sphalerit, Sugilith.
Direktheit: Azurit-Malachit, Charoit, Diamant, Eudialith, Feueropal, Larimar, Lava, Malachit, Rhodochrosit.
Durchschauen: Diaspor, Falkenauge, Labradorit, Saphir, Tigerauge, Turmalin.
Durchsetzung: Beryll, Citrin, Granat, Hämatit, Hilutit, Jaspis, Lapislazuli, Onyx, Rubin, Thulit, Topas, Türkis.

E

Effizienz: Beryll, Chrysoberyll, Rauchquarz, Saphir.
Egoismus: Apophyllit, Hemimorphit, Karneol, Koralle, Onyx, Pyrit, Rubin, Zeolith.
Ehrgeiz: Beryll, Covellin, Euklas, Pyrit, Schwefel.
Elektro-Smog, Geopathologie: Baryt, Halit, Rauchquarz, Rosenquarz, Tektit, Turmalin.
Einfühlungsvermögen: Amazonit, Chrysopras, Danburit, Flint, Jadeit, Labradorit, Malachit, Moldavit, Mondstein, Purpurit, Spodumen.
Einsamkeit: Chalcedon, Gold, Halit, Lepidolith, Opal, Rosenquarz.
Einschränkung: Charoit, Chrysoberyll, Danburit, Heulandit, Kassiterit, Pop-Rocks, Rauchquarz, Skapolith, Spinell.
Eitelkeit: Apophyllit, Gold, Hemimorphit, Scheelit, Zirkon.
Ekelgefühle, Abscheu: Epidot, Moosachat, Zirkon.
Emotionalität: Chrysokoll, Eudialyt, Feldspat, Granat, Mondstein, Prasem.
Emotionen, negative: Azurit-Malachit, Halit, Jade, Magnesit, Malachit, Peridot, Pyrit, Schwefel.
Empfindungen bewusst machen, integrieren: Amazonit, Chrysokoll, Cuprit, Dioptas, Falkenauge, Labradorit, Malachit, Mondstein, Prehnit, Rosenquarz, Turmalin.
Entschlossenheit: Amethyst, Chalcedon, Charoit, Citrin, Diamant, Eudialyt, Falkenauge, Fluorit, Fuchsit, Goethit-Quarz, Granat, Hämatit, Magnetit, Meteoreisen, Rubin, Tigereisen.
Enttäuschung ausgleichend: Apatit, Magnesit, Malachit, Rhodonit, Septarie, Türkis.
Entwicklung, Wachstum fördern: Apatit, Aragonit, Bergkristall, Calcit, Rosenquarz, Strontianit, Variscit.
Erfolg: Ametrin, Citrin, Feueropal, Gold, Granat, Moldavit, Rhodochrosit, Rubin, Sonnenstein, Tigereisen, Topas, Türkis.
Erholung: Chalcedon, Diopsid, Heliotrop, Moosachat, Rhyolith, Smithsonit, Sphärolithischer Chalcedon, Verkieseltes Holz, Zoisit.
Erinnerungsvermögen: Amethyst, Baryt, Bergkristall, Brasilianit, Calcit, Diamant, Halit, Howlith, Jaspis, Labradorit, Petalit, Pyrit, Rauchquarz, Spodumen.
Ersatzhandlungen unterlassen: Antimonit, Apophyllit, Bergkristall, Coelestin, Onyx, Zirkon.
Existenzängste: Galenit, Moldavit, Tektit, Türkis, Zirkon.

F

Familiensinn: Bronzit, Buntkupfer, Cuprit, Dumortierit, Karneol.
fantasiefördernd: Alexandrit, Cavansit, Chalcedon, Dioptas, Eisenkiesel, Hämatit-

G

Gruppenzwang befreiend: Ägirin, Apophyllit, Karneol, Moqui Marbles, Rubin, Rutil, Turmalin.

H

Harmonisierung Ruhe/Aktivität: Hypersthen, Mookait.
Harmonisierung männl./weibl. Seite: Creedit, Jadeit.
Heimweh: Beryll, Chrysopras, Rosenquarz.
Helfersyndrom: Apophyllit, Granat.
Heiterkeit: Alexandrit, Astrophyllith, Chrysoberyll, Lapislazuli, Moldavit, Mookait.
Hellsichtigkeit: Labradorit, Moldavit, Mondstein, Obsidian.
Herzlichkeit: Chalcedon, Cuprit, Erdbeerquarz, Opal, Rhodochrosit, Rhodonit, Rosenquarz.
Hingabe: Orthoklas, Petalit, Psilomelan, Rhodochrosit, Siderit, Silber, Spodumen, Zeolith.
Hoffnungslosigkeit: Alunit, Bronzit, Chrysoberyll, Chrysopras, Galenit, Granat, Hilutit, Moosachat, Tansanit, Vanadinit.
Horizont erweitern: Cavansit, Chalkopyrit, Feldspat, Fluorit, Lapislazuli, Larimar, Moldavit, Obsidian, Sodalith, Sphen.
Humor: Chalcedon, Fluorit, Opal, Turmalin.
Hyperaktivität: Anhydrit, Chiastolith, Gips, Lepidolith, Saphir.

I

Ideale leben: Antimonit, Beryll, Granat, Jadeit, Lazulith, Magnetit, Nephrit, Saphir, Smaragd, Sodalith, Sphalerit, Sphen, Spodumen, Tansanit, Topas.
Illusionen auflösen: Amethyst, Chiastolith, Feldspat, Hämatit, Labradorit, Pyrit, Rauchquarz, Saphir, Sphalerit, Staurolith, Sugilith.
Instinkt: Bergkristall, Diamant, Eudialyt, Falkenauge, Feueropal, Kyanit, Pietersit, Porphyrit, Rauchquarz, Rhodonit, Rhyolith, Richterit, Vesuvian, Zirkon.
Intelligenz: Cavansit, Chrysoberyll, Falkenauge, Jaspis, Kyanit, Rauchquarz, Saphir, Spodumen.
Interesse wecken: Aragonit, Azurit-Malachit, Chalcedon, Danburit, Fluorit, Jaspis, Mondstein, Mookait, Opal, Opalith, Rhodochrosit, Variscit, Vivianit, Zirkon.
Intuition: Akanthit, Amazonit, Amethyst, Apophyllit, Azurit, Bergkristall mit Rutil, Cavansit, Chrysoberyll, Falkenauge, Fluorit, Konichalcit, Krokoit, Kyanit, Labradorit, Meteoreisen, Mondstein, Obsidian, Perle, Praseolith, Serpentin, Spodumen, Tigerauge, Turmalin, Zeolith.
Irrationalität/Chaos: Moldavit, Mondstein, Periklas, Sugilith.

K

Kompromisse: Diamant, Dumortierit, Eudialyt, Fuchsit, Heulandit, Hypersthen, Lapislazuli, Stromatolith, Strontianit, Sugilith, Wollastonit, Zoisit.
Konsequenz: Beryll, Chiastolith, Diamant, Eudialyt, Granat, Hornblende, Onyx, Rubin, Saphir, Sodalith, Sugilith.
Konservativ: Blauquarz, Bronzit, Diamant, Saphirquarz, Sarder, Sodalith, Verkieseltes Holz.
Kontrollzwang: Apophyllit, Danburit, Diamant, Fluorit, Vesuvian, Zeolith.
Konzentrationsstörungen: Amethyst, Ametrin, Apatit, Aragonit, Azurit, Cavansit, Chalcedon, Charoit, Chrysoberyll, Cinnabarit, Diamant, Dumortierit, Fluorit, Halit, Heliotrop, Karneol, Magnesit, Onyx, Purpurit, Rauchquarz, Saphir, Tigerauge, Turmalin, Zirkon.
Koordination: Bergkristall, Jaspis, Kyanit, Mookait, Moqui Marbles, Rhyolith, Saphir, Spodumen, Tugtupit, Turmalin, Wollastonit.
Kraftquellen erschließen: Apatit, Brasilianit, Diopsid, Eudialyt, Moqui Marbles, Perle, Variscit, Vivianit.
Krankheitshintergrund erkennen: Bergkristall, Cerussit, Chalkopyrit, Diamant, Pop-Rocks, Pyrit, Sugilith, Zeolith.
Kreativität: Achat, Ametrin, Antimonit, Bernstein, Beryll, Chalkopyrit, Cavansit, Citrin, Diaspor, Eisenkiesel, Feueropal, Flint, Gips,

Hämatitquarz, Karneol, Labradorit, Larimar, Malachit, Porzellanit, Rhodochrosit, Silber, Smaragd, Spodumen, Thulit, Tigereisen, Turmalin, Variscit, Vesuvian, Zoisit.

Krisen, emotionale: Akanthit, Anhydrit, Baryt, Bergkristall, Chrysoberyll, Citrin, Diamant, Muskovit, Pietersit, Pyrit, Rauchquarz, Skapolith, Sphalerit, Strontianit, Tansanit, Zirkon.

Kritik üben/annehmen: Bergkristall, Hornblende, Hypersthen, Lapislazuli, Pyrit, Rauchquarz, Rhodonit, Saphir, Turmalin, Zirkon.

Kummer: Achat, Amazonit, Amethyst, Baryt, Chalcedon, Chrysopras, Citrin, Dumortierit, Gagat, Halit, Magnetit, Moosachat, Muskovit, Nephrit, Opal, Smithsonit, Tugtupit.

L

Langeweile: Pietersit, Rubin, Sonnenstein, Spodumen, Staurolith, Stromatolith, Thulit, Vivianit.

Lateral-Ausgleich: Bergkristall, Beryll, Chiastolith, Diamant, Kyanit, Rosenquarz, Spodumen, Tigerauge, Turmalin.

Lebensfreude: Bornit, Citrin, Diopsid, Dioptas, Gold, Hämatit, Jadeit, Karneol, Koralle, Opal, Rhodochrosit, Rutil, Sonnenstein.

Lebensqualität: Gold, Hämatit, Kupfer, Moqui Marbles, Peridot, Rubin, Verkieseltes Holz.

Lebenswillen erwecken: Bergkristall, Chrysoberyll, Gold, Granat, Hämatit, Hermanover Kugel, Larimar, Meteoreisen, Rubin, Sugilith, Tansanit, Zirkon.

Lebensziel: Brasilianit, Chiastolith, Enstatit, Meteorit, Siderit, Sphen, Sugilith, Tansanit.

Leichtigkeit: Bernstein, Beryll, Dolomit, Dumortierit, Feldspat, Gagat, Girasol, Lapislazuli, Moldavit, Moosachat, Naturglas, Opal, Opalith, Rhodochrosit, Rutil, Smithsonit, Sodalith, Sonnenstein, Spodumen, Vesuvian, Zeolith.

Lernschwierigkeiten: Amethyst, Aragonit, Bergkristall, Chalcedon, Chrysoberyll, Diamant, Fluorit, Kyanit, Lapislazuli, Peridot, Serpentin.

Liebe entdecken: Chalcedon rosa, Chrysopras, Covellin, Dioptas, Granat, Kupfer, Larimar, Moldavit, Petalit, Rosenquarz, Smaragd, Spodumen.

Liebe, bedingungslose: Danburit, Magnesit.

Liebeskummer: Amethyst, Chrysopras, Halit, Prasem, Rosenquarz, Serpentin, Smithsonit.

Loslassen: Apophyllit, Chrysokoll, Danburit, Gips, Halit, Lepidolith, Moosachat, Silber, Skapolith, Zeolith, Zoisit.

M

Mann sein: Ametrin, Eisenkiesel, Hämatit, Jaspis, Magnetit, Rauchquarz, Rubin, Rubin-Zoisit, Spinell, Zoisit.

Maß halten: Anhydrit, Chrysokoll, Gagat, Mookait, Prasem.

Medialität: Azurit, Chrysoberyll, Moldavit, Mondstein, Obsidian.

Meditation: Heliotrop, Kalkoolith, Magnesit, Nephrit, Obsidian, Prehnit, Schneequarz, Serpentin.

Melancholie: Biotit, Gagat, Gaspeit, Granat, Onyx, Thulit, Türkis, Vivianit.

Missbrauch: Lepidolith, Obsidian, Rhodonit, Smithsonit.

Mobbing: Ägirin, Augit, Falkenauge, Fluorit, Halit, Muskovit, Saphir, Sardonyx, Turmalin.

Mondsüchtigkeit: Achat, Amethyst, Mondstein, Silber.

Motivation stärken: Beryll, Cavansit, Citrin, Rubin, Smaragd, Sodalith.

Motiv erkennen: Gold, Malachit, Psilomelan, Schwefel, Tigerauge, Turmalin.

Müdigkeit: Bergkristall, Diamant, Feueropal, Heliotrop, Moqui Marbles, Rubin, Tigereisen, Variscit.

Mut: Adamin, Baumachat, Biotit, Bornit, Charoit, Citrin, Danburit, Diamant, Dumortierit, Eisenkiesel, Granat, Hämatit, Jadeit, Jaspis, Karneol, Marmor, Moosachat, Richterit, Rubin, Sardonyx, Spinell, Sugilith, Thulit, Tigereisen, Türkis.

N

Naturliebe (und -verbundenheit): Alexandrit, Aventurin, Blauquarz, Magnetit, Moosachat, Serpentin, Silber, Smaragd, Sphärolithischer Chalcedon.

Nervosität, innere Unruhe: Achat, Amethyst, Aragonit, Aventurin, Bergkristall, Bernstein, Bronzit, Chiastolith, Chrysokoll, Dumortierit, Falkenauge, Heliotrop, Jaspis, Kupfer, Kyanit, Lepidolith, Magnesit, Silber, Smaragd, Topas, Turmalin, Zoisit.

Neuorientierung: Aktinolith, Alexandrit, Charoit, Danburit, Fluorit, Granat, Halit, Lazulith, Peridot, Tansanit.

Notsituation: Chrysoberyll, Danburit, Obsidian, Rauchquarz, Rhodonit, Strontianit.

Nüchternheit: Aventurin, Azurit, Bergkristall, Chiastolith, Chrysokoll, Cordierit, Gips, Jamesonit, Onyx, Prasem.

O

Offenheit/Aufgeschlossenheit: Azurit, Bernstein, Beryll, Cavansit, Chalcedon, Chalkopyrit, Erdbeerquarz, Halit, Hemimorphit, Labradorit, Larimar, Moldavit, Mondstein, Mookait, Rosenquarz, Rutil, Sodalith, Spodumen, Turmalin, Zitronen-Chrysopras.

Opferhaltung: Feldspat, Kyanit, Larimar, Rhodonit, Türkis.

Ordnung, innere: Bergkristall, Feldspat, Fluorit, Granat, Labradorit, Pyrit.

Ordnungsliebe: Beryll, Chalcedon, Chalkopyrit, Charoit, Erdbeerquarz, Lapislazuli, Perle.

Originalität/unkonventionelle Ansichten: Cavansit, Chalkopyrit, Kakoxen, Moldavit, Pietersit, Psilomelan, Pyrit, Rutil, Turmalin.

Organisationstalent: Beryll, Calcit, Chrysoberyll, Lapislazuli, Rubin, Saphir.

Orientierungslosigkeit: Beryll, Halit, Lapislazuli, Magnetit, Rhyolith, Sardonyx, Turmalin.

P

Pragmatismus: Achat, Hämatit, Porphyrit, Rubin.

Präsenz/Geistesgegenwart: Amethyst, Aragonit, Bergkristall, Diamant, Fluorit, Halit, Jamesonit, Karneol, Petalit, Purpurit, Rauchquarz, Rhodonit, Saphir, Sardonyx, Spodumen, Turmalin, Wollastonit, Zoisit.

Prioritäten setzen: Fluorit, Granat, Rauchquarz, Zirkon.

Prüfungsangst: Ametrin, Chalcedon, Citrin, Falkenauge, Feldspat, Jadeit, Moldavit, Pyrit, Rutil.

Psychedelisch: Feldspate, Moldavit, Mondstein, Obsidian.

Psychische Störungen: Anhydrit, Chrysoberyll, Diamant, Gagat, Galenit, Saphir, Spodumen, Sugilith, Zirkon.

R

Raumgefühl: Moqui Marbles, Sphen, Topas, Turmalin.

Reaktionsvermögen: Calcit, Chalcedon, Feueropal.

Realitätssinn: Achat, Aragonit, Azurit, Bergkristall, Chiastolith, Chrysoberyll, Fluorit, Jaspis, Karneol, Labradorit, Onyx, Staurolith, Ulexit, Verkieseltes Holz.

Regeneration: Bronzit, Epidot, Hämatit, Magnetit, Moqui Marbles, Porphyrit, Serpentin, Zoisit.

Reichtum: Dioptas, Labradorit, Malachit, Perle, Rubin.

Reinheit: Jadeit, Perle.

Reisen: Beryll, Mookait, Türkis.

Reizbarkeit: Beryll, Cavansit, Chalcedon, Gips, Heliotrop, Magnesit, Moosachat, Opal, Peridot, Rauchquarz.

Romantik: Chalcedon rosa, Opal, Rosaquarz.

Routine: Bronzit, Cavansit, Cordierit, Lapislazuli, Prehnit, Pyrit.

Rückführungstherapie: Azurit-Malachit, Coelestin, Labradorit, Lapislazuli, Obsidian, Perle, Petalit.

Ruhe finden: Achat, Amulettstein, Apophyllit, Bernstein, Blauquarz, Bronzit, Chalcedon, Citrin, Cuprit, Dumortierit, Enstatit, Labradorit, Larimar, Mookait, Moosachat, Muskovit, Perle.

S

T

pentin, Spodumen, Turmalin, Turmalinquarz, Zeolith.
Traditionsbewusstsein: Bernstein, Diamant, Granat, Granit, Jadeit.
Trauerbewältigung: Albit, Amazonit, Amethyst, Bronzit, Chrysoberyll, Diamant, Diopsid, Dumortierit, Gagat, Jadeit, Moldavit, Onyx, Peridot, Perle, Rauchquarz, Rhodonit, Turmalin, Vanadinit, Variscit, Zirkon.
Traumatisierung: Bergkristall, Obsidian, Perle, Prasem, Rhodonit.
Träume erinnern: schwarzer Amethyst, Astrophyllit, Bergkristall, Kyanit, Mondstein.
Träume intensivieren: schwarzer Amethyst, Charoit, Eudialyt, Jaspis, Kupfer, Malachit, Moldavit, Perle, Rhodochrosit, Rhyolith.
Trennungen: Jadeit, Konichalcit, Zirkon.
Treue: Diamant, Dumortierit, Lapislazuli.

U

Übergeordneter Gesichtspunkt: Anhydrit, Chrysoberyll, Coelestin, Fluorit, Fuchsit, Lapislazuli, Larimar, Obsidian, Strontianit.
Überheblichkeit: Covellin, Erdbeerquarz, Heulandit, Howlith, Lazulith, Zeolith.
Überlastung: Aragonit, Beryll, Charoit, Chiastolith, Chrysoberyll, Gold, Jadeit.
Überzeugungskraft: Chalcedon, Hypersthen, Lapislazuli, Saphir, Sodalith, Turmalin.
Unruhe, innere: Amazonit, Aragonit, Aventurin, Chrysopras, Dumortierit, Jaspis, Kupfer.
Unterscheidungsvermögen: Calcit, Diamant, Diaspor, Fluorit, Goethit-Quarz, Porzellanit, Saphir, Sardonyx.
Ursache, geistige: Pyrolusit, Sphen, Sugilith, Tansanit, Zirkon.
Urteilen, zu streng: Ägirin, Chrysokoll, Erdbeerquarz, Galenit.
Urteilsvermögen: Goethit-Quarz, Howlith, Onyx.
Urvertrauen: Achat, Baryt, Chloromelanit, Chrysopras, Dumortierit, Feueropal, Granat, Moldavit, Rubin-Zoisit, Sardonyx, Serpentin, Smithsonit, Tansanit.

V

Veränderungen akzeptieren: Anatas, Apophyllit, Augit, Bernstein, Cerussit, Konichalcit, Meteoreisen, Moqui Marbles, Serpentin, Smaragd, Smithsonit, Sphalerit, Tugtupit, Vanadinit, Zirkon.
Veränderungen herbeiführen: Cuprit, Danburit, Eudialyt, Granat, Lapislazuli, Limonit, Marmor, Phenakit.
Veränderungen nutzen: Albit, Aurichalcit, Bertrandit, Chalkopyrit, Charoit, Chrysokoll, Feueropal, Krokoit, Meteoreisen, Moqui Marbles, Peridot, Pietersit.
Verantwortung: Cerussit, Coelestin, Cuprit, Fluorit, Galenit, Granat, Karneol, Magnetit, Nephrit, Orthoklas, Saphir.
Verarbeitung: Amethyst, Chalcedon, Granat, Jaspis, Labradorit, Moqui Marbles, Petalit, Prehnit, Schwefel.
Verbindung Körper/Seele: Diamant, Goethit-Quarz, Granat, Jadeit, Labradorit, Pop-Rocks, Rhodonit, Turmalin, Vesuvian.
Verbindung Verstand/Gefühl: Adamin, Amazonit, Azurit-Malachit, Hypersthen, Jadeit, Labradorit, Mookait, Moqui Marbles, Praseolith, Prehnit, Sodalith, Sphalerit, Turmalin.
Verbindung zur geistigen Welt: Adamin, Bergkristall mit Cuprit, Bergkristall mit Skelett, Benitoit, Diaspor, Jadeit, Lapislazuli, Meteoreisen, Mondstein, Obsidian, Richterit, Sugilith.
Verbitterung lösend: Achat, Peridot, Praseolith, Prehnit, Schwefel.
Verdrängtes integrieren: Malachit, Mondstein, Moosachat, Obsidian, Peridot, Perle, Prehnit, Rutil, Septarie, Turmalin, Vesuvian, Vivianit, Zirkon, Zoisit.
Verhaltensmuster: Gips, Gold, Lapislazuli, Pietersit, Pop-Rocks, Psilomelan, Septarie, Sodalith, Turmalin, Vesuvian, Wulfenit.
Verletzungen, seelische: Bergkristall, Bronzit, Diopsid, Dioptas, Krokoit, Malachit, Nephrit, Peridot, Perle, Petalit, Rauchquarz,

Rhodonit, Rosenquarz, Smithsonit, Spodumen, Zirkon.
Vermittlung Innenwelt-Außenwelt: Alexandrit, Bergkristall, Chalcedon, Chrysokoll, Feueropal, Hypersthen, Koralle, Moqui Marbles, Opal, Smaragd, Tugtupit, Turmalin, Vesuvian, Vivianit, Wollastonit.
Versagensängste: Chiastolith, Feldspat, Granat, Tigerauge, Zirkon.
Verstimmung: Amazonit, Chrysokoll, Chrysopras, Halit, Magnesit, Malachit, Pyrit-Achat, Spodumen.
Verwirrung: Feldspat, Jaspis, Kyanit, Saphir, Tigerauge, Zirkon.
Verzeihen: Cuprit, Diopsid, Granat, Halit, Rhodonit, Rosenquarz, Smithsonit.
Visionen wecken: Benitoit, Jadeit, Mondstein, Obsidian, Sphen, Sugilith.
Visualisierungsfähigkeit: Adamin, Azurit, Azurit-Malachit, Bergkristall, Biotit, Diamant, Dioptas, Granat, Malachit, Mondstein, Porzellanit, Richterit, Turmalin, Zirkon.
Vollkommenheitsstreben: Cerussit, Coelestin, Diopsid, Euklas, Kassiterit, Vesuvian.

W

Wachheit: Bergkristall, Fluorit, Goethit, Koralle, Kyanit, Petalit, Saphir, Spodumen, Turmalin.
Wachstum, geistiges: Augit, Bergkristall, Coelestin, Creedit, Kassiterit, Lapislazuli, Larimar, Lazulith, Obsidian, Rosenquarz, Saphir, Smaragd, Zirkon.
Wahrnehmung/Beobachtungsgabe: Chiastolith, Chrysokoll, Howlith, Rhyolith, Saphir, Spodumen.
Weitblick: Beryll, Chrysoberyll, Larimar, Lazulith, Saphir, Smaragd.
Wesenskern: Beryll, Chiastolith, Diamant, Gold, Hemimorphit, Obsidian, Schneequarz.
Wesentliches erkennen: Achat, Diopsid, Enstatit, Falkenauge, Flint, Gips, Porzellanit, Purpurit, Saphir.
Widersprüchlichkeit, innere: Amazonit, Hornblende.
Widerwillen abbauen: Apophyllit, Bernstein, Coelestin, Cordierit, Eudialyt, Granat, Kyanit, Spodumen, Thulit.
Willensstärke: Alexandrit, Cinnabarit, Diamant, Eudialyt, Granat, Howlith, Jaspis, Magnetit, Nephrit, Pyromorphit, Rauchquarz, Saphir, Spinell, Sugilith, Thulit, Zirkon.
Wunscherfüllung: Anglesit, Aventurin, Bergkristall, Dioptas, Feueropal, Jadeit, Labradorit, Malachit, Markasit, Rubin, Saphir, Spodumen, Thulit.
Wut: Azurit, Blauquarz, Howlith, Labradorit, Magnetit, Moosachat, Peridot, Prasem, Saphir, Zoisit.

Z

Zeitpunkt, günstiger: Aktinolith, Benitoit, Fluorit, Lapislazuli, Orthoklas, Pietersit, Porphyrit, Turmalin.
Zerstreutheit: Bergkristall, Eisenkiesel, Fluorit, Halit, Labradorit, Moqui Marbles, Rhodonit, Saphir.
Zufriedenheit fördern: Aventurin, Beryll, Cavansit, Chrysopras, Coelestin, Heliotrop, Magnesit, Marmor, Selenit, Serpentin, Smaragd, Sonnenstein.
Zuhören können: Blauquarz, Chalcedon, Rhodonit, Saphir, Sardonyx, Ulexit.
Zurückhaltungen: Apophyllit, Azurit-Malachit, Goethit-Quarz, Kassiterit, Lapislazuli, Lazulith, Malachit, Moldavit, Wulfenit, Zeolith.
Zusammenhänge erkennen: Chalkopyrit, Koralle, Kyanit, Pyromorphit.
Zusammenschau, geistige: Chalkopyrit, Kakoxen, Lapislazuli, Saphir.

Literatur

Gienger, G.: *Heilsteine,* Saarbrücken 2003

Kühni/von Holst: *Enzyklopädie der Steinheilkunde,* Aarau 2009

Melody: *Das Handbuch der Edelsteine und Kristalle,* 1998

Sienko, Sofia: *Die neuen Heilsteine,* Aitrang 1998

Internetadressen

www.steinheilkunde-ev.de
www.epigem.de
www.heilsteinmuseum.de
www.heilsteinforum.de
www.sunrise-seminare.de
www.thalamus-stuttgart.de
www.fairtrademinerals.de
www.edelstein-heilkunde.de
www.lavandinum.de
www.steinkreis.de

Über die Autoren

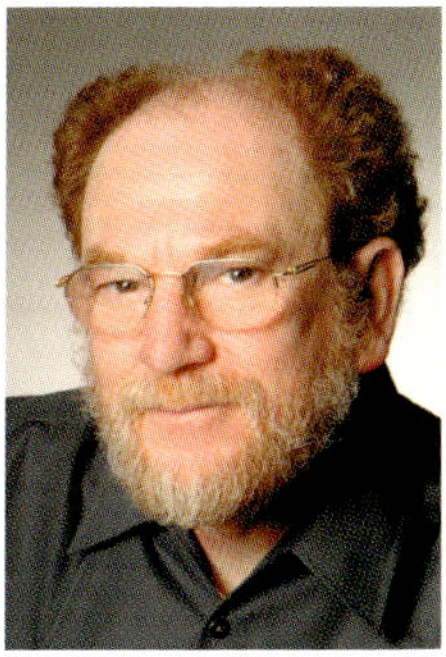

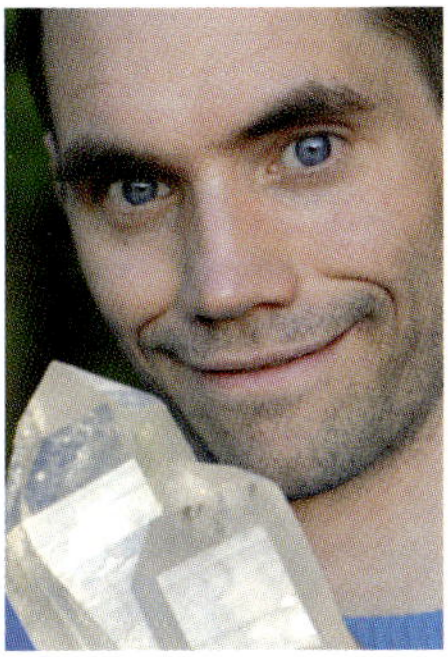

Werner Kühni

1949 in Heidelberg geboren, Heilpraktiker und Psychotherapeut. Studium der Medizingeschichte. Ausbildung in Homöopathie, Chakra-Therapie und Hypnose; intensive Beschäftigung mit Kolloidalem Silber, Aromatherapie und Steinheilkunde. Langjährige Forschungs- und Lehrtätigkeit. Buchautor und Ausstellungsmacher, Gründer des Heilsteinmuseums in Stockheim (www.heilsteinmuseum.de). Vorstand des Steinheilkunde e.V.

Walter von Holst

1969 in Stuttgart geboren, künstlerische Ausbildungen. Forschung; Praxis und Lehre der Steinheilkunde seit 1989. Mitbegründer und ehemaliger Vorstand des Steinheilkunde e.V. Stuttgart, Initiator des Forschungsprojekts Steinheilkunde, Dozent an Heilpraktikerschulen. Entwickler einer Edelstein-Astrologie (astro@steinkreis.de), Experte der Konstitutionsgerechten SHK. Ehrenmitglied des Steinheilkunde e.V.

Wenn Sie uns Ihre persönliche Erfahrung zu einzelnen Steinen mitteilen möchten, Interesse an einer Fortbildung haben, uns für einen Vortrag einladen möchten oder ein individuelles Edelsteinhoroskop beziehen möchten, wenden Sie sich bitte unter Angabe von Adresse, Telefon oder E-Mail an:

Werner Kühni
Lavandinum Heilsteine & Öle
An der Streu 29, DE-97640 Stockheim
Telefon +49 (0)9776 70 51 57
E-Mail: lavandinum@gmx.de
www.lavandinum.de

Walter von Holst
Steinkreis – Mineralien und Gesundheit
Kornbergstr. 32, DE-70176 Stuttgart
Telefon +49 (0)711 227 12 03
E-Mail: taschenlexikon@steinkreis.de
www.steinkreis.de
www.edelstein-heilkunde.de

Bücher von Werner Kühni und Walter von Holst im AT Verlag

Enzyklopädie der Steinheilkunde

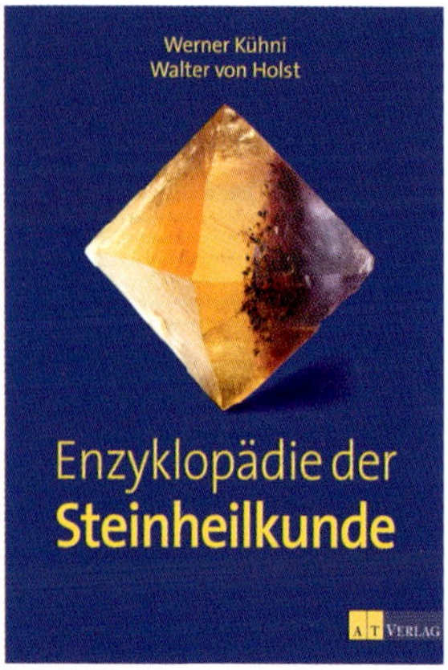

Das derzeit umfassendste Werk zur Steinheilkunde – vollständig überarbeitet und aktualisiert, mit 30 neuen Heilsteinen und 360 Raritäten.
Das Buch beschreibt fundiert, auf dem neusten Stand des Wissens und illustriert mit über 900 Farbfotos sämtliche heute bekannten therapeutisch relevanten Heilsteine mit allen Angaben zur Mineralogie, Bestimmungsmerkmalen, Vorkommen, Handelsformen und Bezeichnungen. Die Wirkung der Steine auf körperlicher, seelischer und spiritueller Ebene wird ebenso beschrieben wie die vielfältigen Anwendungsmöglichkeiten für die Gesundheit und die Persönlichkeitsentwicklung. Mit wertvollem therapeutischem Index.

Naturheilverfahren bei Borreliose

Krankheitsbild, Diagnose und praktische Anwendungen

Eine kombinierte Therapie mit kolloidalem Silber, Pflanzenauszügen, homöopathischen Mitteln und Heilsteinanwendungen als Alternative zur gängigen Antibiotikabehandlung wird in diesem Buch beschrieben. Eine kritische Bestandesaufnahme und zugleich ein praktischer Ratgeber.

Kolloidales Silber als Medizin

Das gesunde Antibiotikum

Kolloidales Silber wirkt wie Breitband-Antibiotika zuverlässig gegen Viren, Bakterien und Pilze, ist zudem entzündungshemmend, wundheilend und stabilisert das Immunsystem. Der umfassende praktische Ratgeber zeigt 80 Krankheitsbilder und ihre Behandlung mit kolloidalem Silber.

AT Verlag
Bahnhofstraße 41
CH-5000 Aarau
Telefon +41 (0)58 200 44 00
Fax +41 (0)58 200 44 01
E-Mail: info@at-verlag.ch
Internet: www.at-verlag.ch